女性不孕症超声诊断学

王金萍 主编

科学出版社

北京

内 容 简 介

本书是编者多年从事不孕症原因超声筛查工作及"一站式"子宫输卵管超声造影临床工作经验的总结。本书通过理论及大量典型图像可以让读者充分了解、掌握女性不孕的主要原因及超声诊断的各种方法、技术操作要点及注意事项、声像图特点,特别介绍了"一站式"子宫输卵管超声造影技术。该技术进行输卵管超声造影的同时将超声相关的新技术(宫腔三维超声、宫腔水造影、盆腔水造影等)整合在一起,通过一次检查可以筛查出导致不孕的几乎所有生殖器官的器质性病变,大大提升了不孕症的诊治效力。本书是从事超声诊断、妇科及生殖医学相关专业临床医生不可或缺的一本专业参考书。

全书内容新颖,文字精练,简明实用,可作为超声科、妇科和生殖医学相关工作医师的参考书。

图书在版编目(CIP)数据

女性不孕症超声诊断学 / 王金萍主编. —北京:科学出版社,2023.6
ISBN 978-7-03-075489-9

Ⅰ.①女… Ⅱ.①王… Ⅲ.①不孕症-超声波诊断
Ⅳ.①R711.604

中国国家版本馆 CIP 数据核字(2023)第 078470 号

责任编辑:陆纯燕/责任校对:谭宏宇
责任印制:黄晓鸣/封面设计:殷　靓

科学出版社 出版
北京东黄城根北街 16 号
邮政编码:100717
http://www.sciencep.com

南京文脉图文设计制作有限公司排版
苏州市越洋印刷有限公司印刷
科学出版社发行　各地新华书店经销

*

2023 年 6 月第 一 版　　开本:787×1092　1/16
2023 年 6 月第一次印刷　　印张:25 3/4
字数:532 000
定价:180.00 元
(如有印装质量问题,我社负责调换)

《女性不孕症超声诊断学》
编委会

主　编　王金萍

副主编　陈晓艺　彭成忠

编　委（按姓氏笔画排序）

王　琴　王　瑞　李　燕　李　赟

李保启　张　靖　林　欣　周凤英

徐云霞　徐子宁　耿　聪　程　红

序一

　　《女性不孕症超声诊断学》是一部专门论述女性不孕症原因超声筛查的专著,目前国内外尚未见类似专著。随着药物流产人数的增多、生育年龄的推迟、精神及心理压力的增加,以及女性生殖器官受多方面因素的影响,我国的女性不孕症发病率呈逐年上升的态势。据2019年中国人口协会、国家人口和计划生育委员会联合发布的《中国不孕不育现状调研报告》显示,中国的不孕不育率从20年前的2.5%~3.0%攀升到12.5%~15.0%,患者人数超过4 000万,即每8对夫妇中就有1对面临生育方面的问题。如何探索女性不孕症的病因,尽早针对性治疗是提高疗效的关键,也是家庭幸福、社会和谐的重要因素。21世纪医学进入了精准诊疗的新时代,这是人类医学发展史上的重大进步,对不孕症专业诊疗人员也提出了新的更高的要求。

　　主编王金萍教授及其团队在长期临床实践过程中,一直致力于女性不孕症原因的精准、全面筛查,创建全国"一站式"子宫输卵管超声造影培训基地。从2017年开始每年均有"一站式子宫输卵管超声造影精品班"的开设,常年接受省内外同行的短期参观学习;省内大部分开展该项目的医院都是该团队上门帮扶开展起来的。所主持的安徽省重点研究及开发项目"不孕症原因'一站式'超声筛查体系研究"(项目编号:1804h08020248)是该领域的临床科研攻关项目,已取得初步成果,顺利完成今年结题。在日常工作实践中他们积累了丰富的临床经验,孜孜进取,不断学习再升华到理论,为这本书奠定了良好基础。

　　该专著全面梳理了女性生殖器官的解剖及生理病理、每个生殖器官导致不孕症的常见原因,以及超声诊断的方法和新技术的应用。特别提出并固定了"'一站式'不孕症原因超声筛查新技术"的内容及先后次序,大大提升了不孕症诊治的效力;深部浸润型子宫内膜异位症性不孕及子宫输卵管超声造影置管失败原因分析与应对;创新研制出新型造影管并进行应用都是该书的亮点。全书共60余万字,分为10章,300多张动态、静态超声图像,内容翔实,图文并茂,是好读、好记、学以致用的一本很好的专业参考书,希望成为超声专业医师、初学者,以及生殖科、妇科医师的好帮手。相信该书的出版将助力提高不孕症的诊治效力,为广大不孕不育患者带来福祉,为推动该领域的学术进步起到促进作用。

哈尔滨科技大学附属第二医院

田家玮　教授

2022年8月于哈尔滨

序二

我国既是人口大国,也是女性不孕症高发的国家。导致女性不孕症的诸多疾病不仅给女性患者带来躯体的痛苦,更给女性及家庭带来巨大的心理压力和精神负担,可能导致夫妻及家庭关系的不和睦,影响家庭与社会的和谐稳定。同时随着国家生育政策的调整,越来越多的高龄妇女有再次生育的需求,但因为年龄、工作压力、环境污染、生物化学等多因素的影响,我国女性不孕症发病率呈逐年上升的态势。

超声检查在女性不孕症原因筛查中的作用已经得到了临床的高度认可,很多生育期女性在备孕过程中都可能需要接受多次超声检查和评估。经腹部及经阴道超声检查能够诊断大多数能引起女性不孕的子宫、卵巢及输卵管的疾病,最大限度地检查出导致女性患者不孕的器质性或解剖性原因,为临床的进一步诊治提供可靠的诊断依据。目前,国内全面系统论述女性不孕症原因及检查方法的专著屈指可数,特别是尚缺乏系统阐述超声筛查不孕症原因方面的专著,远不能满足超声医师及相关临床医师的需求。

《女性不孕症超声诊断学》在系统介绍女性生殖器官解剖、生理病理及引起不孕症常见原因及超声检查的基础上,重点介绍了"一站式"实时三维输卵管超声造影的步骤、内容、扫查方法、诊断标准及遇到问题时的应对措施等。同时对临床难以诊断的"深部浸润型子宫内膜异位症性不孕"也进行了系统介绍,这些内容都是该书的亮点。

安徽中医药大学第一附属医院王金萍教授带领的妇科超声团队在长期临床实践中,通过大量进行不孕症原因超声筛查的病例,积累了丰富的临床实战经验,是编写该书的基础;同时,国内其他两位妇产超声专家彭成忠主任和周凤英主任的付出也为该书增光添彩不少。相信该书的出版能够帮助超声从业人员对女性不孕原因有一个清楚全面的认识,提升超声医师在日常工作中解决此类超声临床问题的能力。同时,相信该书也会成为妇科及与生殖医学有关人员的较好的参考书。

妇科超声事业任重道远,愿超声工作者们共同努力,行则将至,虽远不怠! 守护广大妇女的健康。

北京协和医院超声医学科

戴 晴 教授

2022 年 09 月 04 日

前言

　　近年来,随着国家"二孩""三孩"政策的放开,越来越多女性及家庭对生育的现实需求提高,但伴随着生育年龄推迟、精神压力及女性自身身体因素等方面的影响,我国女性不孕症的发病率呈逐年递增态势。同时,因受社会环境及历史文化等因素的影响,我国女性不孕症患者更易产生病耻感,从而诱发抑郁、焦虑等心理方面的问题,成为家庭、社会和谐安定的不稳定因素。探索女性不孕症的病因,尽早针对性治疗是提高不孕症疗效的关键,也是家庭幸福、社会和谐的重要因素。

　　导致女性不孕的原因除少数中枢性、内分泌性原因及心理因素外,绝大多数不孕症患者都是由子宫、卵巢、输卵管等生殖器官的各种疾病造成的。只有筛查出导致不孕的原因,对症处理才能治愈患者,成功受孕。而目前国内外尚无超声筛查女性不孕症原因方面的专著。

　　安徽中医药大学第一附属医院超声医学科自 2015 年起开展实时三维输卵管超声造影,每年完成大量不孕症患者原因的筛查。本书的编写从临床实际工作出发,首先论述了女性生殖器官的解剖、生理,不孕症的基本知识,以及不同生殖器官导致不孕症的常见原因、超声检查的各种方法及新技术应用、声像图特点等。对少见的深部浸润型子宫内膜异位症导致的不孕也进行了专门章节的论述。在实时三维超声输卵管造影的基础上,重点介绍了整合相关超声新技术形成"一站式"不孕症原因超声筛查,对场地及设备要求,器械准备,术前要求及患者选择,"一站式"检查的每一步操作流程、要点及重点观察内容、图像分析,可能出现的问题及如何解决等都做了详尽的阐述。同时针对输卵管超声造影过程中部分患者宫腔置管存在困难及疼痛明显的问题,研发了一种改变传统封堵理念的新型造影管,置管简单,患者痛苦小,图像清晰,我们也将这一新型造影管的初步使用情况编入本书中。

　　参编本书的各位专家都是在这一领域具有扎实理论知识和丰富实操经验的知名超声专家,希望本书的问世能给开展或者即将开展这些工作的同行带去参考与借鉴,书中如有错误及不足之处,敬请批评指正!

王金萍

2022 年 6 月

目录

091 | 第四章
女性不孕症的概述

109 第五章
子宫性不孕超声检查

201

第六章
外阴、阴道、宫颈性不孕超声检查

231 | 第七章
卵巢性不孕超声检查

第一章

超声成像的基础

第一节　超声波的基本概念

一、超声波的定义

自然界中充斥着各种声音,人类能听见的声音(可闻声)的频率范围为 $20 \sim 2 \times 10^4$ Hz。频率低于 20 Hz 的声波称为次声波;频率高于 2×10^4 Hz 的声波称为超声波,这种频率超出人耳听阈,是听不到的。医学上用于诊断的频率范围一般为 $1 \sim 40$ MHz。

二、超声波的产生

(一)压电晶体与压电效应

自然界中存在某种特殊的晶体,在其表面施加一定的压力及拉力时晶体表面会出现正负电荷。反之,将晶体置于交变电场中,晶体的厚薄会发生剧烈的改变产生振动,这种机械能与电能相互转换的现象就叫压电效应。由电能转变成机械能叫逆压电效应;由机械能转变成电能叫正压电效应。具有这种特殊性能即能实现机械能与电能相互转换的晶体就叫压电晶体。

(二)超声波的发射与接收

医学超声探头是由压电晶体构成的,由于它具有电能与机械能相互转换的功能,故也叫换能器,具备超声波的发生和接收双重功能。开机探头通电后,由于逆压电效应,压电晶体厚薄发生剧烈变化产生振动,产生超声波。超声波在传输过程中遇到界面就会反射,反射回来的超声波作用于晶体的表面,由于正压电效应,晶体表面就会出现正负电荷,被主机接收、放大、处理,显示出来。

三、超声波的基本物理量

超声波有三个基本物理量,即波长(λ)、频率(f)和声速(c)。

(一)频率

单位时间内声源振动的次数就称为频率,它以赫兹(Hz)为单位(1 Hz$=1$ 次/s),需要注意的是,在超声诊断中,常用千赫兹(kHz)、兆赫兹(MHz)为单位。频率是周期的倒数,如果振动周期为 T,则 $f=1/T$。临床诊断用的声波频率范围 $1 \sim 40$ MHz。频率越高分辨率越好,但穿透力越差。

(二)声速

声速是指单位时间内超声波在介质中传播的距离,单位为米/秒(m/s)。声速反映了振动传播的快慢,它与介质的弹性(K)和介质的密度(ρ)有关,还与温度有关,即 $c=\sqrt{(K/\rho)}$,而与超声波的频率无关。超声波在人体软组织内的平均声速为 $1\,540$ m/s。

（三）波长

波长是指介质中两个相邻周期质点之间的长度。根据质点振动方向与声波传播方向的关系分为横波和纵波。对纵波而言，波长就是两个相邻压缩区中心点之间的距离。它们之间的关系为：

$$c = \lambda \cdot f \quad (即\ \lambda = c/f) \tag{1.1}$$

四、超声波的分类

（一）根据质点振动方向

质点的振动方向与声波的传播方向相垂直，这种波称为横波(transverse wave)，如表面水波。质点的振动方向和声波的传播方向相平行，这种波称为纵波(longitudinal wave)（图1-1）。在液体和气体中因不存在切变力，故不存在横波，只有纵波。声波是由物体振动产生的，其本质是力的作用。横波是由于切变力的作用产生的，而纵波是由于压力或拉力的作用产生的，纵波可以在固体、液体和气体中传播。在医学超声成像中主要应用纵波，它是通过激励电压迫使探头晶片做厚度方向振动，对人体组织施加压力或拉力而产生的。纵波在人体中传播时，使有的部位质点密集，有的部位质点稀疏，密集与稀疏交界的部位，产生的声压最大[1,2]。

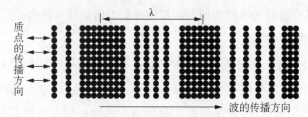

图1-1 纵波质点的运动及波长

（二）根据波阵面的形态

从波源出发，声波在介质中向各个方向传播。在某一时刻，介质中位相相同的各点所组成的面称为波面。声波在介质的传播过程中，形成的波面有无数个，最前面开始的一个波面即波源，最初振动状态传播的各点组成的面称为波阵面。波面有各种各样的形态，波面是平面的波称为平面波（图1-2）；波面是球面的波称为球面波（图1-3）。

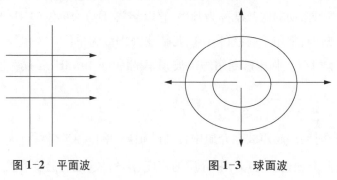

图1-2 平面波　　　　　　　**图1-3 球面波**

（李保启）

第二节　超声波的基本特性

一、束射性(指向性)

当声源的直径远大于超声波的波长时,所发射的超声能量几乎全部集中成束状呈直线向前传播,这就是超声的束射性。束射性是超声对人体组织器官定向探测的基础。束射性与频率及传播的距离有关。

二、反射和折射

(一)超声波的反射与折射

超声波在软组织中传播时,遇到不同声阻抗组织构成的界面时部分声波反射回来,形成反射,反射遵循反射定理。部分声能会穿过该界面继续向前形成透射,而界面两边的特性声阻抗值则决定了入射超声波在穿过界面时发生声波的角度反射改变,而形成折射。

折射和反射之间的分配,见图 1-4。两种声阻抗不同的物体接触形成一个界面(interface)。界面尺寸大于波长时叫大界面;小于波长时叫小界面。

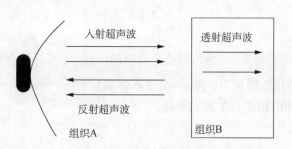

图 1-4　超声波的界面反射

1. 声阻抗概论

介质对声波传播的阻碍作用为声阻抗;介质的声阻抗(Z)等于介质密度(ρ)和超声波在该介质中传播速度(c)的乘积,即 $Z = \rho \times c$。

物体密度的一般规律:固体>液体>气体;超声波在介质中的传播速度一般规律:固体>液体>气体,故特性声阻抗值一般也是固体>液体>气体。人体软组织及实质性脏器的密度、声速及特性声阻抗值与水接近(因脏器含水量为 60%~70%)。

超声波在传递过程中遵循能量守恒定律即除去组织的吸收之外,反射的能量应等于入射的能量。至于某一具体界面是反射多还是透射多,取决于界面两边组织的声阻抗差。声阻抗差大,反射多透射少;声阻抗差小,透射多反射少[3]。如果界面两侧介质的特性声阻抗值相等（即 $Z_1 = Z_2$）时，则称为均匀介质，不会产生超声波反射；如果界面两侧介质的特性声阻抗值不同，则一部分超声波被反射，与光学反射的物理现象一样，反射遵循反射定理即反射角等于入射角，这种反射又称为镜面反射（图 1-5）。反射波带回来人体各层的组织信息。

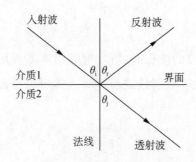

图 1-5　界面的反射与折射

θ_i 为入射角，θ_r 为反射角，θ_j 为折射角

声学的反射与折射定律与光学是一致的。

反射定律：入射角等于反射角，即 $\theta_i = \theta_r$

折射定律：入射角的正弦与折射角的正弦之比等于入射边与透射边介质中的声速之比，即

$$\frac{\sin \theta_i}{\sin \theta_r} = \frac{c_1}{c_2} \tag{1.2}$$

式中，θ_r 为入射角，θ_i 为折射角，c_1 为入射边介质中的声速，c_2 为折射边介质中的声速。

当超声波垂直入射时，即 $\theta_i = \theta_r = \theta_j$，取决于入射边介质的声阻抗值（$Z_1$）和折射边介质的声阻抗值（$Z_2$）的相对值，如式 1.3、1.4 所示。

反射系数：

$$R_i = \left(\frac{z_2 - z_1}{z_2 + z_1}\right)^2 \tag{1.3}$$

折射系数：

$$T_i = \frac{4z_1 z_2}{(z_1 + z_2)^2} \tag{1.4}$$

反射系数（R_i）+折射系数（T_i）= 1

2. 声阻抗差异大的界面反射特性

界面反射是超声波诊断的基础。当 Z_1 和 Z_2 相差很大时，即无论是 $Z_1 >> Z_2$（从固体→气体）还是 $Z_1 << Z_2$（从气体→固体）都将近乎全反射而没有折射。例如，在水和空气的界面上，水的特性声阻抗值为 1.492（kg/m² · s），而空气的特性声阻抗值为 0.004 28（kg/m² · s），故反射

系数为：

$$R_i = \left(\frac{1.492 - 0.004\,28}{1.492 + 0.004\,28}\right)^2 = 0.99$$

此时入射的超声波能量有 99% 被反射回去，在临床工作中一般将此界面的超声反射称为全反射（total reflection），但这在理论上不是全反射。全反射的理论依据由折射定律得知 $\sin\theta_t = \dfrac{c_2 \cdot \sin\theta_i}{c_1}$，设 $c_2 > c_1$，并不断增大 θ_i 的角度，当 θ_i 达到一定值 θ_{ia}，可有 $\sin\theta_t = 1$，即 $\theta_t = 90°$（i 为入射，t 为折射，ia 为临界）。其理论意义是，这样的折射波沿着界面进行，在第二介质中没有折射波存在。这种现象称为全反射现象，此时的入射角 θ_{ia} 为全反射的临界角。

由此可见，超声波从液体（或固体）向气体中传播几乎是不可能的；反之，超声波从气体向液体（或固体）中传播也几乎是不可能的，故从软组织向骨骼中传播几乎是不可能的。这就是为什么超声波不是诊断骨骼及含气器官（如肺、肠道）的常规检查手段。

同样的道理，进行超声检查时在探头与人体受检部位之间要涂上足够的耦合剂，就是为了减少空气对超声波传播的影响。

3. 声阻抗差异小的界面反射特性

如果 Z_1 和 Z_2 相当接近，则超声波的反射很少，但只要界面有 1‰ 的声阻抗差，就会产生反射波，故超声波对软组织的分辨力很高。

软组织的声阻抗值彼此非常接近，垂直于肝脏和肾脏分界面的入射超声波，反射回肝脏的大约仅占入射超声波能量的 6%，其余 94% 则透过界面进入肾脏。

4. 声阻抗 $Z_1 = Z_2$ 的情况

如果声阻抗 $Z_1 = Z_2$，则 $R_i = 0$，$T_i = 1$，这种情况下，超声图像没有反射，只有折射。理论上有下列情况满足 $Z_1 = Z_2$ 条件：①物体性质为均匀介质。例如，水是一种均匀介质，超声波在水中传播时没有反射，只有折射。超声诊断中常常利用这一特性诊断病变组织是实质性或囊性，同时利用水的特性，如饮水充盈膀胱或胃来观察其后方的组织器官及病变。但有时实质性组织也是较为均匀的，超声图像可表现为无回声区，通过增大增益或调节时间增益补偿可加以鉴别是囊性或实性。②两种介质的声阻抗相等。例如，探头结构中的背衬层与晶片，根据 $R_i = 0$，也没有反射，只有折射，这样才能保证背向辐射的超声波全部进入背衬层。

（二）超声波的折射

超声波在界面两侧介质中的声速不同时，声速之比决定了折射的程度，其关系是：

$$\frac{\sin\theta_i}{\sin\theta_r} = \frac{c_1}{c_2} \tag{1.2}$$

根据超声波的折射原理，采用声速较大或较小而衰减系数又很小的材料做成的超声聚焦透镜，可使超声波束聚焦在焦平面处。当两种介质的声速相差甚大时，由于超声波的折射而会引起被测目标的变形,即产生伪像。

超声波在人体不同组织、脏器及病变组织中传播时,每个界面由于界面大小、声阻抗差不同,从而发生不同反射、折射和(或)散射,由反射或散射形成的回声,含有传播途径中不同组织的信息,经过超声仪器接收、放大和处理,在屏幕上形成声像图。

三、绕射和散射

超声波在介质内传播的过程中,如果遇到声阻抗不同的障碍物时,声束方向和声强将会发生变化,其程度与障碍物的大小和声阻抗差有关。若障碍物的直径大于 $\lambda/2$,则在该障碍物表面产生回声反射,在其边缘只有少量绕射(diffraction)发生。若障碍物直径等于或小于 $\lambda/2$ 时,则超声绕过该障碍物而继续前进,反射很少,这种现象叫作绕射,见图1-6。由此可见,超声波波长愈短,能发现的障碍物愈小。这种发现障碍物的能力,称为显现力。另外,发生绕射现象时,在障碍物的后方有一块没有声振动的区域,称为"声影"区。

当介质声阻抗为不连续性的粗糙表面、小障碍物或以一组小障碍物形式出现时(只有几个波长或更小),上面所列计算平面分界面上反射量的公式就不能用,这时将有一部分能量被散射(scattering),其程度决定于几何条件,但可以把特性声阻抗的不连续性看成由许多微小的面积(每一面积的大小都远小于波长)构成,并可通过它来解释散射超声的分布(图1-7)。每块面积把入射平面波作为球面子波加以散射,各子波组合起来便形成再发射的超声分布。

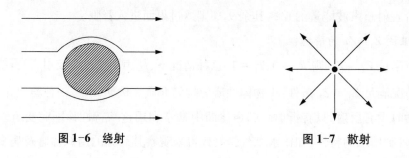

图1-6 绕射 　　　　　　　　　　　图1-7 散射

散射和绕射的重要区别在于:散射的小障碍物又将成为新的声源,并向四周发射声波;而绕射时,超声波仅绕过障碍物的边缘前进。

脏器或组织内部的细微结构对入射超声呈现的散射现象,是超声医学研究器官组织及病变内部结构的重要根据。在研究红细胞运动规律时,反(后)向散射(back scattering)是极有用的超声信息。红细胞的直径与超声波波长相比是较小的,故红细胞可被看作散射体(scatter)。尽管这些红细胞反向散射波的振幅比较弱,但它却是多普勒频移信号的主要组成部分。超声束内红细胞的数量越多,散射源就越多,超声探头接收反向散射信号的强度也就越大。红细胞的空间浓度若保持恒定,总的反向散射信号强度会明显减弱。例如,红细胞的空间浓度产生变化时,则反向散射信号的强度将明显增强。

四、超声波的吸收、衰减

超声波在介质内传播时，超声强度会随着传播距离的增加而减少（或振幅逐渐减少），这种现象称为超声波的衰减（attenuation）。衰减是超声波的一个重要的物理特性。生物组织对超声波有衰减作用，影响最明显的就是逐步减弱从深处反射回来的回波幅度，使其难以检测。

（一）超声波能量衰减的原因

1. 超声波的吸收（absorption）

超声波的振幅由于"内摩擦"或黏滞性而转变成热能，使超声波总能量逐渐减弱，这种现象称为超声波的吸收。吸收的多少与超声波的探头频率、介质的黏滞性、导热性、温度及传播距离等因素有关。超声波的吸收有两种情况：一种是黏滞吸收，另一种是热传导吸收。超声波在介质中传播时，介质的质点沿其平衡位置来回振动，由于介质的质点之间的弹性摩擦作用，使得一部分声能转换成热能，这种现象就是黏滞吸收。通过介质的质点之间的热传导，把一部分热能向空中辐射，这种现象就是热传导吸收。黏滞吸收和热传导吸收都会使超声波的总能量减小，从而引起超声波的衰减。从超声波的能量损失看，衰减指的是超声波的总能量损失，而吸收则是超声波的能量通过各种方式转变成热能部分损失。吸收也是超声波衰减的一个因素。人体组织对超声波的吸收系数，见表1-1。

表1-1 人体组织对超声波的能量吸收系数

人体组织介质	吸收系数（dB/cm）	超声频率（MHz）
体液（水）	0.002	1.0
血液	0.200	1.0
血浆	0.380	2.0
脂肪	0.600	1.0
玻璃体	0.700	3.0
软组织	0.800	1.0
肝	0.900	1.0
大脑	0.900	1.0
肾	1.000	1.0
肌肉	2.300	1.0
肺	4.800	1.0
颅骨	5.000	1.0

2. 超声波的散射

超声波在传播过程中发生反射、折射及散射等现象，从而使原来传播方向上的超声强度减弱。在这种情况下，超声波的总能量没有减少，而只是将能量分散到其他方向。

（二）生物组织衰减的一般规律

超声波衰减的大小与许多因素有关,如探头的频率、传播的距离、介质的内摩擦力、导热系数、温度等。通常把 1 MHz 频率在介质中传播 1 cm 距离后,超声波能量的损失称为衰减系数,用分贝每兆赫厘米[dB/(MHz·cm)]表示。人体组织对超声波的能量衰减系数,见表 1-2。生物组织的衰减系数不仅决定于组织的厚度,还取决于超声波的频率,故频率越高的超声波在越厚的人体组织中衰减越明显。如果探查人体深部组织超声时,只有用时间增益补偿(time gain compensation,TGC),远场增益补偿后才能获得较满意高质量图像。

表 1-2　人体组织对 1 MHz 超声波的能量衰减系数［dB/（MHz·cm）］

介质	衰减系数
体液（水）	0.00
血液	0.18
软组织	0.70
脂肪	0.83
肝	0.90
肾	1.00
平滑肌	1.20
横纹肌	3.30
骨	5.00

超声波衰减的表达式:

$$I_x = I_0 e^{-2\alpha x} \text{ 或 } I_x = I_0 / e^{2\alpha x} \tag{1.5}$$

式中,I_x 为距离声源 x 点的超声强度,x 为测定点与生源之间的距离,以厘米(cm)表示,e = 2.17828……为自然数的底。I_0 是 $x = 0$ 处的声强,α 为介质衰减系数,为吸收和散射的总和,即 $\alpha = \alpha_1 + \alpha_s$,它几乎随频率呈线性增加。$\rho \times c$ 小,α 大,吸收多;因空气的 $\rho \times c$ 小,空气对声波吸收最多,故涂耦合剂越薄越好。

人体软组织对超声波的吸收不仅与介质的物理特性有关,而且与其生理状态也有关。从临床试验得知,正常组织与病变组织对超声波的反应不同。例如,癌组织对超声波的吸收较多,炎症组织对超声波的吸收稍少,血液和眼前房液对超声波的吸收最少,肌肉组织对超声波的吸收有所增加,纤维组织和软骨可吸收大量的超声波能量,骨质对超声波的吸收更多。故超声波在人体组织中的衰减规律具体可细分为:骨(或钙化)>肌腱(或软骨组织)>肝脏>脂肪>血液>尿液和胆汁。另外,组织中含胶原蛋白和钙质越多,声衰减越大;而液体中如果含有蛋白成分则声衰减增大。

五、多普勒效应

由于声源和界面之间存在相对运动时,接收的频率不同于反射的频率,这种现象称为多普勒效应(Doppler effect)。身边类似这样的体验很多:在火车站站台,一辆正在行驶的火车鸣笛,当其从远而近时,人感到鸣笛声由粗变尖;远离人时,鸣笛声则由尖变粗。这种变化是因为火车的声音具有一定的频率,由于火车与人之间发生相对运动,人所接受到的频率与火车鸣笛声的振幅频率不同,即有一个频率的移动(频移现象)。发射频率与反射频率差值称多普勒频移(Doppler shift)。频移的大小与正负、界面运动的方向、运动的速度有关。频移值的大小反映界面运动的速度,频移值的正负反映界面运动的方向。有运动才有多普勒效应,无运动就无多普勒效应。运用超声的多普勒效应可以检测人体中的运动体,如心脏及各级血管内的血液、瓣膜、心壁、血管壁等组织运动方向、速度及性质。

收听者与声源相互趋近时:

$$f_L = \frac{c + v_L}{c - v_s} f_s \tag{1.6}$$

收听者与声源相互远离时:

$$f_L = \frac{c - v_L}{c + v_s} f_s \tag{1.7}$$

式中,f_L 表示接收的频率,f_s 表示声源的频率,v_L 表示收听者的速度,v_s 表示声源的速度,c 表示声音在介质中传播的速度。

由此可见,无论是收听者运动、声源运动,还是两者同时运动,只要是趋近时,频率就变高;远离时,频率就变低。在进行人体血流检测时,探头发射频率作为声源,血液中的红细胞作为收听者。

当血流方向与声束方向平行时

当 $v_s = 0$, $v_L = v$, $f_s = f$, 那么入射超声频率

$$f_i = \frac{c + v}{c} f \tag{1.8}$$

当 $v_s = v, v_L = 0$,那么反射超声频率

$$f_r = \frac{c}{c - v} f_i \tag{1.9}$$

则:

$$f_d = f_r - f = \frac{2v}{c - v} f \tag{1.10}$$

当 $c \gg v$,v 可以忽略不计;

$$f_d = \frac{2v}{c} f \qquad (1.11)$$

$$v = \frac{f_d c}{2f} \qquad (1.12)$$

当超声束与血流方向成角时,两者之间的夹角为 θ,
那么

$$v = \frac{c f_d}{2f \cos\theta} \qquad (1.13)$$

式中,v 为血流速度,单位为 m/s 或 cm/s;c 为超声波在人体中传播速度:1 540 m/s;f_d 为多普勒频移,单位为 Hz 或 MHz;f 为超声波的发射频率,单位为 Hz 或 MHz;$\cos\theta$ 为入射或反射超声束与血流方向之间夹角的余弦函数。

由 $v = \dfrac{c f_d}{2f \cos\theta}$ 可以得知:

1)多普勒效应发生的基本条件是声源与接收者发生相对运动。

2)多普勒频移 f_d 的大小与发射频率 f、相对运动速度及余弦函数 $\cos\theta$ 呈正比。

3)在 v、c、f 一定条件下,f_d 的大小取决于 $\cos\theta$。当 $\theta = 0$ 时,$\cos\theta = 1$,f_d 最大;当 $\theta = 90°$时,$\cos\theta = 0$,$f_d = 0$。因此,应用多普勒超声仪时,要注意探头的位置,使声束与血流方向的夹角尽可能小。

在超声医学中,运用多普勒效应可对血流动力学进行评价,它可以提供包括血流起源、方向、速度、路径分布、时相变化、血流状态等丰富的信息,已广泛用于心脏和血管的功能评估及疾病诊断。此外,还可以提供组织运动特征的信息。

(李保启)

第三节 超声波的分辨力

分辨力是衡量超声仪器性能、质量优劣的最重要的参数。分辨力(resolution)指的是辨别两种物体的能力,超声分辨力系指超声检查时,能在显示屏图像上能把两点鉴别开来的最小距离,依据声束方向不同可分为纵向分辨力、横向分辨力及侧向分辨力。

一、纵向分辨力

纵向分辨力又称轴向分辨力(axial resolution)、距离分辨力或深度分辨力。它指声束穿过介质中辨别位于声束轴线上两点的最小间距。纵向分辨力与超声波的频率呈正比。对于连续波超声,其波长就是纵向分辨力的最大理论值,两点间相距小于一个波长就不能分辨。如果是反射型超声,其分辨力理论值不大于$\lambda/2$。由于人体组织内介质特性阻抗差异,实际上达不到理论分辨力的数值,只有2~3个波长。例如,3 MHz的超声波在人体软组织中的波长为0.5 mm,则最大理论分辨力为0.25 mm。但由于显示器分辨能力限制,实际纵向分辨力为1.0~1.5 mm,是理论分辨力的1/5~1/8。如果是脉冲型超声,纵向分辨力由脉冲长度决定,脉冲长度越小,纵向分辨力越大(同等波数时频率越高分辨力越高)。纵向分辨力与频率之间的关系见表1-3。

表1-3 纵向分辨力与频率的关系(反射型)

频率(MHz)	纵向分辨力(mm)		
	2个波长	3个波长	最大理论值
1.00	3.00	4.50	0.75
2.50	1.20	1.80	0.30
5.00	0.60	0.90	0.15
10.00	0.30	0.45	0.08
15.00	0.20	0.30	0.05

从表1-3可知,增大超声波发射频率可以提高纵向分辨力。但是,频率高,穿透深度就降低。现在一般的超声诊断仪,其纵向分辨力均可达到1.0~2.0 mm。

二、横向分辨力

横向分辨力(transverse resolution)又称水平分辨力或方位分辨力,指与声束轴线相垂直的直线或平面上,能在显示屏上被显示的两点间的距离。它用声束恰好能够加以分辨的两点间的距离来度量,故认为就等于声束宽度,即与声束的宽窄有关。当声束直径小于两点间的距离时,此两点可以分别显示;当声束直径大于两点间的距离时,则两个点(物体)在荧光屏上显示为一点。通常医学超声诊断仪的横向分辨力不如纵向分辨力,凡横向分辨力好的超声仪器,图像细腻,微小的结构能够显示得清楚;相反,横向分辨力差的超声仪器,图像欠清晰,回声光点呈横向线条状,使单层结构变为多层结构。医学超声仪器的图像质量主要取决于横向分辨力。横向分辨力由晶片的形状、发射频率、电子聚焦及离探头的距离等因素决定。目前,医学超声仪器横向分辨力可以达 2 mm 以下。为了提高横向分辨力,可以细化声束,也可调整聚焦。

三、侧向分辨力

侧向分辨力(lateral resolution)是指垂直于二维扫查切面的相邻两点的识别能力。超声扫查切面具有一定的厚度,这个厚度范围的所有信息(相当于多个二维切面信息)最终显示在一个二维平面上,导致伪像,称为容积伪像。

(李保启)

第四节 超声成像方法

一、A 型超声成像

A 型超声成像,简称 A 超,属于幅度调制型,即界面反射的强弱用幅度(波幅)来表示。它用超声探头发射单束超声波至人体组织内,当超声波在人体组织器官内遇到声阻抗不同的界面时,就会产生反射。声阻抗差别越大,反射回波的幅度越大。这些从组织器官反射回来的超声波被同一个探头接收,然后转换为相应的电信号,并在显示器上显示。显示器上的回波表现为一连串的脉冲,每个脉冲之间的距离与界面之间的距离呈正比,而脉冲的高度则与从相应反射的回波强度呈正比。目前 A 型超声仅在眼科临床中使用,其他较为少用。

二、M 型超声成像

M 型超声成像,简称 M 超,主要显示的是运动界面上某点随时间运动的轨迹曲线,属于辉度调制型。M 超诊断法主要适用于对运动脏器的探查,它显示沿声束传播方向上各目标的位移随时间变化的曲线。其显像方式中,纵坐标(Y 轴)代表被测结构所处的深度位置,横坐标(X 轴)为扫描时间。各光点亮度对应于该目标回波信号的幅度,是一种辉度调制的显示方式。当探头固定在一点发射一束超声波进行探查时,从光点的移动可观察沿声束传播方向上不同深度界面的活动状况,描绘出位置运动-时间(motion-time)曲线图。由于其时间分辨力大大高于二维显像方法,目前常用于心脏或瓣膜结构在时相上的细致分析,也称为 M 型超声心动图。其虽然不能反映心脏的解剖结构,但有助于定量分析心壁和瓣膜的活动规律,具有重要的诊断价值。随着全方位解剖 M 超的出现,其应用也更加广泛。

M 超的最大优势在于时间分辨力高。M 超检查时声束方向不变,感兴趣区集中于一条线上,取样频率等于脉冲重复频率,每秒可达 2 000 次以上,故时相分辨力极高,能区分心脏结构活动时相的微小差异。

三、B 型超声成像

B 型超声成像,简称 B 超,又称切面法,显示的是代表界面反射强弱的不同灰度的点构成的二维切面,等同于相应部位人体组织二维解剖断面图。B 超采用多声束对选定切面进行检查,并以每条声束的所有回声依各自的回声时间(代表深度)和强弱,重新组成检查切面的二维图像。图像上的纵坐标代表回声时间即回声深度,而回声的强弱则用不同辉度的光点来表示,故属于辉度调制型显示。

B 超回声编码是把白到黑分成若干灰阶(grey scale)级,根据仪器的控制灰阶可从 64 至

256 级不等。回声越强则光点越亮(接近白色),回声越弱则光点越暗(接近黑色)。如结石、骨骼等密度大,声像图上显示为强回声(近白色);而正常充盈的胆囊和膀胱内的液体,声像图上显示为无回声(近黑色)。灰阶标尺显示在图像的右侧,选择仪器的扫查选项,可预设不同的灰阶显示。

在单位时间内成像的幅数,即每秒成像的帧数称为帧频或帧率。当成像速度大于每秒 24 帧时,能显示器官的活动状态,称为实时显像(realtime imaging)。帧数越多,图像越稳定而不闪烁,但帧数受到图像线密度、检查脏器深度、声束、扫描系统制约。帧频调节可优化 B 超时间分辨率或空间分辨率,以得到更佳的图像。时间分辨率和空间分辨率两者是矛盾的,其一值为高,另一值则为低。目前,中高档彩色多普勒超声诊断仪凸阵探头基本要求:帧频≥30 f/s,完全可以满足临床诊断的需求,故 B 超可清晰、实时显示组织二维切面的微细结构,目前是其他影像诊断方法不能比拟的,是临床使用最广泛的超声诊断法。

二维成像也是其他超声诊断法的图像基础,广泛应用于指示探头进行 M 超、多普勒、彩色和能量成像。在 M 超局部放大中,二维成像允许操作者定位欲放大的感兴趣区。在多普勒成像中,二维成像提供取样门的宽度、部位、深度,以及多普勒角度校正的参照。在彩色和能量成像中,二维成像提供彩色显示的参照。结合使用二维成像,滚动多普勒显示可提供血流方向、速度、性质及时相等信息。对于正常与异常血流动力学和时相的理解,可使超声医师应用多普勒成像进行病理诊断。因此,可以说二维成像是超声成像的基础,其性能亦决定了超声诊断仪的质量。

在二维声像图上,根据组织内部声阻抗及声阻抗差的大小,将人体组织器官分为四种声学类型(表 1-4)。

表 1-4　人体组织器官声学类型

反射类型	二维超声	图像表现	组织器官
无反射型	液性暗区	无回声	尿、囊肿液、血液等液体物质
少反射型	低亮度	低回声	心、肝、胰、脾等实质器官
多反射型	高亮度	高回声	血管壁、心瓣膜、脏器包膜、组织纤维化
全反射型	极高亮度	强回声,后方有声影	骨骼、钙斑、结石、含气肺、含气肠管

四、多普勒超声成像

多普勒超声成像(Doppler ultrasound imaging)为超声频移诊断法,利用多普勒原理获取运动界面反射频率与发射频率的差值(频移)来获取界面运动的速度、方向、性质等相关信息。频移值的大小与正负可以通过色彩、音频、频谱来表示,分别为彩色多普勒血流成像(color Doppler flow imaging,CDFI)、频谱多普勒(spectral Doppler echocardiogram)、音频多普勒(audio Doppler)。

彩色多普勒血流成像是利用多普勒效应,提取二维切面内所有差频回声,以彩色方式显示,并叠加在相匹配的二维声像图上。声像图由红、蓝、绿三种基本颜色组成。红色表示迎向探头流动的血流;蓝色表示背向探头流动的血流,即"红迎蓝离";绿色表示有湍流(流速不均、方向不一的紊乱血流)。血流速度越快则血流信号颜色越明亮,血流速度越慢则血流信号颜色越暗淡。有湍流时呈现特征性的多色镶嵌形血流信号。CDFI可准确地提供血流方向、速度、范围,有无分流或反流,以及程度等相关信息,同时也有助于准确放置脉冲多普勒频谱分析的取样门。

频谱多普勒为幅度调制型,是根据多普勒效应,提取声束在传播途径中各个活动界面所产生的频移即差频回声。图像是以频谱方式显示,在CDFI图像上将取样容积置于所需部位,如某瓣膜口,转换成频谱多普勒,可准确测定该点的血流方向和速度大小。频谱多普勒又可分为脉冲波多普勒(pulsed wave doppler, PW)和连续波多普勒(continuous wave doppler, CW)。PW具有距离分辨能力,增加了血流定位探查的准确性,主要缺点是不能测量深部血管的高速流速度,高速流速度也可能错误地显示为低速血流(倒错现象)。CW可测的最大血流速度不受限,但缺乏空间分辨能力即不能进行定位诊断。一般先用PW准确定位,再转为用CW测高速血流。频谱多普勒纵坐标表示差频数值(以速度表示),横坐标代表时间。朝向探头侧的差频信号位于基线上方,而背向探头者则在基线下方。正常红细胞以比较一致的方向与速度流动,称为层流(laminar flow),频谱呈窄带中空形;异常血流(反流、分流或瓣口狭窄时产生的湍流)频谱呈宽带充填形。同时记录的可闻声信号,层流为平顺的乐音,湍流为刺耳的噪音。纵坐标可测量峰值血流速度。

能量多普勒血流成像(power Doppler imaging, PDI)是利用多普勒信号的幅度(强度)为信息来源,即以能量模式的血流成像新技术。当频率高于某一滤波值而且其能量值又高于仪器所定的能量值,即可显示为彩色血流。它具有以下优点:①显示血流的动态范围大,提高了低速血流检测的敏感性,目前已经能显示0.2 mm/s低速血流的小血管。②不受探测角度因素的影响,能显示平均速度为零的灌注区,不受奈奎斯特频率极限的限制,无彩色混叠现象。

PDI容易显示卵巢内血管及子宫内膜中的螺旋动脉。对卵巢体壁上的静脉,能显示完整的血管段呈现"火环"征,此即有助于与正常的卵巢实质相区别。PDI可检出妊娠8周左右胎盘内的血流,能早期对胎盘的功能进行评价。PDI可以观察妊娠高血压导致胎盘血管弥漫性异常,还可用来确定胎盘梗死的范围和胎盘早剥时胎盘受损的程度。

组织多普勒成像(tissue Doppler imaging, TDI)则采用低通壁滤波器,单独提取运动器官的低速多普勒信息,并以适当参数予以显示。而目前诊断仪的组织多普勒成像显示的参数多数为速度(velocity)、加速度(acceleration)、分散度(variance)和功率(power)等,这些参数都可以在彩色编码之后用伪彩色显示。

例如,血流中散射粒子(即红细胞)可以产生多普勒回波信号;运动器官(如心脏的心室壁)也可以产生多普勒回波信号。前者的特点是运动速度快,产生的多普勒频移大,但幅度较小;而后者的特点则是运动速度慢,产生的多普勒频移小,但幅度大。目前较多应用于心肌收缩与舒张功能、心肌灌注、室壁运动、组织活性及负荷超声心动图的研究。

以上多种探测方法,在临床中均行之有效,但 B 超依然是现代超声医学的主体部分。

(李保启)

第五节 超声新技术

一、超声造影

超声造影又称声学造影(acoustic contrast)、对比增强超声(contrast-enhanced ultrasound, CEUS),是超声影像诊断学领域一个非常重要的成就,被誉为超声医学的"第三次革命"。超声造影的方法是通过周围静脉注射超声造影剂,使造影剂通过血液循环到达靶器官,利用造影剂微气泡的声散射性能,人为增加声学界面的对比度,使病变部位与周围组织声阻抗差异比加大,提高图像的对比分辨率,使超声由解剖学成像进入到功能学成像,通过灌注生理学与灌注病理学对比分析,提高超声成像检查的敏感性和特异性,达到诊断疾病的目的。

超声造影剂必须具备下列条件:①无毒性,最终可降解或排出体外,对人体无毒副作用。②具有很强的散射特性。③其直径应足够小,小于红细胞的直径(7 μm),确保能通过肺毛细血管,到动脉循环,同时不会产生栓塞。④具有足够的稳定性,在血液内保留的时间允许超声成像显示其在组织内的灌注(增强)和廓清(消退)过程。⑤有明确的破坏阈值,具有可预测性及可重复性,能够较快地被清除。⑥易于生产,便于储存,价格适宜。

超声造影的物理基础是利用血液中气体微泡在声场中的非线性特性和所产生的强烈背向散射来获得对比增强图像。作为增强剂的造影微泡可以通过静脉注入,随血流分布到全身,以血液的示踪剂形式反映正常和异常组织的血流灌注的不同,从而获得更多的诊断信息。血液中虽然含有红细胞、白细胞、血小板等有形物质,但其与血液的声阻抗差很小,散射信号强度很微弱,仅为软组织的 1/10 000~1/1 000,故在普通灰阶图像上,心血管内的血液有形成分通常无法显示。此外,由于各种噪声和图像分辨率的限制,组织内的微小血管也无法显示。当在血液中加入声阻抗值与血液相差巨大的造影剂(即气体微泡)时,则会发生强烈背向散射,其散射的强度与散射体的大小、形状,以及与周围组织的声阻抗匹配度相关,这就是超声造影增强显像的基本原理。

造影剂是随血液流动的,不易产生伪像。超声增强造影成像的病理基础是病变组织与正常组织的血流灌注不同,形成病变部位与正常组织造影剂充填的数量和时相差异。微气泡是超声造影的散射回声源,超声造影剂通常以微粒状态存在,已知超声造影剂产生的散射回声强度与超声造影剂微粒的横截面积大小呈正比;超声造影剂微粒(散射体)横截面积的大小与发射超声频率高低、造影剂微粒半径大小、造影剂压缩系数(可塑性)高低呈正比,与造影剂密度呈反比。气体的压缩系数明显大于固体、液体,而密度明显小于固体、液体。因此,如发射超声频率、造影剂微粒半径相合,气体造影剂的横截面积明显大于固体、液体。注射于循环系统并在毛细血管床充盈的造影剂微泡所构成的超声影像是超声造影的诊断基础。超声造影剂微泡的直径很小,通常小于 8 μm,以目前广泛应用的第二代造影剂声诺维(Sonovue)为例,其平均直径仅 2.5 μm,而人体毛细血管的管径一般为 6~8 μm,故造影剂微泡可分布于全身各脏器的毛细血管网。病变组织和正常组织的供血血管的性质、充盈时间、排空时间和排空方式等皆存在差异,超声造影可显示这方面的差异从而协助诊断。

妇科疾病超声造影同样也引起广泛兴趣,包括对子宫肌瘤、腺肌瘤及子宫内膜癌增强特点的研究,对卵巢肿瘤与附件包块良恶性鉴别诊断的研究都表明了超声造影在这一领域临床应用的潜力。研究发现,根据肌瘤的增强特点,造影能明显提高不典型子宫肌瘤诊断的准确率;通过肌瘤与腺肌瘤不同的增强方式可以帮助两者的鉴别;造影还能够提供更多的卵巢肿瘤和附件包块的血流信息,对常规超声表现类实性的囊肿、鉴别部分附件包块的良恶性都有较大的临床价值。此外,在子宫肌瘤的消融治疗中,超声造影也是一个很好的评价消融疗效的影像方法。

二、三维超声成像法

三维超声成像(three-dimensionanl Ultrasound image)是一项近年来发展起来的超声成像方法,它所获得、存储和显示的是三维空间(体积)参数,能够更好地显示组织结构的解剖特征和空间关系,允许从各个任意角度观察,为医师提供非常直观的立体图像。

三维超声成像是通过灰阶和(或)彩色多普勒超声诊断仪从人体某一部位(脏器)的几个不同位置获取若干数量的灰阶图像和彩色多普勒血流成像,然后将这些图像信息和它们之间的位置和角度信息一起输入计算机,由计算机进行快速组合和处理,最后在屏幕上显示该部位(脏器)的立体图像,描绘出脏器的三维自然分界面和血管树。既可以显示组织的结构层次和血管分布,又可以人为地做任意剖面,了解内部结构的细节。三维超声成像的方法大致分以下四个步骤:三维超声的数据采集、二维数据的存储、三维重建与图像处理、三维图像显示。

三维超声成像的子宫冠状切面可显示整个子宫外形轮廓、宫腔内膜回声及宫腔形态,操作可重复性强,能更清晰、更直观、更立体地观察子宫及内膜的空间位置关系,较准确地对子宫先天性发育异常进行分类及鉴别诊断。国内外文献报道,三维超声对子宫发育异常的诊断敏感性和特异性均较高(92%~100%),能为临床治疗和手术提供更为准确的信息。特别是对纵隔子宫、双角子宫、弓形子宫等在二维超声检查上不易鉴别的子宫发育异常,三维超声对此有较强的诊断与鉴别诊断能力,是目前诊断子宫发育异常的最佳影像检查方法之一。

三、弹性成像(弹性的分类)

弹性成像技术是指提取以不同的方式获取的组织内部软硬度相关信息来诊断疾病的一门技术。超声弹性成像的基本原理是对组织施加一个外部的或内部的(包括自身生理活动)动态或静态激励,使组织产生位移(应变)或速度方面的响应。弹性模量大,即硬度大的组织响应幅度小,反之亦然。通过超声成像方法,捕获组织响应的信息进行直观显示或量化表达,从而直接或间接地估计不同组织的弹性模量及分布差异。根据组织激励方式或提取信号的不同,超声弹性成像大致可分为静态弹性成像和剪切波弹性成像两大类。

目前弹性成像临床主要应用在子宫颈、乳腺、前列腺、甲状腺、肝脏等部位,技术相对成熟。但已有研究表明,弹性成像只能作为常规超声检查的补充,如要作为独立的诊断工具还需要技术的进一步改进和完善。

四、介入超声

介入超声指在超声实时监视或引导下进行诊断性和治疗性介入操作的总称。1983 年,介入超声在丹麦哥本哈根举行的世界超声学术会议上被正式命名。之后该技术以其显像实时、引导准确、操作简便、移动便捷、费用低廉及无辐射损伤等优点在临床中应用日益广泛,尤其是随着介入器械的发展和完善,介入超声在急诊及危重救治、野战医疗中也发挥着不可替代的作用[4]。

介入超声的基本方法是在超声的实时监视或引导下将特制的针具、导管等器械植入病变内,完成获取组织或体液、导入能量或药物进行疾病的诊断与治疗。具体技术方法包括囊肿抽液硬化技术、活检技术、置管技术、能量消融技术、化学消融技术、放射性粒子植入技术等,穿刺技术是所有技术的基础。50 余年来,介入超声的不断发展是超声显像技术、各种介入器械装置、各种新的治疗手段及现代生物信息技术等与临床全面融合发展的结果,其在临床上的作用由诊断、治疗到预测预后,并不断朝着全信息时代的规范化、精准化、智能化及前沿化方向发展,在临床医学中占据越来越重要的地位。

子宫肌瘤和子宫腺肌病是妇科常见疾病,一些临床治疗子宫肌瘤和子宫腺肌病的方案目的是缓解患者的症状。子宫切除术可以保证肌瘤或者腺肌病引发的症状永久缓解,但会导致一些并发症和不孕。因此,许多患者不愿意接受子宫切除术,希望在保留子宫的基础上得到有效的微创治疗。超声引导下经皮热消融治疗子宫良性病变是近年发展起来的新技术。一些学者对微波或射频消融治疗子宫肌瘤和子宫腺肌病进行了相关基础和临床研究。张晶[5,6]等报道了在超声引导下经皮微波消融治疗有症状的子宫肌瘤的应用价值,同时在我国开展了相关的多中心研究。结果显示,微波消融术后 3 个月、6 个月、12 个月肌瘤的平均缩小率分别为 63.5%、78.5% 和 86.7%,血红蛋白水平术后显著提高,症状严重性评分(symptom severity score,SSS)下降,以及健康相关生活质量评分(health-related quality of life,HRQL)比术前显著提高。微波或射频消融治疗子宫肌瘤或子宫腺肌病能够控制子宫肌瘤生长或子宫腺肌病症状,使患者在绝经前获得有效的治疗方法,并保留子宫,提高生活质量,故得到临床和患者认同,临床应用范围不断扩大并逐渐普及。研究表明,超声引导下射频或微波消融比高强度聚焦超声消融取得了更高的完全消融率,并没有明显的严重并发症。

　　超声引导化学消融治疗子宫肌瘤方法因其操作简便、所需要的设备简单,对于子宫肌瘤这类有假被膜的良性肿瘤,容易将消融剂局限在肿瘤内发挥作用,安全性高,适用于均径<3 cm 的无症状性肌瘤治疗以控制或减缓其生长速度。对于治疗>3 cm 的肌瘤可以多次注射,以达到使肿瘤彻底坏死的目的。但目前尚未见有单独无水乙醇或聚桂醇注射治疗有症状的大肌瘤,以及化学消融与热消融联合治疗远期疗效的大样本报道[7]。未来对于热消融肌瘤在非安全部位热场难于控制的状况下,辅以化学消融;或者对多发子宫肌瘤患者,主要的大肌瘤采用热消融,其余小肌瘤采用化学消融联合治疗以整体控制肌瘤生长值得进一步系统研究。

　　超声引导下局部消融治疗子宫肌瘤和子宫腺肌病能够有效减轻甚至完全消除相关临床症状,通过缩小肌瘤体积和根除子宫腺肌组织提高生活质量。其优势包括操作简单、创伤小、安全且能够保留子宫。因此,介入超声局部治疗子宫良性病变具有广阔的临床应用前景。

(李保启)

参 考 文 献

[1] 唐杰,姜玉新. 超声医学[M]. 北京:人民卫生出版社,2009.

[2] 姜玉新,张运. 超声医学高级教程[M]. 北京:中华医学电子音像出版社,2016.

[3] 周永昌,郭万学. 超声医学[M]. 5 版. 北京:科学技术文献出版社,2009.

[4] 梁萍,于晓玲,张晶. 介入超声学科建设与规范[M]. 北京:人民卫生出版社,2018.

[5] 张晶,韩治宇,冯蕾,等. 经皮穿刺微波消融治疗弥漫性子宫腺肌病[J]. 中华医学杂志,2011,91(39):
2749-2752.

[6] 张晶,关铮,钱林学,等. 超声引导经皮穿刺微波消融治疗子宫肌瘤临床应用的指南建议[J]. 中华医学
超声杂志(电子版),2015,12(5):353-356.

[7] 谢红宁,车艳玲,刘杰,等. 超声引导下瘤内无水乙醇注射治疗子宫肌瘤的初步研究[J]. 中国实用妇科
与产科杂志,2000,104(2):255-266.

第二章

女性生殖系统的解剖及生理功能

第一节　女性外生殖器

女性外生殖器[1]（external genitalia），亦名外阴（vulva），是指生殖器官的外露部分，其范围：前面为耻骨联合，后面以会阴为界，两侧达两股内侧。结构包括：阴阜（mons pubis）、大阴唇（labium majus）、小阴唇（labium manus）、阴蒂（clitoris）和阴道前庭（vaginal vestibule）。在阴道前庭区域内，有前庭球（vestibular bulb）、前庭大腺*（major vestibular gland）、尿道外口（external orifice of urethra）、阴道口（vaginal orifice）及处女膜（hymen）。

一、阴阜

阴阜是耻骨联合上方生长的脂肪组织垫。此处皮肤表面的阴毛从青春期起逐渐发育，且呈顶端朝下的三角状发育。不同种族、个体的阴毛颜色、多少、粗细也各不相同。

二、大阴唇

大阴唇指两股内侧旁的一对隆起的皮肤皱襞。起自于阴阜，止于会阴。双侧大阴唇顶端为子宫圆韧带终点，后端在会阴体处彼此融汇而成后联合。大阴唇的外侧面是皮肤组织，青春期起阴毛逐渐在其上发育生长；其内面光滑软润和黏膜相似。其皮下的疏松结缔组织及脂肪层中有着大量的神经、淋巴管及血管。在遭受外力后易流血导致血肿。无生育史女性的双侧大阴唇呈并拢状态，故能将阴道口及尿道外口隐藏；而有生育史的妇女的大阴唇则向旁边张开。绝经后妇女的大阴唇会逐步缩小干涩，皮肤表面的阴毛脱落。

三、小阴唇

小阴唇，即大阴唇内侧的一对薄型的皮肤皱襞。没有阴毛生长，呈褐色，较软润，因有大量的神经纤维而易兴奋。双侧小阴唇在顶部彼此结合在一起后再分作两叶包裹住阴蒂，前叶称作阴蒂包皮，后叶则称作阴蒂系带。小阴唇下段与大阴唇下段互融后，正中部位的横皱襞称作阴唇系带，妇女生育后阴唇系带不易分辨。

四、阴蒂

阴蒂在两小阴唇上方的连结处，结构类似男性的阴茎海绵体组织，具有勃起性。阴蒂包括三部分：顶部称作阴蒂头，其直径为 6~8 mm，有大量神经纤维而有极强的性反应；中段称作阴蒂体；后端称作阴蒂脚，共有两个，分别依附在相应的耻骨支上。通常只有阴蒂头暴露可见。

---

* 又称巴多林腺（Bartholin gland）。

五、阴道前庭

阴道前庭指两小阴唇之间的部分。其前端是阴蒂,后端是阴唇系带。在阴道口以下和阴唇系带以上存在的窝状结构称作舟状窝*,但生育后舟状窝不再存在。以下为阴道前庭内各主要结构。

(一)前庭球

前庭球,即球海绵体,在前庭的双侧面,存在勃起功能。前庭球的上端与阴蒂相接,下端紧靠着前庭大腺,球海绵体肌附着在其表面。

(二)前庭大腺

前庭大腺,即巴多林腺,在两侧大阴唇的下段各有一个,表面亦为球海绵体肌,大小与黄豆相似,正常时触诊不到。在小阴唇与处女膜之间的沟内有腺管开口。性冲动时腺体产生的黏液有润滑功能。如腺管堵塞引起黏液沉积,常导致前庭大腺囊肿。如果感染后腺管堵塞则会导致前庭大腺脓肿。此时两者均能被观察或被触及。

(三)尿道外口

尿道外口位于阴蒂头的后下方及前庭前部,为尿道的开口,略呈圆形。尿道外口的后壁上面有一对尿道旁腺,并列分布,分泌的黏液能润滑尿道口,然而细菌也容易隐藏在此腺体内。

(四)阴道口及处女膜

阴道口是指阴道的开口,在阴道前庭的下部,尿道口的下方。处女膜是指阴道口边缘生长的薄层黏膜组织。膜的厚度各不相同。处女膜的前后面表层均是鳞状上皮,其内包含神经纤维、结缔组织及血管。在膜的中心为一小孔,不同个体处女膜孔的形态、大小不同。处女膜一般会在首次性生活时发生撕裂,生育后只留下处女膜痕。阴道末端的泌尿生殖窦组织未腔化,则导致处女膜闭锁,又称无孔处女膜。月经来潮后的血液不能流出,在阴道里累积,导致原发性闭经伴有周期性腹痛。如果未能及时将处女膜切开,阴道内的积血会不断增加,最终导致宫腔内血液积聚,引起血液倒流至输卵管引起输卵管粘连和伞端闭锁,导致盆腔子宫内膜异位症及盆腔炎性疾病。

(程红)

---

* 即阴道前庭窝。

第二节　女性内生殖器

内生殖器(internal genitalia)位于真骨盆内,包含阴道、子宫、输卵管及卵巢,后两者合称子宫附件。

一、阴道[1]

(一) 位置和形态

阴道(vaginal)处在真骨盆下部中央的管道,上部较下部宽。前壁长度7~9 cm,前方毗邻膀胱和尿道,后壁长度10~12 cm,后方毗邻直肠。顶部包绕着子宫颈阴道部,向外开口于阴道前庭后部。阴道穹隆(vaginal fornix)指子宫颈与阴道顶端间形成的圆周状隐窝。按照与子宫颈的关系将阴道穹隆分成前、后、左、右四部分,其中后穹隆最深,紧贴着直肠子宫陷凹(盆腔最低处),诊疗上时常通过此部位行引流和穿刺,也作为手术入路。

如果在生长发育过程中发生尿生殖窦和双侧副中肾管的发育失常,则会导致先天性无阴道、阴道横隔或者阴道纵隔,以及阴道闭锁,之后发生闭经和性交困难等。

(二) 组织结构

阴道壁从内往外依次包括黏膜层、肌层和纤维组织膜。内层黏膜的横纹皱襞非常丰富,具备强大的扩展能力。阴道黏膜呈现淡红色,表面是非角化复层鳞状上皮细胞,不含腺体。性激素水平在生育功能成熟后出现波动,阴道上端1/3处的黏膜受其调控亦出现变化。已绝经妇女的阴道黏膜上皮变得萎缩菲薄,黏膜皱襞逐渐减少,经常发生阴道炎症及性交疼痛。阴道肌层包含外层纵行和内层环行的两层平滑肌纤维,其外围覆盖着与其紧密相连的一层纤维组织膜,弹力纤维丰富,平滑肌纤维量相对较少。阴道壁的静脉丰富成网丛状,遭到创伤后常引发较多出血及阴道壁血肿。

(三) 生理功能

女性内生殖器是性交器官,也是娩出胎儿及排出月经血的通道。

二、子宫[1,2]

青春期后,子宫(uterus)在性激素的调控下形成月经;性生活后精子通过子宫抵达输卵管完成受精;孕期为胎儿发育、成长的部位;分娩时子宫发动宫缩娩出胎儿及附属物。

(一) 形态

子宫因富含平滑肌称作肌性器官,中空有腔,壁厚。成年人的子宫似倒置的梨状,前后相对较扁,重50~70 g,长度7~8 cm,宽度4~5 cm,厚度2~3 cm,宫腔容量为5 ml。子宫包含两个部分,即子宫体(corpus uteri)和子宫颈(cervix uteri)。子宫上部较宽大的部分称作子宫体,其顶部隆突部分称子宫底(fundus uteri),子宫角(cornua uteri)位于子宫底两边,连接着双侧输卵管。子宫的下段呈圆柱形,比子宫体窄,即子宫颈,常称宫颈。子宫体和子宫颈之比随着卵巢功能的盛衰和年龄的增长发生改变,青春期前为1:2,生育期为 2:1,绝经后为1:1。婴幼儿的子宫高居骨盆入口之上。与子宫体比较,子宫颈更加发达,约占全长的2/3,且尤为粗大,但子宫颈阴道部短而小。子宫肌层很薄弱,故子宫壁亦薄,子宫外形扁平,顶端没有明显隆起的子宫底。妇女年老停经后子宫逐步缩小,子宫壁变得薄而硬,内膜亦萎缩。如果有多发子宫肌瘤、子宫腺肌瘤等病变时,则子宫体积增大,子宫形状变得凹凸不平。如果仅有子宫腺肌病不合并腺肌瘤时,子宫体积可能均匀增大。

子宫腔(uterine cavity)呈倒三角形,上部较宽,下部较窄,上端在双侧子宫角处通向输卵管管腔,下端通向子宫颈管。位于子宫体与子宫颈之间有一段最狭窄的部分称作子宫峡部(isthmus uteri)。未孕时1 cm长,其顶端在解剖上较窄称作解剖学内口;下端是宫腔内膜转变成子宫颈黏膜处,称作组织学内口。子宫峡部在妊娠阶段持续伸长,至晚孕时达到7~10 cm长,称作子宫下段。子宫下段是分娩时软产道的组成部分,也是剖宫产常用的切口部位。梭形的子宫颈内腔称作子宫颈管(cervical canal),长度在成年妇女为2.5~3.0 cm,颈管末端与阴道相通处称作子宫颈外口。将阴道穹隆作为界线,把子宫颈分成子宫颈阴道上部和子宫颈阴道部。子宫颈阴道上部指子宫颈的上 2/3 部分,双侧有子宫主韧带;子宫颈阴道部指子宫颈的下 1/3 部分,在阴道内可见无分娩史的女性子宫颈外口呈圆形;分娩会使子宫颈外口形成大小不等的横裂,故经产妇的子宫颈分成前唇和后唇。

如果两侧副中肾管异常发育,则可能导致先天性无子宫,始基子宫又称作痕迹子宫,子宫发育不全又称作幼稚子宫;或形成畸形子宫,如双子宫、双角子宫、鞍状子宫、纵隔子宫、单角子宫、残角子宫等。如果有宫腔粘连,则宫腔的形态异常。

(二) 组织结构

子宫体和子宫颈的组织结构有差异。

1. 子宫体

子宫体壁由内而外含有子宫内膜层、子宫肌层和子宫浆膜层三层结构。

(1) 子宫内膜层

该层是衬在宫腔表面的一层黏膜,无内膜下层组织。子宫内膜包含致密层、海绵层和基底层三层。内膜的上 2/3 部分称作功能层,该层又分为致密层和海绵层二层,青春期开始随卵巢性激素水平的变化而出现周期性改变并脱落。内膜的下 1/3 部分称作基底层,紧邻子宫肌层,卵巢性激素对其无影响,无周期性改变。

(2) 子宫肌层

该层较厚,未孕状态下厚度约0.8 cm。肌层含有丰富的平滑肌组织、较少的弹力纤维及胶原纤维。肌束如网状,纵横交错,又包含三层:外层肌纤维是子宫收缩的起始部位,薄且呈纵向分布;中层肌纤维多各方交错,呈"8"字状包绕在血管四周,子宫收缩使肌层中的血管受压后能迅速控制子宫出血;内层肌纤维呈环状分布,子宫痉挛性收缩易出现子宫收缩环。

（3）子宫浆膜层

该层是脏层腹膜,覆盖在子宫底及子宫体前后面的肌层外面。腹膜在子宫前面的峡部附近往前方折向膀胱,此处的腹膜称作膀胱子宫反折腹膜,是前腹壁腹膜的延伸。而且此处的腹膜和子宫肌层的结合不紧密,形成较浅的膀胱子宫陷凹。腹膜在子宫颈后部和阴道后穹隆处,再向后上反折至直肠前面,该处腹膜称作直肠子宫反折腹膜,与上面的后腹膜相接。子宫和直肠间形成直肠子宫陷凹(rectouterine pouch),亦称道格拉斯陷凹(Douglas pouch),较深。凹底与子宫颈管外口大致平齐,与肛门的距离约5.5 cm。直肠子宫陷凹作为腹腔位置最低处,当腹膜炎或盆腔脏器破裂时,由于重力的影响,此陷凹内常汇聚盆腹腔的炎性或脓性分泌物及血液,实施阴道后穹隆穿刺术是常用的诊疗方法,可以进入直肠子宫陷凹内抽吸液体便于诊断或引流。

2. 子宫颈

子宫颈的主要成分是结缔组织,还含有少数平滑肌纤维、血管及弹力纤维。子宫颈管黏膜上皮细胞呈单层高柱状,黏膜腺体产生的黏液为碱性,聚集为黏液栓堵塞在子宫颈管内,使子宫颈管和外界不相通。子宫颈黏膜受性激素影响有周期性改变,其产生的黏液栓成分及特性亦随之发生相应改变。子宫颈阴道部表面光滑,覆盖着复层鳞状上皮。子宫颈癌通常发生在子宫颈外口柱状上皮和鳞状上皮相交转化的区域。

（三）位置

子宫处于盆腔中央,前邻膀胱,后邻直肠,下端连接阴道,双侧与输卵管、卵巢相连。子宫底在骨盆入口平面下方,子宫颈外口略高于坐骨棘水平。排空膀胱后,子宫的位置通常呈轻度前倾前屈位。"倾"表示的是子宫体纵轴和身体纵轴的方向关系。若子宫体朝向耻骨,称作前倾(anteversion);子宫体向后朝向骶骨,称作后倾(retroversion)。"屈"表示的是子宫体和子宫颈的关系。前屈(anteflexion)指两者纵轴交叉形成的角度朝向耻骨;后屈(retroflexion)指形成的角度向后朝向骶骨。当膀胱充盈而直肠排空时,子宫底向后向上移位,子宫体的"倾"度减小;当膀胱胀满时,子宫底被迫向骶骨移位,子宫不再"前屈"。相反,直肠充满而膀胱排空时,子宫向前向下移位,表现为"前屈"位,且在膀胱之上;当膀胱和直肠都满盈时,子宫朝上方移位并被伸直。

子宫能维持在正常位置,主要靠子宫各韧带、骨盆底肌和筋膜的支托作用。若盆底组织遭到破坏或功能障碍则可造成不同程度的子宫脱垂。

（四）子宫韧带

子宫韧带共有四对。

1. 阔韧带

阔韧带(broad ligament)呈翼状,是子宫浆膜层的腹膜从子宫侧缘往双侧骨盆壁伸展而成的双层腹膜皱襞,能够限制子宫向两侧倾斜。阔韧带由前、后两叶组成,上缘游离,其内 2/3 包绕输卵管（伞部无腹膜遮盖），外 1/3 包绕卵巢动静脉，移行为骨盆漏斗韧带（infundibulopelvic ligament）又称卵巢悬韧带（suspensory ligament of ovary），卵巢动静脉由此穿过。卵巢内侧和子宫角之间较厚的阔韧带称作卵巢固有韧带，亦称卵巢韧带。卵巢系膜指卵巢和阔韧带后叶相交接处。输卵管系膜是指位于输卵管之下、卵巢附着处之上的阔韧带，内含结缔组织和中肾管遗迹。宫旁组织是指子宫体双侧的两层阔韧带之间的组织结构，其内含有大量的血管、神经、淋巴管和丰富的疏松结缔组织。阔韧带基底部有子宫动静脉和输尿管穿过。

2. 圆韧带

圆韧带（round ligament）因呈圆索状而得名，长度在 12～14 cm，包含有平滑肌和结缔组织。于子宫角前方、输卵管近端下面起始后，覆盖在阔韧带前叶内，向前向外伸展到达双侧骨盆侧壁，绕过腹壁下动脉起始部的外侧，行经腹环入腹股沟管后出皮下，终于阴阜及大阴唇前端的皮下组织。主要作用是维持子宫前倾位置。

3. 主韧带

主韧带（cardinal ligament）又称子宫颈横韧带，位于阔韧带下方，是在子宫颈双侧和骨盆侧壁之间横行的一对坚韧的平滑肌和结缔组织纤维束，其下方和盆膈融合。此韧带有维护子宫和子宫颈正常位置的作用，是防止子宫脱垂的重要结构。主韧带表面有子宫动静脉分支，深部有阴道上部静脉丛，还有神经等。子宫切除术离断该韧带时，可能因切断支配膀胱的神经，术后出现膀胱功能障碍。

4. 宫骶韧带

宫骶韧带（uterosacral ligament）是从子宫体和子宫颈交界处后面的上侧方（相当于组织学内口水平）起始，向双侧绕过直肠抵达第 2、3 骶椎前面的筋膜。韧带外侧有腹膜覆盖，富含平滑肌、结缔组织和支配膀胱的神经，广泛性子宫切除术切断韧带时，可能因支配膀胱的神经受损而导致尿潴留。宫骶韧带短而厚，有力地向后上牵引宫颈以维护子宫的前倾位。

长期腹压加重，如持久反复的慢性咳嗽、直肠狭窄而致的排便困难、反复的过重负荷（肩挑、举重、蹲位、长久站立）、盆腔内巨大肿瘤或大量腹水等，都能造成腹内压力加大，子宫受压后被迫朝下方移位；或者受分娩损伤、盆底筋膜功能障碍和退行性变等影响，上述韧带、骨盆底肌和筋膜薄弱或受到损伤，能使子宫自正常位置顺着阴道下降，宫颈外口降至坐骨棘水平之下，严重者子宫甚至完全脱出至阴道口之外，形成不同程度的子宫脱垂，还可能同时合并阴道前后壁的膨出。此种情况可以通过宫骶韧带悬吊、骶棘韧带固定手术来恢复子宫位置。

（五）生理功能

子宫是孕育胚胎、胎儿和产生月经的器官。

（六）子宫内膜的周期性变化

子宫内膜的周期性变化包括组织学变化与生物化学的相应变化。

1. 子宫内膜的组织学变化

在形态学结构上,子宫内膜包含功能层和基底层。功能层靠近宫腔,是胚胎植入的处所,它受卵巢多种激素的影响和控制依次呈现为增殖、分泌及脱落的变化,周而复始;基底层和子宫肌层紧密相邻,卵巢激素不能调控基底层,故该层不脱落。月经后基底层通过再生可以修复子宫内膜脱落面,再次生成功能层。按照组织学变化特点把月经周期划分成增殖期、分泌期(secretory phase)、月经期三个阶段(以 28 日的月经周期为例)[1,2]。

(1)增殖期

月经周期第 5~14 日,为卵巢周期的卵泡期。该阶段以雌激素为主,促使子宫内膜表面的上皮、腺体和间质、血管都发生增生,即增殖期(proliferative-phase)。增殖期子宫内膜厚度自 0.5 mm 增生至 3~5 mm。增殖期包含早、中、晚期三个阶段。①增殖期早期:在月经周期第 5~7 日。内膜的增生与修复在月经期即已开始。此期内膜较薄,仅 1~2 mm;腺体分布疏散,较细且短直,腺上皮细胞为立方形或低柱状。间质细胞为星状,致密间质中含有短直且管壁薄的小动脉。②增殖期中期:在月经周期第 8~10 日。此期特征是间质水肿最为明显;螺旋小动脉已经开始生长,且血管壁增厚。子宫内膜腺体量增多、伸长、微曲;此期为柱状的腺上皮细胞持续增生,表现出核分裂象。③增殖期晚期:在月经周期第 11~14 日。该阶段子宫内膜逐渐增生,厚度为 3~5 mm,内膜表面似波浪样凹凸不平。高柱状腺上皮细胞持续增生成假复层上皮,腺体长而弯,可见到更多的核分裂象。星状间质细胞之间彼此联结成网,组织水肿,小动脉管腔宽而弯。

纤毛细胞和微绒毛细胞量的增多是增殖期腺体细胞的重大改变。在月经周期的第 7~8 日,在腺体开口周围有纤毛细胞,其纤毛的摆动有助于子宫内膜分泌物的输布。微绒毛使细胞的表面积扩大,腺细胞的排泄和吸收作用也随之加强。增生的腺细胞和间质细胞中存在较多的核糖体、线粒体、高尔基复合体和初级溶酶体。此类物质是合成及储存蛋白质、能量、酶的结构。

(2)分泌期

月经周期第 15~28 日,为卵巢周期的黄体期。黄体产生的雌激素和孕激素作用于子宫内膜,使其持续增生,而且腺体变长变弯,产生分泌反应;血管迅速增加,更加弯曲;间质疏松并水肿。该阶段子宫内膜疏松、肥厚、养分充足,适合受精卵的着床发育。整个分泌期亦含有早期、中期、晚期。①分泌早期:在月经周期第 15~19 日。该阶段组织学特征表现为含糖原的腺上皮细胞核下空泡;子宫内膜腺体越发长且曲,间质水肿及螺旋小动脉持续增生并弯曲。②分泌中期:在月经周期第 20~23 日。子宫内膜持续增厚形成锯齿状。该阶段的分泌反应有顶浆分泌和血浆渗出。顶浆分泌指腺体分泌上皮细胞中的糖原突破细胞膜进到腺体内。血浆渗出指血液内一些免疫球蛋白和上皮细胞产生的结合球蛋白融合后渗入到子宫内膜腔内。该阶段内膜间质越发水肿并疏松,螺旋小动脉越发弯曲。③分泌晚期:在月经周期第 24~28 日。即月经前的一段时期,为卵巢周期黄体期中黄体的退化期。该阶段的子宫内膜因水肿疏松而似海绵样,可以有 10 mm 厚。内膜腺体产生的糖原渗到宫腔。间质分化成蜕膜样细胞及内膜颗粒细胞。该阶段螺旋小动脉持续加速弯曲生长,管腔宽大,最终穿透内膜。

（3）月经期

在月经周期第 1~4 日,即月经行经期,指由于雌、孕激素水平迅速下降,最终导致子宫内膜海绵状功能层从基底层崩解脱落,脱落的内膜碎片和血液自阴道排出的过程。其组织学表现:月经来潮前 24 小时,子宫内膜螺旋小动脉从节律性缩舒到血管发生痉挛性收缩且不断增强,致使内膜血流减少。随着受损范围的逐渐扩大,远端血管壁及组织进一步缺血、坏死,最终脱落。

2. 子宫内膜的生物化学变化

子宫内膜的生物化学变化包括多种甾体激素和蛋白激素受体、生长因子、酶类、酸性黏多糖、细胞凋亡因子和血管收缩因子的变化。

（1）甾体激素和蛋白激素受体

1）甾体激素受体:在子宫内膜的腺体、间质、血管中均含有雌、孕激素受体,且呈明显的周期性变化。增殖期子宫内膜中雌激素受体含量丰富;排卵后雌激素受体含量下降显著。孕激素受体水平在排卵时最高,排卵后腺上皮上孕激素受体水平下降,而在间质细胞上的受体水平则升高。这两种受体亦存在于子宫内膜螺旋小动脉的平滑肌细胞中,它们的峰值均出现在黄体期,说明这些甾体激素调节着子宫动脉的血流。

2）蛋白激素受体:虽然发现 hCG（human chorionic gonadotropin）/LH（luteinizing hormone）受体、生长激素结合蛋白在子宫内膜中的表达,但其功能及对子宫内膜生长的影响尚不明确。

（2）生长因子[3]

表皮生长因子（epidermal growth factor,EGF）和成纤维细胞生长因子（fibroblast growth factor,FGF）在子宫内膜中的水平呈周期性变化,月经期处于低水平,增殖期含量逐步增多,到增殖晚期含量最高,排卵后 EGF 和 FGF 水平快速降低,说明 EGF 和 FGF 能促进月经后子宫内膜的再生。

（3）酶类

黄体功能衰退后,雌激素和孕激素含量迅速减少,溶酶体膜的通透性加大,溶酶体内的水解酶,如 β-葡萄糖醛酸酶、酸性磷酸酶等被激活进入组织中,溶解蛋白质、核酸和黏多糖等,不利于子宫内膜的代谢,子宫内膜受损后功能层发生剥离和脱落。其他与子宫内膜剥脱有关的酶还有组织型纤溶酶原激活物（tissue-type plasminogen activator,tPA）/纤溶酶原激活物抑制物（plasminogen activator inhibitor,PAI）系统、基质金属蛋白酶（matrix metalloproteinase,MMP）/组织金属蛋白酶抑制物（tissue inhibitor of metalloproteinase,TIMP）系统[3]等。在子宫内膜上皮细胞、间质和血管中均有 MMP。MMP 和 TIMP 的各种类型在月经周期中有各自的表达,多呈周期性。例如,MMP-1、MMP-3、MMP-8、MMP-9 和 MMP-12 多出现在月经期;而 MMP-7、MMP-11 和 MMP-26 多出现在增殖期;MMP-2、MMP-19 及 TIMP-1、TIMP-2 可以出现在增殖期、分泌期和月经期,并且没有周期可循[3]。

（4）酸性黏多糖

酸性黏多糖(acid mucopolysaccharide,AMPS)属于一种结缔组织基质、黏稠、能和蛋白质相结合成胶状复合体,形成糖蛋白或者黏蛋白。其合成受到雌激素的促进。增殖期雌激素含量逐渐增加,促使 AMPS 的聚集浓缩,并作为子宫内膜间质的根本结构,支撑稳定子宫内膜。黄体期孕激素含量逐渐增加,AMPS 的分泌受限并且发生降解,这种黏稠基质的含量下降后加大了血管壁的通透性,可以促进物质交换及受精卵的着床发育。

（5）细胞凋亡因子[3]

在子宫内膜腺体和细胞间质中存在着细胞凋亡调节因子,它们可以控制子宫内膜的生物化学变化。排卵后孕激素分泌增加,Bcl-2 合成减少,间质中雄激素受体及 Ki67 不再产生,引起细胞解体、产生月经。

（6）血管收缩因子

前列腺素 F2α 在分泌晚期和月经期含量升高。内皮素(endothelin,ET)[3] mRNA 存在子宫内膜上皮细胞中,虽然在整个月经周期中均有分泌,但在月经前含量最高。血栓素(thromboxane,TX)A2 能引起血管强烈的收缩反应,其在经期异常升高。血管收缩因子在经期含量的急剧增加导致子宫平滑肌和血管的强烈收缩,子宫内膜表面的功能层很快发生缺血并坏死,从而脱落。基底层不发生脱落。

（七）子宫的血液供应及淋巴[4]

盆腔里的动脉主要含有髂总、髂外、髂内动脉和卵巢动脉。其中髂内动脉含有前干、后干、本干。本干为髂腰动脉;前干分支包括子宫动脉、阴道动脉、阴部内动脉、闭孔动脉和臀下动脉;后干分支包括髂外侧动脉和臀上动脉。生殖器官的血供大多由卵巢动脉、子宫动脉、阴道动脉及阴部内动脉提供。生殖器官的淋巴管伴随着血管走行,其间静脉与淋巴管相互交错成丛网状。

1. 动脉

子宫的血供大多由子宫动脉提供。子宫动脉是髂内动脉前干分支,位于腹膜后面顺着骨盆侧壁朝内下方前行。进入子宫阔韧带基底部,并穿过子宫旁组织至子宫颈内口位置向外大约 2 cm 处,横跨输尿管的前方达到子宫颈内口的外侧,动脉和输尿管相交处间隔很少,故在子宫切除术时处理子宫动脉过程中,要避免伤及输尿管。此后子宫动脉分为上、下两支,即子宫体支和子宫颈-阴道支。子宫体支较粗迂曲,向上顺着子宫侧缘行走,至子宫角附近再分成子宫底支(沿着子宫底分布)、卵巢支(与卵巢动脉末端相吻合)和输卵管支(沿输卵管分布);子宫颈-阴道支较细,供应子宫颈及阴道上段血供。

2. 静脉

盆腔内静脉伴随着相应动脉走行,静脉数量远多于动脉,并在相应器官及其周围形成静脉丛,且相互吻合,使盆腔静脉感染容易蔓延。盆腔静脉主要包括髂外静脉、髂内静脉、髂总静脉、旋髂深静脉及闭孔静脉。盆腔内静脉常起源于其周围丰富的静脉丛。子宫静脉起自内膜中的小静脉,逐支汇合离开子宫,在子宫两侧形成静脉丛,伴随动脉注入髂内静脉。

3. 淋巴

女性盆腔内及内外生殖器官的淋巴系统分布广泛,淋巴结伴随着对应的血管分布,呈串珠状或群集状态,各组淋巴结的数量、大小和部位均有差异。将其分为外生殖器淋巴与盆腔淋巴两组。

(1)外生殖器淋巴

外生殖器淋巴分为深、浅两部分。

1)腹股沟浅淋巴结:分为上组和下组。上组分布于腹股沟韧带,接收外生殖器官、会阴部、阴道下段和肛门部的淋巴液回流;下组伴随着大隐静脉的末端分布,接收会阴部和双下肢的淋巴液回流。腹股沟浅淋巴结的输出管多数汇流到腹股沟深淋巴结,少数汇流到髂外淋巴结。

2)腹股沟深淋巴结:指股静脉内侧、股管内的淋巴结,阴蒂、股静脉旁淋巴和腹股沟浅淋巴均流至腹股沟深淋巴结,再流至闭孔淋巴结和髂内淋巴结等。

(2)盆腔淋巴

盆腔淋巴分为三组。

1)髂淋巴组:包括闭孔、髂内、髂外和髂总淋巴结。闭孔淋巴结指闭孔动脉进入闭膜管周围的淋巴结,有1~2个。髂内淋巴结和髂外淋巴结伴随着相应的动静脉和各级分支排列,输出管汇入髂总淋巴结,再由髂总淋巴结输出管汇入腰淋巴结。

2)骶前淋巴组:位于骶岬前方,伴随着骶中和骶外侧血管分布,输出管汇入髂内或髂总淋巴结。

3)腰淋巴组:即腹主动脉旁淋巴结,分前、后、左、右四组,收集腹壁、髂总、腹盆腔成对器官(卵巢、输尿管腹段、肾和肾上腺)三部分的淋巴回流,组成两侧腰干,汇入乳糜池。乳糜池位于腹主动脉与下腔静脉之间,第12胸椎到第1~2腰椎水平,是收集肠干和左右腰干而成的淋巴管膨大部分。

另外,子宫颈淋巴多数回流至闭孔淋巴结组和髂内淋巴结组,少数回流至髂外淋巴结,再流经髂总淋巴结后回流至腰淋巴结组和(或)骶前淋巴结组。子宫底淋巴大多数回流至腰淋巴结组,少数回流至髂淋巴结组。子宫体前壁淋巴多汇至膀胱淋巴组,后壁淋巴多汇至直肠淋巴组。子宫体侧边的淋巴随着圆韧带回流至腹股沟淋巴组。子宫、直肠、膀胱的淋巴之间交会互通。如果生殖器官有炎症或恶性肿瘤,病变常顺着肿瘤部位的淋巴回流通路传播或扩散。

三、输卵管[1]

输卵管（fallopian tube）是精子和卵子的输送通道与结合场所，具有复杂的生理功能，对卵子拾取、运输卵子、激活的运输精子起着至关重要的作用。

（一）输卵管的形态与结构

1. 输卵管的形态

输卵管呈细长而弯曲的管道，左右各一。内侧与子宫角相通连，开口于子宫腔，称输卵管子宫口。外端游离，接近卵巢上端，开口于腹膜腔，称为输卵管腹腔口。全长 8~14 cm（左侧 6.3~12.5 cm，右侧 7.1~16.3 cm）。

2. 输卵管的结构

整个输卵管由内向外分为四部分：间质部、峡部、壶腹部、漏斗部。

（1）间质部（interstitial portion）：或称壁内部（intramural portion），位于子宫壁内的一段，在子宫角处穿入子宫壁，平均长度 1~1.2 cm，为输卵管最细的一段，管径平均 0.4~0.5 cm。

（2）峡部（isthmic portion）：间质部向外侧延伸的一段，细直而短，长 2~3 cm，管壁厚，管腔小，管径 0.1~0.3 cm。

（3）壶腹部（ampulla）：在峡部外侧膨大部分，是输卵管各部分中最长的一段，长 5~8 cm，管腔较宽大，管壁薄，管径 0.6~0.7 cm。该处管腔内有 4~5 个纵嵴，内膜绒毛丰富，卵细胞在此受精，再经输卵管入子宫着床。

（4）漏斗部（infundibulum）：或伞部（fimbria），为输卵管末端，长约 1.5 cm。开口于腹腔，不与腹膜相连，中央的开口为输卵管腹腔口，游离端呈漏斗状，漏斗周缘有许多呈放射状排列的指状不规则突起称输卵管伞，有"卵子拾取"作用。

输卵管壁由三层构成；由浆膜层、肌层及黏膜层组成。

外层为浆膜层，即阔韧带上缘腹膜延伸包绕输卵管而成。

中层为肌层，属平滑肌纤维，分外、中及内三层，外层纵行排列；中层环行排列，与环绕输卵管的血管平行；内层又称固有层，从间质部向外伸展 1 cm 后，内层呈螺旋状。肌层有节奏地收缩可引起输卵管由远端向近端的蠕动。

内层为黏膜层，由单层高柱状上皮组成。黏膜上皮可分纤毛细胞、无纤毛细胞、楔状细胞及未分化细胞。四种细胞具有不同的功能：①纤毛细胞的纤毛摆动有助于输送卵子；②无纤毛细胞可分泌对过碘酸希夫（periodic acid-Schiff reaction，PAS）反应阳性的物质（糖原或中性黏多糖），又称分泌细胞；③楔形细胞可能为无纤毛细胞的前身；④未分化细胞又称游走细胞，为上皮的储备细胞。黏膜层有许多皱襞，以壶腹部最多。输卵管的黏膜层受激素影响，有周期性的组织学变化，但不如子宫内膜明显[3]。

（二）输卵管的位置和毗邻[4]

输卵管行于阔韧带上缘，前后叶两层之间。在输卵管与卵巢系膜之间有输卵管系膜，系膜内含有输卵管的血管、淋巴管和神经。输卵管为腹膜内位器官,移动度大,其位置随子宫位置和大小而变化。左侧输卵管与直肠和乙状结肠毗邻;右侧输卵管与小肠、阑尾和右输尿管盆段相邻。

(三) 输卵管的血管、淋巴与神经[4]

1. 血管

输卵管的动脉来自子宫动脉的输卵管支和峡支、卵巢动脉的伞支。各分支间相互吻合,并发出 20~30 支小支分布于管壁。输卵管的静脉与同名动脉伴行,一部分入卵巢静脉丛,一部分入子宫阴道丛。动-静脉间毛细血管网分布于黏膜层、肌层和浆膜层。

2. 淋巴

(1) 输卵管的器官内淋巴管

在输卵管的黏膜层、肌层及浆膜层均有毛细淋巴管网。黏膜层毛细淋巴管网位于上皮下结缔组织内。在黏膜皱襞处,毛细淋巴管较密集;输卵管各部黏膜层毛细淋巴管的分布亦有不同,输卵管间质部和峡部毛细淋巴管密集;壶腹部淋巴管分布稀疏。肌层的毛细淋巴管网位于肌纤维束间的结缔组织内;浆膜层纤维组织内也存有毛细淋巴管网,其在毛细淋巴管网的深侧吻合成淋巴管丛;并发出集合淋巴管,与来自肌层的集合淋巴管汇合,注入局部淋巴结。输卵管各层间毛细淋巴管网互有交通,并存在年龄上的差异,以黏膜层毛细淋巴管网最为明显。

(2) 输卵管的淋巴流向

集合淋巴管注入腰淋巴结是最恒定的淋巴流向。由输卵管浆膜层淋巴管丛发出 3~5 条集合淋巴管,走向输卵管系膜内,与卵巢的集合淋巴管汇合后沿卵巢动脉走行,经卵巢悬韧带上行至肾下极高度,转向内侧注入腰淋巴结。其中左侧输卵管的集合淋巴管注入主动脉外侧及主动脉前淋巴结;右侧输卵管的集合淋巴管注入主动脉腔静脉间淋巴结、腔静脉前及外侧淋巴结。

有学者认为输卵管的一部分集合淋巴管可经阔韧带向后外方至盆侧壁,越过脐静脉索,注入髂间淋巴结。还有起自壶腹部的一条集合淋巴管,则注入髂内淋巴结主群。上述输卵管的淋巴下行入盆部淋巴结的流路出现率较低,很可能属潜在性通路;如上行至腰淋巴结的主要流路受阻,其可能起到代偿作用。

3. 神经

输卵管由来自卵巢神经丛及子宫阴道丛的交感神经和副交感神经支配。

(四) 输卵管的生理功能[3, 5]

1. 卵子拾取

负责将卵子从破裂的卵泡排出时转移到管腔中。卵子拾取机制主要靠输卵管肌肉的收缩使伞向卵巢排卵部位移动,通过输卵管肌肉的收缩及输卵管伞端的摆动产生负压将卵子吸入输卵管,加上排出的卵子表面黏性较强,可黏附于伞端纤毛上,随纤毛的摆动移向输卵管口。这一运动速度主要靠输卵管黏膜纤毛活动及输卵管蠕动和节律性收缩,以后者的作用为主。

2. 运输卵子

卵子在输卵管中的运输发生在孕激素水平持续上升时,卵巢在 LH 峰后 28～36 小时即可发生排卵,96～120 小时之间便可在子宫内发现卵子,提示卵子在输卵管中的运输可达80 小时。排卵后 30 小时卵子到达输卵管,在此停留 30 小时后迅速到达宫腔。输卵管提供了卵子与精子受精的微环境。

3. 激活和运输精子

精子进入阴道后经过宫颈黏液、子宫腔和输卵管间质部,最后到达输卵管峡部,大部分停留在输卵管峡部的近端获能并发生顶体反应,等待排卵和受精。少部分在数分钟内便被运送到输卵管伞部,这可能与生殖道储存部位发生饱和有关。一旦发生排卵,精子即从峡部到达壶腹部受精。

四、卵巢

卵巢为女性生殖腺,产生卵子和激素,是重要的内分泌器官。

(一) 卵巢的形态与结构[1]

1. 卵巢的形态

卵巢(ovary)左右各一,呈扁椭圆形。青春期前,表面光滑;青春期排卵后,表面逐渐凹凸不平。卵巢的形态和大小随年龄变化。成年女子的卵巢约 4 cm×3 cm×1 cm 大,重 5～6 g,呈灰白色。绝经期后,可缩小到原体积的 1/2 并变硬。卵巢前缘有卵巢系膜附着,称卵巢系膜缘。该缘对向前外方,中部有一凹陷称卵巢门(hilum of ovary)。卵巢的血管、淋巴管和神经由此出入。卵巢后缘游离,称独立缘。卵巢外侧以骨盆漏斗韧带连于骨盆壁,内侧以卵巢固有韧带与子宫连接。

2. 卵巢的结构

卵巢表面无腹膜,由单层立方上皮覆盖称生发上皮(germinal epithelium),其内有一层纤维组织,称为卵巢白膜(tunica albuginea)。再往内的卵巢组织可分为皮质和髓质。皮质在外层,其中有数以万计的始基卵泡及致密的结缔组织;髓质是卵巢的中心部分,含有疏松的结缔组织,还有丰富的血管、神经、淋巴管及少量与卵巢韧带相连续的平滑肌纤维;髓质对卵巢的运动具有作用。髓质内无卵泡。

(二) 卵巢的位置和毗邻[1]

卵巢位于子宫两侧,输卵管后下方。卵巢的移动性较大,一般位于卵巢窝内。此窝在髂内、外动脉分叉的起始部之间,前界为脐动脉索,后界为输尿管和髂内动脉。窝底腹膜外有闭孔血管、神经、闭孔肌及其筋膜。卵巢以很短的系膜固定于阔韧带,还借骨盆漏斗韧带及卵巢固有韧带与盆腔侧壁和子宫相连。正常情况下卵巢不易扭转,但卵巢发生肿瘤时,有时会将卵巢系膜拉长,致使10%卵巢肿瘤发生蒂扭转。

(三)卵巢血管、淋巴与神经[4]

1. 血管

卵巢有卵巢动脉(ovarian artery)及子宫动脉的卵巢支分布*。卵巢动脉在肾动脉起点的稍下方起自腹主动脉。在腹膜后沿腰大肌前下行至骨盆腔,跨过输尿管与髂内动脉下段,经骨盆漏斗韧带入卵巢系膜,然后进入卵巢门。卵巢动脉还在输卵管系膜内分出若干支供应输尿管,其末梢在子宫角附近与子宫动脉的卵巢支吻合。卵巢髓质内的静脉出卵巢门前形成卵巢静脉丛,然后汇集成卵巢静脉,与同名动脉伴行。卵巢静脉右侧注入下腔静脉,左侧注入左肾静脉。

2. 淋巴

(1)卵巢的器官内淋巴

卵巢的被膜及皮质内是否有毛细淋巴管网仍无最后定论。但多数人认为在黄体中有毛细淋巴管,它随着黄体的发育和退化而变化。在黄体萎缩退化形成的白体内,不存在毛细淋巴管。卵巢皮质的毛细淋巴管网与髓质的毛细淋巴管网相通。髓质的淋巴管伴随血管走向卵巢门。

(2)卵巢的淋巴流向

自卵巢门穿出4~10条集合淋巴管,进入卵巢系膜,与子宫及输卵管外的集合淋巴管汇合,经骨盆漏斗韧带,伴卵巢血管上行,横跨输尿管及髂外动脉起始部的前面,至肾下极高度,再次横过输尿管前面注入腰淋巴结。右侧卵巢的集合淋巴管,主要注入主动脉腔静脉间淋巴结,一部分注入腔静脉前淋巴结;左侧卵巢的集合淋巴管,注入主动脉外侧及主动脉前淋巴结。

如卵巢上行的淋巴流路受阻,卵巢可发出1~2条集合淋巴管,沿阔韧带走向盆壁,注入髂内、髂外、髂间及髂总淋巴结。有学者认为在正常情况下即存在这一下行通路,并非只在上行受阻后才起作用。另外,卵巢的淋巴沿圆韧带引流至髂外及腹股沟淋巴结比较少见。

3. 神经

神经来自卵巢神经丛。该丛大部分纤维来自腹主动脉丛,少数纤维来自肾丛。在阔韧带内与卵巢血管伴行支配卵巢,并有分支至输卵管。

(四)卵巢的主要功能

1. 产生卵细胞并排出卵泡

卵巢在胚胎时期生成,而且产生卵细胞,随着卵巢功能的完善,卵细胞发育成熟而排出体外。一个卵巢有很多不同发育阶段卵细胞,但一般每月只有一个优势卵泡发育成熟,并排出卵子。一般情况下,两边卵巢每个月交替排卵。

---

* 卵巢有静脉分布,但是功能不大,此处仅介绍卵巢动脉。

2. 分泌雌激素

雌激素具有维持女性特征,促进生殖器官成熟,促进子宫内膜增厚等作用。

3. 分泌孕激素

孕激素促进乳腺腺泡生长,兴奋下丘脑体温调节中枢,促使子宫内膜进入分泌期而利于受孕。

4. 分泌少量雄激素

分泌的少量雄激素与孕激素一起维持体内内分泌的平衡,促进机体代谢。

(李赟)

参 考 文 献

［1］谢幸,孔北华,段涛.妇产科学[M].9版.北京:人民卫生出版社,2018.

［2］薛凤霞,马玉燕.妇产科学[M].英文原版改编版:留学生与双语教学用.萨达娜·古普搭,著.北京:清华大学出版社,2017.

［3］杜建层,郝国荣.子宫内膜周期性变化与局部细胞因子调控的研究[J].中国妇幼保健,2005,20(12),1537-1540.

［4］钟世镇.妇产科临床解剖学图谱[M].济南:山东科学技术出版社,2005.

［5］曹泽毅.中华妇产科学[M].北京:人民卫生出版社,2014.

第三章

女性生殖系统常用的超声检查技术

众所周知,女性生殖器官位于盆腔内,由于其解剖结构、空间方位及生理功能的原因,同时由于超声安全无辐射、实时动态,以及可以经腹、经阴道、经直肠等多种途径完成检查,因此超声已成为妇产科最重要的检查方法。

第一节 二维超声

一、概述

二维超声(two dimensional ultrasonography),早期也称为 B 型超声或灰阶(brightness)超声。二维超声能实时、动态显示脏器和组织的形态及解剖结构,同时还是彩色多普勒血流成像、频谱多普勒的基础。在妇科领域使用的 B 型超声诊断仪要求有较高的灰阶、动态范围和较高的帧频。经腹部扫查时,首选凸阵探头,其次选线阵探头。探头频率多为 3.5~5.0 MHz,曲率半径以 50~100 mm 为宜,可以根据患者腹壁脂肪厚度及目标区域的深度进行探头频率的适当调节。经腔内扫查时,多采用端式扫描凸阵探头,探头频率为 5.0~9.5 MHz,角度以 90°~180° 为宜。扇扫虽角度大视野广,但会影响图像质量。

多普勒效应是奥地利物理学家克里斯蒂安·约翰·多普勒(Christian Johann Doppler)于 1842 年首次提出来的。他描述了光源与接收器之间相对运动时,光波频率升高或降低的现象。这种相对运动引起的接收频率与发射频率之间的差别称为多普勒频移或多普勒效应。多普勒超声最适合对运动流体做检测,故多普勒超声对心脏及大血管血流的检测尤为重要。彩色多普勒血流成像(CDFI)包括二维切面显像和彩色显像两部分。在妇科疾病检查中需要了解形态学与血流动力学相结合的信息时就需要用到 CDFI,它为妇科肿瘤良恶性判断及鉴别诊断提供了重要的血流分布及血流动力学信息。

超声检查在妇产科的诊治中具有重要的应用价值。超声检查技术可以显示出女性绝大部分内生殖器官的形态结构,可以为女性患者提供大量的影像信息,有利于提高医生诊断的准确率,提高治疗效果,具有较高的临床应用价值。目前,随着超声新技术的不断涌现,加强对超声新技术的研究,将超声新技术良好地应用于妇科中,可以提高妇科诊治的效果和质量,从而促进妇科的良性发展。

二、盆腔超声

盆腔超声被认为是评估所有年龄女性妇科疾病的首选影像学检查方法。超声检查使用范围广,具有价格低廉、重复性好、诊断准确、无电离辐射等优势。盆腔超声一般有三种检查途径[1,2]:①经腹部超声(transabdominal sonography, TAS);②经阴道超声(transvaginal sonography，TVS）；③经直肠超声（transrectal sonography，TRS）。

（一）经腹部超声

TAS 适用于所有妇科超声检查的女性，无禁忌证。探头放置于患者腹壁，需充盈的膀胱作为透声窗（acoustic window）进行盆腔扫查。故 TAS 对膀胱的充盈程度有一定的要求，即老百姓经常说的"需憋尿"。

1. TAS 检查前准备

除特殊情况（如子宫明显增大、子宫紧贴前腹壁等）外，患者均要求适度充盈膀胱。患者可以在检查前 1 小时，饮水 500~1 000 ml，当感觉有明显尿意即可检查；对于急诊患者或者有特殊疾病不能大量饮水的患者，可以在医生帮助下插入导尿管，并注入适量生理盐水后检查。

充盈膀胱的目的：膀胱位于前盆腔，子宫的前方，膀胱内充盈的尿液可以作为透声窗，利于超声波达到盆腔脏器的表面；充盈的膀胱可以推开盆腔的肠管，使盆腔脏器可以清楚地显像。

在检查过程中也需要避免膀胱过度充盈情况的发生。因为膀胱过度充盈可以使盆腔脏器受压变形，导致图像失真，或者测量数据的误差；也可能会使附件肿块被过度推挤、变形，影响识别，从而导致漏诊或误诊。

2. TAS 检查方法

患者取仰卧位，探头放置于下腹部，表面涂耦合剂。扫查顺序一般为先纵切，以子宫的矢状切面为中心，缓慢向左右两侧滑动并配合选择探头角度；然后旋转探头 90°显示子宫的横切面，缓慢向上下滑动，连续扫查。扫查过程中发现感兴趣区，则可以多角度、多方向进行扫查，以得到病变的最大切面、最佳的观察切面、最多的病变信息。

3. TAS 检查的优缺点

优点：TAS 扫查视野更广、范围更大，扫查的切面和角度灵活，能够显示完整的盆腔脏器及其周围组织的全貌。尤其对位置浅表结构和巨大盆腔肿物的显示更好。

缺点：TAS 易受患者腹壁厚度、腹部瘢痕、膀胱充盈程度及肠管胀气等的影响，图像质量的差别较大，对于小病灶的分辨力较差，尤其是对宫腔细小病变分辨率欠佳，可能出现漏诊和误诊。TAS 需使膀胱充盈，患者需要一次性饮水 1 000~1 500 ml，且等待 1~2 小时方能进行检查，延长了患者的就诊时间且不利于急诊（图 3-1）。

（二）经阴道超声

TVS 探头顶端直接贴合子宫，大大地缩短了扫查的距离，故探头的频率较 TAS 探头明显提高，分辨率得到相应提升。TVS 明显提高了妇产科疾病的诊断和鉴别诊断水平，故近年来已广泛应用。目前国内外有条件的医院均推荐已有过性生活史的女性常规使用此方法[1-3]。

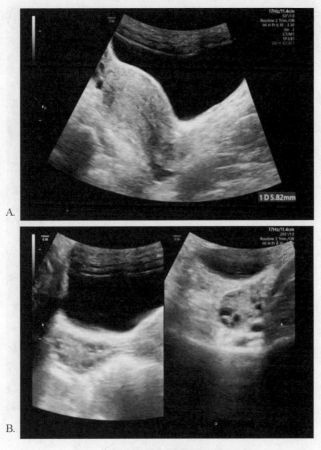

图 3-1　TAS 检查（膀胱充盈良好）

A. 宫体、宫颈及阴道长轴；B. 左右侧卵巢

1. TVS 检查前准备

检查前需排空膀胱。对于特殊疾病不能自主排尿的患者可以在医生帮助下插入导尿管,导尿后检查。

排空膀胱的目的:膀胱位于子宫的前方,膀胱内充盈尿液后将子宫向后推挤,不利于探头扫查。在检查过程中探头顶端需紧贴子宫颈外口或穹隆处,可能会产生排尿刺激,影响检查。

2. TVS 检查方法

患者排空膀胱,仰卧取膀胱截石位,探头上加少许耦合剂,套上一层保护膜或者消毒的避孕套,缓慢放入阴道内,探头顶端到达阴道顶端穹隆部位或者子宫颈部位。当子宫前倾、前屈或者位置固定,不能获取清晰图像时,检查者可以在患者下腹部加压,改变脏器和病变的位置,以获得良好的图像。

扫查顺序一般为先显示子宫的纵切面,包括子宫颈管及子宫内膜线,然后探头左右摆动,观察子宫的两侧。探头旋转 90° 显示子宫横切面,上下连续摆动从子宫底直至子宫颈。最后在左右侧盆腔内寻找卵巢的位置,如遇卵巢位置变异较大的,还需要全盆腔大范围摆动探头寻找。遇到感兴趣区可以根据具体情况改变探头的位置和方向(图 3-2)。

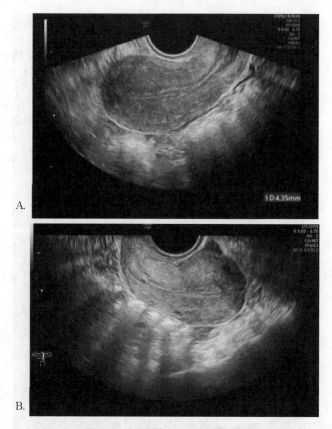

图 3-2　TVS 检查（子宫纵切面）

A. 前位子宫；B. 后位子宫

3. TVS 检查的优缺点

（1）优点

TVS 使用较高频率的探头，通常能够提供更清晰的解剖细节。TVS 探头更靠近"靶器官"（target organs），缩短探头与被检查器官的距离，可以提供更高分辨率的图像，尤其是对子宫、内膜、卵巢及附件较小的病变诊断更能提高准确性。对于肠气较多、较肥胖的妇女来说，可避开肠腔气体的干扰和腹壁脂肪层的衰减。TVS 还可以通过探头顶端的推挤来评估盆腔脏器的移动度，这个方法在评估盆腔粘连等病变的区域定位中有较高的特异性。因此，TVS 被认为是女性盆腔病变检查的最佳方法，除特殊情况患者确实无法行经阴道检查外，均首先考虑使用 TVS。

（2）缺点

TVS 频率高，穿透力差，在遇到子宫体积大、较大肌瘤且伴钙化、子宫与腹壁粘连、盆腔位置较高的卵巢和病变等，因超声衰减，会影响 TVS 图像清晰度。建议在上述情况下可以先让患者充盈膀胱行 TAS 检查，显示盆腔病变的全貌，再排空膀胱行 TVS，显示病变的细节，两种方式互为补充，提供不同的诊断信息；也可以先行 TVS 检查，当无法获得全面的盆腔脏器或者病变信息时，如一侧或双侧卵巢显示不全，子宫或者盆腔病变太大显示不完整时，再嘱患者适当充盈膀胱，行 TAS 检查进行补充（图 3-3）。

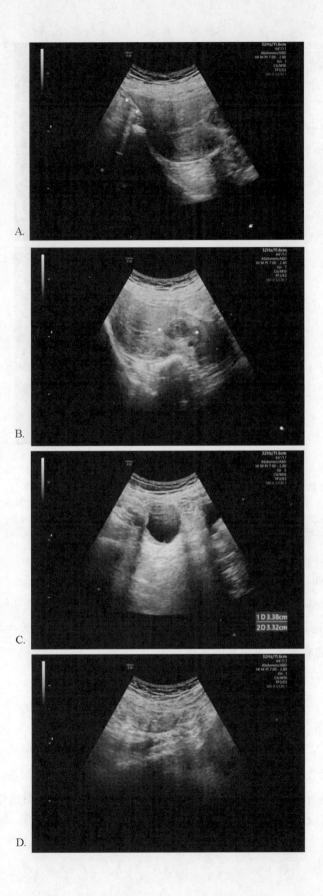

A.

B.

C.

D.

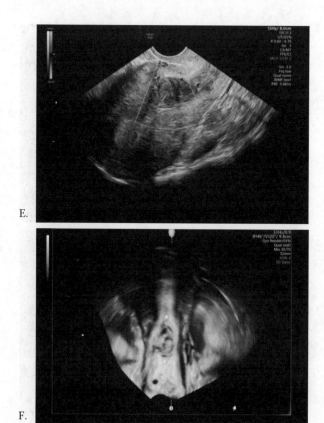

图 3-3 TVS 与 TAS 联合运用

A. TAS 显示子宫前壁与腹壁粘连（箭头所指处），宫体紧贴腹壁，位置高；B. TAS 显示子宫下段宫颈内口处宫腔内低回声结节，宫颈与声束平行，显示不清；C、D. TAS 显示双侧卵巢位置高，右侧卵巢内见一囊性结构；E. TVS 显示子宫下段及宫颈管显示清晰，CDFI 示宫腔下段低回声结节内见来自前壁的条状血流进入；F. 宫腔三维超声显示低回声结节天部分位于宫腔，下端达宫颈管

（三）经直肠超声

TRS 检查在临床上常用于未婚没有性生活史、阴道畸形或者老年阴道萎缩而无法行 TVS 检查的患者，还适用于阴道异常大量出血、感染及子宫颈癌等易发生接触性出血的不适宜行 TVS 检查的患者，是一种理想的替代方法[4,5]。

1. TRS 检查前准备

检查前需排空膀胱及适当的肠道准备。

2. TRS 检查方法

检查方法与 TVS 类似。检查前需排空大小便，取仰卧屈腿抱膝位或者左侧卧位屈腿抱膝位暴露肛门。检查时多采用端扫的凸阵探头，也可以使用多平面探头。探头上加少许耦合剂，套一层或两层保护膜或者消毒的避孕套，探头外保护膜上另加适量耦合剂起润滑作用，进入肛门时动作轻柔，需缓慢放入直肠内（图 3-4）。

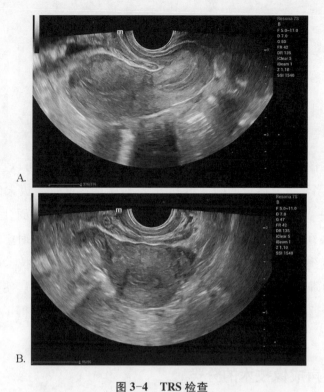

图 3-4 TRS 检查

A. 子宫纵切面；B. 子宫横切面

3. TRS 检查的优缺点

（1）优点

直肠位于后盆腔,借直肠阴道隔与阴道后壁相邻,探头能直接靠近子宫及卵巢,频率高,避开肠道气体的干扰和腹壁脂肪层的衰减,从而获得更清晰的图像。而且该检查方法对仪器无特殊要求,只需使用常规阴道腔内探头,便可获得与经阴道超声质量相当的图像。因此,该检查方法是 TVS 的有效替代方法。

（2）缺点

由于直肠内肌层张力明显强于阴道,插入肛门有不适感,对探头的旋转与侧动幅度均有一定限制,不如在阴道内操作自如,因此在直肠腔内操作时手法要轻缓,切不可强行施力。因其探头扫查角度及深度的限制,位置较高、范围较广的盆腔病变容易漏诊。

（陈晓艺）

第二节 三 维 超 声

一、概述

在医学超声成像领域,传统 B 超是应用最广泛的成像方式,它可以直观地显示组织器官的二维切面,相当于组织器官的断面解剖图,给医生的诊断带来极大的便利。但是,传统的 B 超图像是一幅二维图像,只能显示人体组织器官的某个切断面,医生需要根据个人的临床诊断经验去判断其整体形态,以及与其他组织器官之间的相对空间位置关系,这将在一定程度上影响到诊断结果的准确性与客观性。三维超声成像技术(three-dimensional ultrasonography)的研究始于 20 世纪 70 年代,早期由于其成像过程慢,使用复杂,限制其在临床上的使用。最近,随着计算机技术的飞速发展,三维超声成像取得了长足进步,已经进入临床应用阶段。

二、三维超声成像技术的分类

三维超声成像技术可以分为三维重建技术和实时三维技术两大类。三维重建是静态成像。实时三维成像增加了时间因素,采用整体的显像方法重建感兴趣区域实时活动的三维图像,故又称实时三维(四维)超声成像,它是近几年来快速发展的新技术。三维超声图像比二维超声图像的显示更为直观、信息更加丰富、病灶的空间定位和容积测量更为准确[6,7]。

三维超声成像数据的采集方法分为自由臂式采集和自动容积采集两类。

1. 自由臂式采集

在进行自由臂式采集时,医生手持探头,在预设的时间内按照一个方向对目标进行扫查,探头在移动过程中采集到一系列的二维超声图像,固定在探头上的位置传感器记录了这些图像的位置信息,再利用这些图像数据和位置信息进行重建,得到三维图像。

自由臂超声三维成像主要有以下特点。

1)操作者徒手持握探头,扫描目标对象,跟传统 B 超惯用的扫描方式一样。

2)探查范围较大,且探头在移动中能自动适应体表形状的变化,得到更加有用的信息。

3)可以自由选择扫查的部位和方向来获取重建三维所需要的二维图。

自由臂式采集对操作者要求较高,需要连续不间断且在预设时间内完成采集。但由于是手动采集,扫查速度有限,因此只能是采集静态三维图像而不能采集实时三维图像。

2. 自动容积采集

容积超声是使用特定的容积探头,通过机械或电子学方法获得三维图像信息,为超声提供了一种先进的成像技术。三维容积数据采集前需要确定"容积角度",即采集的感兴趣范围,并且需确定一个二维目标平面,也称"中心平面",采集时从"中心平面"的一侧开始到另一侧结束,完成预设采集角度内的所有信息的采集。故操作者需要将感兴趣区包含在扫描的容积角度范围内,静态三维采集时尽量保持探头方位不变,以免影响图像的质量,动态三维(四维)采集时,探头位置可以进行小幅度调节。

采集的容积数据将显示为三个相互垂直的二维平面,即以容积中任意二维切面为参照,显示其矢状面、横断面及冠状面图像。通过 X、Y、Z 轴方向的旋转,操作者可以随意显示容积数据中的二维重建平面。虽然三维超声成像有诸多的优势,但是其数据采集、后处理等技术都需要经过一定时间段的学习和实践。而且三维图像的质量是建立在二维图像基础之上的。目前三维成像在妇产科超声、腹部超声、心脏超声中应用较广。

三、容积数据的显示方法

1. 立体渲染模式

立体渲染是将通过静态三维(three-dimensional,3D)或动态三维(four-dimensional,4D)采集到的原始数据进行可视化渲染的过程。立体渲染是一种算法程序,不同的算法会有不同的显示效果[8]。

(1)表面成像

表面成像主要显示感兴趣结构的立体形态、表面特征及空间关系。这种模式用于观察有体液环绕的表面结构、对比强烈的结构,如羊水中胎儿的颜面部有无回声羊水的衬托,显示的面部边界非常清晰。输卵管造影时,通过宫腔和输卵管的造影剂回声越强,渲染出来的边界就越清晰。我们还可以将非感兴趣区域去除,以及采用合适的滤过功能去除,将感兴趣的图像突显出来。另外,通过调节图像的明亮度和对比度,能使图像的立体感更强(图 3-5)。

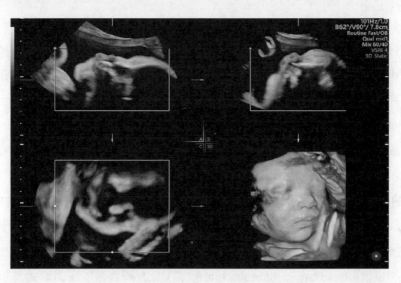

图 3-5　表面成像显示中孕期胎儿面部图像

（2）透明成像

透明成像是将实质性的组织结构的所有的三维回声数据投射到一个平面上,选择性地显示出高回声或者低回声结构的特征。这种模式需要感兴趣区的回声特征与周围组织的回声特征存在较大差异,回声高或者低均可。常应用于骨骼、实质脏器内部的血管或者囊性结构等。这种模式产生的效果类似 X 线片,但不同的是三维超声可以通过回放、旋转功能实现360°空间旋转观察。

（3）仿真内镜成像

仿真内镜成像使用的虚拟光源可以被用户放置在渲染重建 3D 对象的周围,从侧面加亮显示各种结构,可提高三维效果且不再使表面显得很平坦。常应用于子宫输卵管造影,胎儿颜面、四肢等(图 3-6)。

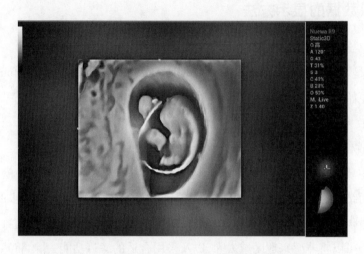

图 3-6　仿真内镜成像显示中孕期孕囊及胚胎图像

（4）反转成像

反转成像又称为负性表面显示,来源于最小容积模式,将信息色彩反转,使低回声结构显示为高回声的实性结构,周围大部分组织显示为黑色。常应用于心脏、血管、肾积水、脑室和其他低回声囊性结构的显像。

2. 三平面成像

三平面成像即显示三个正交的 A、B、C 平面(A 平面为容积采集的中心平面,即三维采集启动时显示的二维平面;B 平面,即 A 平面沿纵轴旋转 90°的平面;C 平面,即 A 平面沿横轴旋转 90°的平面)。ABC 三个平面两两相交,且永远互相垂直。三平面成像常应用于胎儿颅脑、腭部及心脏等结构的分析。

3. 断层超声成像

断层超声成像(tomographic ultrasound image,TUI)容积数据以层面形式显示的模式,各层面之间相互平行。平面的层数、层间距、位置和倾斜角度都可以自由调节。这种成像是盆底超声检查中比较常采用的显示方式(图 3-7)。

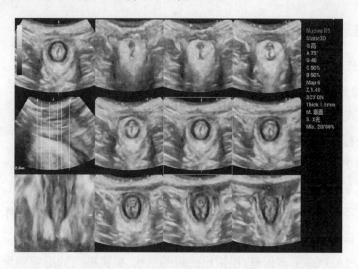

图 3-7　断层超声成像显示缩肛状态下肛管括约肌图像

4. 自由解剖成像

自由解剖成像(Omni View)与上面的几种方式不同,它提供了曲线切割的方法,我们可以按照需要沿不同曲线对原始三维容积数据进行切割,切割完成后可以获得投影的图像。目前 Omni View 的切割方式有直线、弧线、多点折线、自由曲线四种。这种方法常用于子宫冠状面显示利于子宫形态的观察及早孕期胚胎脑泡结构的观察(图 3-8)。

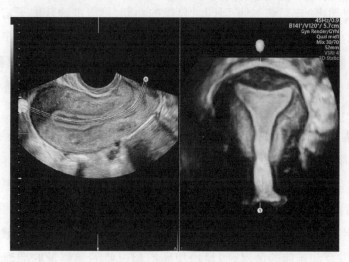

图 3-8　自由解剖成像显示子宫及宫腔形态

5. 容积对比成像

容积对比成像(volume contrast imaging,VCI)是一项优化二维图像的三维技术。可以按照操作者自定义的厚度(1～20 mm)内进行切片成像,通过软件将切片内信息进行整合,可以获得较高组织对比度的剖面图像。VCI 可以与三平面成像、断层超声成像、Omni View

技术相结合,使得图像的对比分辨率和信噪比提升,图像更为优化。

四、三维超声的优势及不孕症临床应用范围

1. 三维成像的优势

相比于二维超声成像技术,三维超声成像具有以下优点。

1) 形象直观地显示组织器官的立体视图和三维解剖结构,为医生提供了准确的组织位置关系,从而进行准确的病变组织定位,较少有主观因素的干扰。

2) 清晰的立体图形(如唇腭裂)有助于临床医生、患者及其家属了解病变的形态、位置等信息,避免医务人员解释不清所造成的不便。

3) 通过机器后处理,医生可以对三维图像进行平移、旋转和缩放等操作,进而多角度观察组织对象,为诊断提供更多依据。

4) 可以通过处理多平面信息,模拟出组织的形状,提供准确的组织测量参数,尤其对不规则的器官或病灶的体积测量更具优越性。

5) 获得的三维容积数据可以存储,即便是在患者离开后仍然可以利用存储的数据进行有效的评估,对于一些疑难病例可以在充分思考和讨论后得出更准确的判断。

2. 三维超声在临床不孕症中的应用范围

从妇科临床应用角度来看,经阴道三维超声在不孕症检查诊断方面得到了很广泛的应用[8,9]。

1) 利用三维超声的三个正交平面同时显像的功能,可以准确获取子宫冠状面的信息,能够直观地显示出子宫的外部形态和内膜情况。对宫腔粘连、子宫畸形、子宫肌瘤、子宫内膜息肉等病变引起的不孕,做出更准确、更直观的诊断。近几年一些超声仪器推出的脏器计算机辅助分析技术(virtual organ computer-aided analysis,VOCAL)可以描画和显示任意形状组织器官的外形特征,并且自动计算出体积(图 3-9)。

2) 附件区囊肿类似空腔脏器,三维超声表面成像可以用于观察囊性病变内部及表面的结构,有助于辨别病变的性质。

3) 传统的二维超声卵泡监测方法具有一定的局限性,不同操作者检测结果存在差异。这些偏差可能导致临床 hCG 的给药时机不正确而减低受孕率。三维超声自动容积测量(sonography-based automated volume count,SonoAVC)技术可以检测卵泡的数量和大小,了解卵泡发育和排卵的情况,明显增加卵泡超声监测和测量的准确性和可重复性。与二维超声相比,检查结果更加可靠、有效。临床指导及时应用药物诱导排卵,指导性生活和人工授精,提高受孕率。已有研究证实应用三维超声可使超声检查标准化,可以自动测量窦卵泡数目,明显提高测量的可重复性和有效性。还可以与 VOCAL 技术测量卵巢体积及三维能量多普勒血流成像(3D-PDA)探测卵巢血供等情况结合,整体判断卵巢的储备功能(图 3-10)。

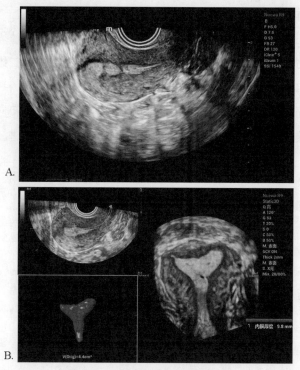

图 3-9　三维超声诊断宫腔粘连

A. TVS 子宫长轴切面显示宫体部内膜线中断;B. 三维容积图像,左上图显示子宫长轴切面并沿宫腔内膜进行曲线切割;右图显示的是宫腔冠状切面,宫腔中段见数个低回声区;左下图 VOCAL 技术自动显示宫腔的三维形态及容积

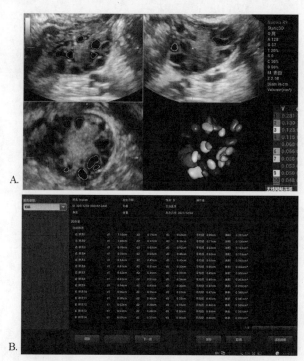

图 3-10　三维容积超声卵泡自动检测技术

A. 卵巢的三维容积图像,左下角使用不同颜色标识出卵巢内的各个卵泡;B. 列表显示各卵泡的大小及体积

4）在子宫输卵管超声造影中应用低机械指数时，组织回声近似于无回声，而造影剂微泡显示为强回声。三维表面成像可将宫腔、输卵管及弥散入盆腔的造影剂清晰地显示出来。

总之，三维超声弥补了二维超声检查技术的不足，其建立在传统二维超声检查技术的基础上，也存在着传统二维超声检查技术中图像质量效果不佳的问题。目前，三维超声检查技术的重建功能不够完善，只有其中的表面重建功能较为完善，在临床应用上受到一定的限制。加强对其他重建功能的研究，完善三维超声的重建功能，可以促进三维超声检查技术的可持续发展。

（陈晓艺）

第三节　子宫输卵管超声造影

一、概述

超声造影是利用造影剂与人体软组织回声特性不同,将声阻抗显著差别的物质(造影剂)注入体腔内、血管腔内及管道内,增强对脏器或病变的显示及血流灌注信息。

广义上,超声造影包括两个方面:一是利用液体作为造影剂(负性造影剂),增加体腔或管道的显示效果;二是利用含气的微泡作为造影剂(正性造影剂),产生声阻抗差极大的气-液界面,使背向散射回声增强,并产生二次谐波,通过造影谐波成像技术,超声探头选择性地接收二次谐波,提高了信噪比,改善了图像质量,提高了超声诊断能力。超声造影被看作是继二维灰阶超声、彩色多普勒超声之后的第三次革命[10,11]。

二、超声造影成像技术

1. 谐波造影成像

谐波造影成像是利用人体回波中谐波的非线性现象所形成声像图,根据非线性因素的不同分为组织谐波成像(tissue harmonic imaging,THI)和造影谐波成像(contrast harmonic imaging,CHI)。造影谐波成像是利用造影剂的非线性振动产生的谐波进行成像的技术。超声造影剂(ultrasound contrast agent,UCA)微泡在发射超声波的声压下产生共振,带来丰富的谐波成分。目前常用的是两倍频率的二次谐波。常用的谐波造影成像技术主要有脉冲反向谐波成像技术、次谐波成像技术、相干对比造影成像技术、能量脉冲反向成像技术、低机械指数实时成像技术等。这些技术都是在低机械指数情况下的实时超声造影。低机械指数可以减少超声波对造影剂微泡的破坏,延长其持续时间。同时谐波成像是通过带通滤波只提取二次谐波信号进行成像,强回声的造影剂微泡与周围组织声学特性差异较大,能有效抑制不含造影剂组织的基波信号(背景噪声),突显造影剂流动及灌注区。输卵管造影中的实时三维、静态三维都采用的是谐波成像。

2. 基波造影成像

早期超声造影多数采用基波成像技术,主要有常规的灰阶超声、彩色多普勒血流成像及能量多普勒超声技术等。在输卵管造影中,常规二维超声状态下声波能量正常输出,机械指数较高,通过造影剂内大量的微泡增加的气-液界面,使得超声波的反射及背向散射的强度增强,表现出明亮的强回声。基波成像不受取样框的限制,确保远场的信息也能获取。当二维观察到输卵管伞端周围是盆腔的无回声积液,此时经宫腔造影管在基波模式下缓慢推注造影剂,通过同步实时追踪可以观察造影剂从子宫角流出的运动轨迹,追踪流动的造影剂即追踪输卵管管腔的走行,最终能观察到强回声造影剂微泡从输卵管伞端喷出的瞬间。基波造影成像可以在显示软组织结构的同时显示造影凸显的管腔结构。

三、超声造影剂

1. 正性造影剂

子宫输卵管超声造影(hysterosalpingo-contrast sonography,HyCoSy)最早采用的造影剂是游离气体微泡,如二氧化碳或混合空气的微泡,主要是通过手振生理盐水获得。其缺点是直径较大且无外壳,稳定性差,极易破裂,维持时间短。临床上也能用于右心系统显像。第二代造影剂是采用变性处理后的人血清蛋白、脂质体等材料包裹着空气或其他惰性气体的表面。微泡在超声作用下会发生振动,能够增强背向散射信号,产生丰富的谐波和空化效应等重要特性。临床将超声造影剂注射到人体血管或体腔中用以增强血流或显示体腔内液体的超声多普勒信号和提高超声图像的清晰度和分辨率。

HyCoSy 中应用最广的超声造影剂,如声诺维,就是一种含有直径为几微米气泡的混悬液,以磷脂作为微泡的包膜,包裹惰性气体(六氟化硫),稳定性好,维持时间长,安全无毒副作用。它也是临床静脉超声造影最为常用的造影剂。在完成造影后,造影剂微泡往往被网状内皮系统吞噬或被肝窦状隙选择性黏附。包裹气体的壳膜通过肝、肾代谢清除,而惰性气体则直接通过肺呼出体外。

HyCoSy 采用微泡型造影剂可获得良好的造影效果,在超声下显示为强回声,也称为正性造影,通过宫腔和输卵管腔呈强回声显影,在评价输卵管通畅度的同时,还能显示宫腔形态,输卵管走行、形态,以及显示盆腔、卵巢周围造影剂弥散情况。

2. 负性造影剂

HyCoSy 还会用到负性造影剂如生理盐水,在超声下显示为无回声。例如,宫腔造影管将负性造影剂注入宫腔,使宫腔膨隆、扩张,在无回声的衬托下显示宫腔的形态及病变的情况。

四、子宫输卵管超声造影

子宫输卵管超声造影是近 20 年来发展起来的新兴超声造影技术,是一种安全、耐受性良好、快速且简便的方法。它通过宫腔导管注入一种有效的超声造影剂使子宫腔和输卵管腔显影,便于观察子宫腔和输卵管腔的形态、位置,有无病变及评估输卵管通畅度的一种检查方法。因其具有实时、动态、直观、无辐射、多维度综合评估等优势,目前已在国内外生殖领域得到广泛应用,并逐渐成为不孕症重要检查方法之一。

1. 子宫输卵管超声造影发展历程

常规二维超声检查输卵管有 TAS、TVS 两种。由于输卵管周围肠道气体干扰、患者肥胖、膀胱充盈度等影响,TAS 常无法或难以显示输卵管全程的图像。TVS 虽然提高了组织分辨率,但仍存在对扭曲输卵管追踪困难、双侧输卵管需要分次检查及要求检查医生要有较高操作技能等难题。应用超声进行输卵管通畅度检查开始于 1984 年,里奇曼(Richman)等[12]率先将葡萄糖与左旋糖酐混合液作为造影剂,评估了 35 位不孕症妇女输卵管的通畅性。与 X 线碘造影剂对比,结果显示子宫输卵管超声造影的灵敏度 100%,特异度 96%。1989 年戴克特(Deichert)等[13]进行了经阴道二维子宫输卵管造影(transvaginal ultrasound two-dimensional hysterosalpingo-contrast sonography,TVS 2D-HyCoSy)的临床试验,预测输卵管通畅度的特异性 100%,敏感度 88%。从此,子宫输卵管超声造影逐渐应用于输卵管通畅性的临床评价。

随着科学技术的进步,HyCoSy 成像模式从二维平面成像发展到三维成像。2009 年埃克索托斯(Exacoustos)等[14]首先报道应用声诺维进行了经阴道三维子宫输卵管超声造影(transvaginal ultrasound three-dimensional hysterosalpingo-contrast sonography,TVS 3D-HyCoSy)。3D-HyCoSy 能从多个角度显示输卵管的空间走行,但采集图像间断,且对输卵管通畅性的评价更依赖于医师的技术和经验(图 3-11)。

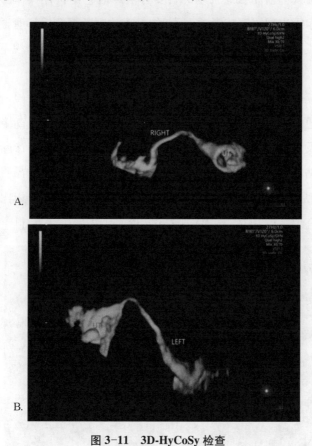

图 3-11 3D-HyCoSy 检查

A. 宫腔及右侧输卵管全程;B. 宫腔及左侧输卵管全程

经阴道实时三维(即四维)子宫输卵管超声造影(transvaginal ultrasound four dimensional hysterosalpingo-contrast sonography,TVS 4D-HyCoSy),可自动获取子宫输卵管实时三维超声

造影的全过程,可观察到造影剂进入宫腔,在输卵管内流动,从伞端溢出,继而包绕卵巢和弥散至盆腔的情况。造影结束后,调取容积图像进行分析后处理,可获得清晰逼真的输卵管全程空间立体走行图像,进一步提高了输卵管通畅性评估的准确性。4D-HyCoSy 克服了 3D-HyCoSy 不能动态显示的缺点,真正实现了宫腔及输卵管显影、卵巢包绕及盆腔弥散的实时动态观察。而且检查结果直观,较少依赖于医师的技术和经验,具有显著的优越性。另外,该技术具有无创、安全、重复性好等优点,越来越多地获得了临床的重视和推广。

2. 4D-HyCoSy 与其他输卵管通畅度检查方法的比较

（1）与输卵管通液术相比

输卵管通液术是将生理盐水或者药液直接加压注入到宫腔内。依靠操作者在推注药液时主观感受的阻力大小、推注后有无药液反流及患者的疼痛感受来判断输卵管是否通畅。该检查方法具有简单方便、价格低廉、易于操作、安全性高等较多优势,目前在基层医疗机构仍被选作判断不孕症人群输卵管通畅度的首要方法。但它是盲性操作,判断结果主观性较大,准确性低,当输卵管出现阻塞或者通而不畅时,无法判断哪侧输卵管通畅及阻塞的位置,诊断结果容易出现假阳性和假阴性。而 4D-HyCoSy 是在超声实时监视下进行的,图像立体直观,结果更为准确。

（2）与腹腔镜亚甲蓝通液术相比

腹腔镜亚甲蓝通液术（laparoscopy with chromotubation,LC）,可直接观察盆腔内环境、子宫和输卵管外形及形态,评估盆腔粘连程度并进行对症处理,其集诊断与治疗于一体,为输卵管通畅程度评估的“金标准”,但是腹腔镜为有创检查,费用较为昂贵,并且可能会发生手术相关并发症,通常不作为首选的检查方案[12]。研究发现,与 LC 相比,4D-HyCoSy 诊断输卵管通畅性的符合率达到 94%,且 4D-HyCoSy 检查中未发生并发症[15-17]（图 3-12）。

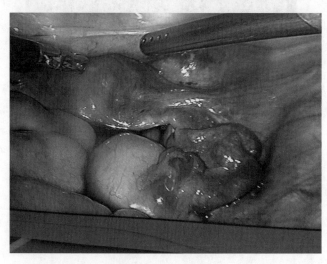

图 3-12　LC 检查

左侧输卵管通畅,伞端见亚甲蓝溶液溢出

（3）与 X 线子宫输卵管造影相比

X 线子宫输卵管造影（hysterosalpingography，HSG）是目前广泛使用的技术手段，能发现输卵管近端或远端阻塞，了解输卵管走行情况，提示伞端粘连或输卵管周围粘连。HSG 还能通过宫腔铸型，提示宫腔形态是否异常。目前认为，HSG 是安全的，但因为其使用含碘造影剂，并需要在放射线下显影，不仅可能会引起碘过敏，还存在放射线暴露引起的潜在危害，加重患者的顾虑。同时 HSG 很难克服因紧张、疼痛等因素造成输卵管痉挛而导致的假性不通[18,19]（图 3-13）。

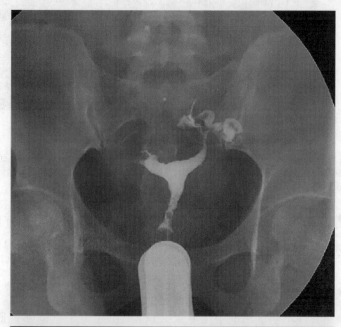

A.

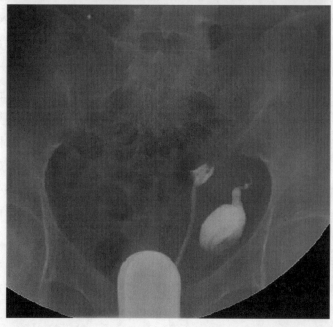

B.

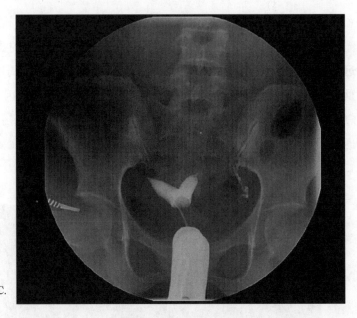

图 3-13　HSG 检查

A. 宫腔呈倒三角形,右侧宫角圆钝,左侧宫角锐利,右侧输卵管未显影;左侧输卵管通畅,远段走行迂曲;B. 宫腔形态异常,见充盈缺损区,右侧宫角及右侧输卵管未显影;左侧输卵管近段纤细,远端膨大,呈囊袋状;C. 宫腔形态呈羊角状,双角子宫可能,不完全纵隔子宫待排

　　总结来说,4D-HyCoSy 在同时显示子宫、输卵管及卵巢形态方面具有优势。4D-HyCoSy 还是一种无创检查,同时避免可育龄女性暴露于 X 线下遭受辐射,具有更好的耐受性。

　　3.“一站式”子宫输卵管超声造影理念的推出

　　2018 年《输卵管性不孕诊治的中国专家共识》提出超声子宫输卵管造影评估输卵管通畅性有一定价值(推荐等级 2B)[20]。英国国家卫生与临床评价研究所(National Institute for Health and Clinical Excellence,NICE)建议对于无明显合并症且不孕可能较小的妇女筛查输卵管梗阻时,推荐将 HyCoSy 列为“A 级”,即 HSG 有效的一线替代方法[21]。

　　2020 年不孕症“一站式”超声检查体系多中心研究专家团队初步达成了“一站式”子宫输卵管超声造影技术专家共识[22]。运用该技术对包括子宫、输卵管、卵巢在内的女性生殖系统或盆腔相关的常见不孕原因进行系统性筛查,从而为临床提供相对全面的诊断信息。安徽中医药大学第一附属医院的“一站式”子宫输卵管超声造影的具体流程见图 3-14。通过“一站式”系统筛查,可以一次筛查出可能导致不孕的子宫、卵巢、输卵管等器官的器质性病变,将大大缩短患者的检查时间,减少就医次数和费用。国内有医院开展“一站式”子宫输卵管超声造影日间病房,在 1 d 之内完成术前准备、输卵管造影检查[23]。发现阳性病例必要时行宫腔镜检查,以及输卵管插管疏通治疗、术后观察等流程,减少了患者的就医时间和经济成本,是优化就医体验的新尝试[24]。因此,“一站式”子宫输卵管超声造影在临床中的应用将会越来越广泛。

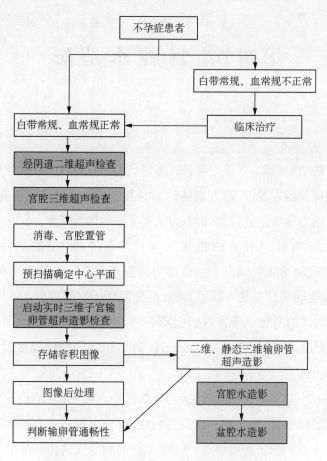

图 3-14 "一站式"子宫输卵管超声造影流程

（陈晓艺）

第四节 宫腔水造影

一、概述

子宫位于盆腔的中央位置,其前方与膀胱相邻,后方与直肠相邻,其位置基本固定,但可随着前方膀胱腔内尿液的充盈度、后方直肠的影响及患者体位的改变而有轻微的变动。子宫是由平滑肌组成的厚壁中空器官,其形态为上宽下窄的倒置梨形。

宫腔呈倒置的三角形,为潜在的腔隙,它是产生月经和孕育胚胎、胎儿生长的地方。子宫内膜分为基底层和功能层两层。功能层为内膜表面 2/3 的致密层和海绵层构成,受卵巢性激素影响发生周期性变化而脱落;基底层为靠近子宫肌层的 1/3 内膜,不受性激素影响,不会发生周期性的变化。子宫内膜会随着月经周期雌孕激素水平的不同而周期性的发生逐渐增厚、剥脱、修复等过程[25]。故不同时期子宫内膜的厚度及内部回声是不一样的。

宫腔内的病变是引起女性不孕的重要因素,如宫腔内膜息肉、黏膜下平滑肌瘤、宫腔粘连、子宫内膜炎、内膜结核等,故宫腔一旦发生病变,就会出现一系列的临床症状,综合表现为不孕、月经量少、不规则的子宫出血等。一些细小的病变受宫内膜皱褶等因素的影响,常规超声检查很难发现异常。

二、宫腔水造影的适应证及禁忌证

宫腔水造影(saline infusion sonography, SIS)是在宫腔置管后向宫腔内注入适量的生理盐水,将闭合的宫腔人为分开,使宫腔扩展开来,利用生理盐水作为负性造影剂,可有效地、完整地暴露整个宫腔内壁,宫腔内有无占位性病变则一目了然。该造影即通过实时多角度观察,从而诊断和鉴别诊断宫腔病变的一种技术。这种技术不仅对子宫异常出血、宫腔和黏膜下占位性病变等妇科疾病具有重要诊断价值,而且弥补了普通二维及三维超声对宫内膜细小病变评估乏力的不足之处。

(一)宫腔水造影的适应证

1)异常的子宫出血、临床怀疑宫腔的病变。

2)经阴道超声发现宫腔或内膜异常的。

3)反复胚胎停止发育或流产的。

4)怀疑存在宫腔粘连。

5)可用于评估子宫内膜息肉摘除术后、宫腔粘连分离术后的宫腔内情况。

（二）宫腔水造影的禁忌证

1）急性内外生殖器官炎症或慢性炎症急性发作。

2）月经期或不规则子宫及子宫颈出血。

3）停经尚未排除妊娠。

三、宫腔水造影检查前准备

（一）检查前常规准备

1. 检查时间

检查时间为月经干净后 3~7 天内，月经中期排卵前。

2. 实验室检查

1）白带常规+清洁度检查，要求排除炎症，对于滴虫、真菌、衣原体、淋球菌中的任意一项指标为阳性或大量线索细胞伴胺试验阳性者，需予以治疗，复查阴性后再行造影。

2）血常规、凝血功能检查。

3）排除传染病四项（乙型肝炎、丙型肝炎、梅毒、艾滋病等传染病），可以更好地保护患者和医务工作者，更好地处理医疗垃圾。

3. 术前注意事项

1）检查前 3 天患者禁性生活及盆浴。

2）术前要和患者进行谈话及签署知情同意书。

3）需有一名家属陪同，为防止人工流产综合征发生时可能出现的意外。

（二）检查前器械及物品准备

1）无菌宫腔造影包括扩阴器 1 个（备用长嘴窥阴器）、长镊子 1 把、宫颈钳 1 把、卵圆钳 1 把、止血钳 1 把、宫腔探针 1 根、治疗碗 1 只、托盘 1 个、无菌治疗巾 4 块、消毒棉球 8 个、消毒纱布 4 块。

2）一次性注射针筒包括 1 ml 针筒 1 支（用于肌内注射阿托品）、5 ml 针筒 1 支（用于置管注水封管）、10 ml 针筒 1 支（用于抽取生理盐水）。

3）一次性使用子宫造影管 1 根。

4）鹅颈灯 1 台。

5）检查床 1 张及小板凳 1 只。

6）药品包括阿托品 0.5 mg 1 支、碘伏 1 瓶、0.9%氯化钠注射液*。

7）抢救物品包括氧气筒、吸痰器、简易呼吸器、心电监护仪、肾上腺素 1 mg、地塞米松 5 mg 等（图 3-15）。

---

* 注意一人一瓶，防止交叉感染。

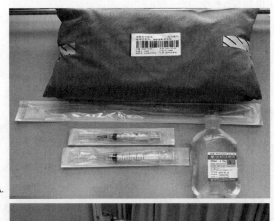

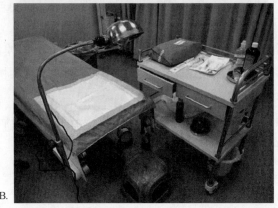

图 3-15　检查前器械及物品准备

A. 无菌宫腔水造影包、造影管、注射针筒及 0.9%氯化钠注射液；B. 鹅颈灯、检查床及小板凳

（三）检查前患者准备

术前嘱患者排空膀胱,进行良好沟通,解除患者紧张。

四、操作方法

（一）会阴部消毒

1）患者取膀胱截石位,充分暴露会阴部。

2）操作者洗手后戴口罩、帽子。

3）打开无菌宫腔造影包第一层,手持直钳打开第二层,按顺序将包内物品摆放整齐;助手向消毒碗内倒入碘伏,以浸透所有纱布、棉球为宜。

4）手持直钳,夹取碘伏纱布及棉球进行消毒。

消毒遵循会阴部周边"先内后外",肛门区"先外后内"的原则,且每个步骤重复 3 遍。

1）会阴部（碘伏纱布消毒）:阴阜（横向,由右至左）→两侧腹股沟→两侧大腿上 1/3（由内至外）→肛门区（由上至下、由外至内）。

2）会阴中央区（碘伏棉球消毒）:阴蒂→尿道口→小阴唇（先内侧后外侧）→大阴唇。

3）深入阴道内对阴道及子宫颈外口进行消毒（碘伏棉球消毒）（图3-16）。

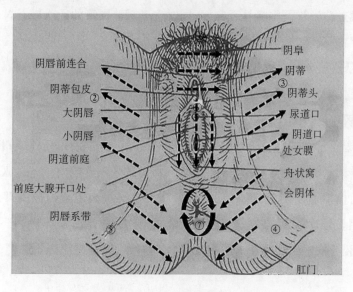

图3-16 会阴部消毒顺序示意图

①会阴中央区上部；②右侧腹股沟上部；③左侧腹股沟区上部；④左侧腹股沟区下部；

⑤右侧腹股沟区下部；⑥会阴中央区中部；⑦肛门区

消毒时注意：①消毒中每一次涂擦之间不能留空白区。②后一遍消毒均不超过前一遍的消毒范围。③皮肤消毒过程中，一直保持直钳头端低于握持端。

（二）置管前准备

1）戴无菌手套、铺无菌消毒巾（图3-17）或者让患者穿消毒裤腿，臀部垫消毒巾。

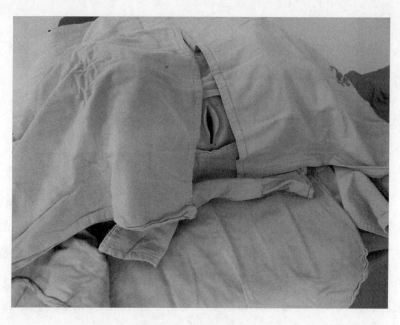

图3-17 会阴部铺巾图

2）取 10 ml、5 ml 注射器抽取适量生理盐水分别连接双腔造影管的通水口及水囊口，注水不仅可以检查造影管及水囊是否完好，同时也可对造影管的通水腔及球囊腔进行排气，以免后期检查时将气体注入宫腔，影响超声观察。

3）扩阴器暴露子宫颈并固定，观察子宫颈情况。

4）手持弯钳，夹取碘伏棉球再次对子宫颈消毒 2 遍。

（三）宫腔置管

1）造影管送入宫腔时，充分暴露子宫颈外口后，左手持宫颈钳托住或钳住子宫颈，右手持卵圆钳夹住造影管的头端直接对准子宫颈外口，尝试送入宫腔内。若送入比较困难，则可在经腹超声实时监控下使用扩宫棒尝试进入宫腔，观察进入困难的原因并综合做出判断。如入路途中无明显异常发现，扩宫棒进入顺利者再行送入造影管。

2）送入宫腔后往球囊管内注入约 1.5 ml 生理盐水，适度充盈导管球囊，轻拉球囊，封住子宫颈内口。

3）退出扩阴器完成置管。

4）消毒探头，缓慢放入阴道内，准备开始检查。

（四）置管注意事项

1. 水囊位置

水囊位置过高应向下牵拉以刚好堵闭子宫颈内口为宜。

2. 水囊大小

水囊大小以占据宫腔 1/2~1/3 大小为宜。

（1）水囊过大

1）患者疼痛明显，甚至无法耐受检查。

2）球囊过大占据大部分宫腔，会造成该部位病变因球囊的遮挡而漏诊。

（2）水囊过小

1）封堵不严，易造成造影剂向阴道方向反流，影响输卵管显影。

2）易导致造影管脱管，需要重新置管。

（五）宫腔水造影检查

宫腔置管后，向宫腔内缓慢地推注 0.9% 氯化钠注射液使宫腔膨隆，推注量的多少主要根据患者宫腔容积的大小进行调整，注入的 0.9% 氯化钠注射液能把子宫内膜的前、后壁分开，使子宫的宫腔完全充盈膨隆起来即可。利用 0.9% 氯化钠注射液作为负性造影剂，通过连续横断面及纵断面仔细观察宫腔内部情况，判断宫腔内有无异常病灶。如果有异常发现，仔细观察病变的部位、大小、基底部附着处情况及异常处内部血流信息。同时也可加做宫腔三维成像，进一步评估病变的性质。

五、宫腔水造影的正常声像

向宫腔内注入生理盐水，宫腔充盈良好，内膜厚薄均匀一致，表面光滑，边缘光整，两侧子宫角清晰锐利可见，宫腔内呈均匀一致的无回声区，未见明显异常回声（图3-18）。

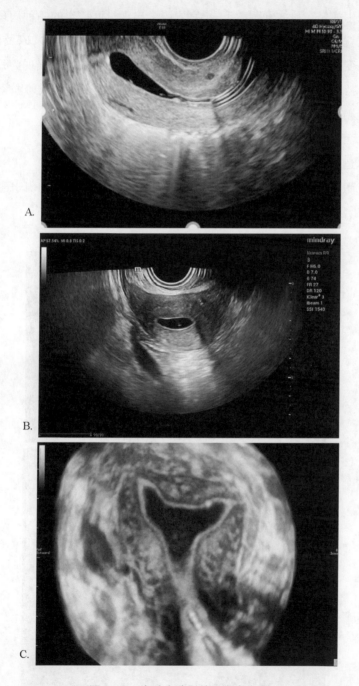

宫腔水造影
正常声像
动态图

图3-18 宫腔水造影的正常声像图

A. 纵切面二维图显示内膜面厚薄均匀、光滑；B. 横断面二维图显示两侧宫角锐利可见；C. 三维图显示双侧宫角清晰锐利可见，宫腔内未见异常回声

六、宫腔水造影的异常声像图

(一) 子宫内膜增生症

1. 子宫内膜增生症病理生理及临床表现

子宫内膜增生症是在雌激素刺激下,子宫内膜会出现过度增生的一种病理性改变,这时子宫内膜的厚度就会明显增厚。患者在月经来潮时子宫内膜脱落增多,以及子宫内膜过度增生和无分泌的变化,内膜脱落面止血功能不良,出血量增加,临床上表现为月经量增多,经期延长等症状。持续的雌激素作用使得内膜结构和局部的功能紊乱或雌激素的波动,可以造成内膜的不规则脱落,阴道不规则的出血,给临床诊断带来困难。

2. 子宫内膜增生症的宫腔水造影超声表现

(1) 宫腔水造影二维超声

水造影二维超声时向宫腔内注入一定量的生理盐水,将子宫内膜分开,子宫内膜均匀一致性增厚、两侧子宫角清晰可见,宫腔内未见异常回声(图3-19)。

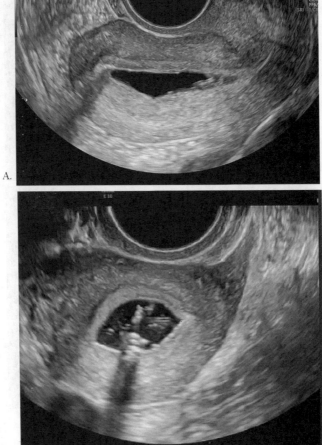

A.

B.

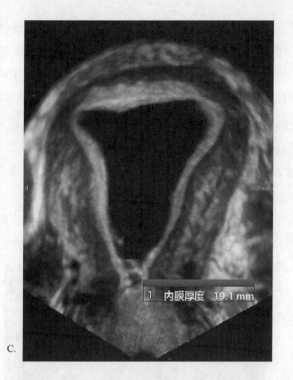

图 3-19　子宫内膜增生症的宫腔水造影图

A. 纵切面图显示子宫前后壁内膜均匀一致性增厚；B. 横切面图显示两侧宫角清晰可见；
C. 三维图宫腔内膜光滑，与肌层界限清晰

（2）宫腔水造影三维超声

水造影三维超声表现为宫腔呈倒置的三角形，内膜与子宫肌层的边缘光滑，结合带清晰可见，两侧子宫角及子宫颈内口区域的内膜清晰可见。

（二）宫腔粘连

1. 宫腔粘连的病因病理及临床表现

宫腔粘连（intrauterine adhesions，IUA）是一种常见的引起女性不孕的宫腔疾病。由于宫腔粘连的存在，导致子宫的宫腔内聚呈桶状，宫腔形态不规则，宫腔内可见不规则粘连带，局部宫腔可出现少量积液或积血。

在病因病理上，宫腔粘连的本质是由各种原因引起的子宫内膜功能层甚至基底层遭到损伤、破坏，肌层裸露，内膜修复障碍，宫腔存在粘连或出现完全封闭。常见的原因如下。

（1）子宫宫腔操作史

例如，人工流产、产后的大出血、胎盘的残留等，最多见的是由于反复多次人工流产或产后行刮宫术而造成的。

（2）宫腔的感染

例如，子宫内膜炎性病变、子宫内膜结核等，也是另一个重要的诱因。

宫腔粘连会导致子宫内膜面积变小、血流灌注少、内膜容受性降低。粘连带主要由子宫内

膜组织、结缔组织及平滑肌组织形成。子宫内膜部分损伤时,可以表现仅受损伤部位发生部分粘连。如果整个宫腔内膜受损,可以造成整个宫腔内完全粘连,则形成完全性粘连。

临床表现:宫腔粘连的患者常出现月经周期的改变,常表现为闭经或月经量过少、周期性腹痛等,粘连易并发不孕不育,影响患者的生育要求;由于宫腔粘连的存在可以导致经血引流不畅,从而引起子宫出血淋漓不尽。宫腔镜是诊断宫腔是否存在粘连的金标准,也是治疗宫腔粘连的主要手段。

2. 宫腔粘连的宫腔水造影超声表现

(1)宫腔水造影二维超声

水造影二维超声的宫腔内可见条状、膜状、柱状强回声带反射,两端黏附于子宫壁上,推注生理盐水进行冲刷,强回声带不动,或者仅上下轻微摆动,但不移动,部分局部宫腔会出现闭合(图3-20)。

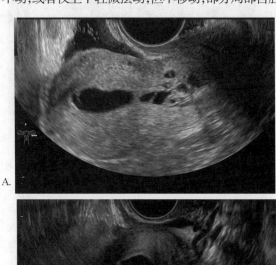

A.

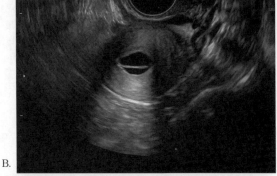

B.

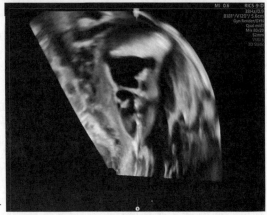

C.

宫腔粘连的
宫腔水造影
超声表现

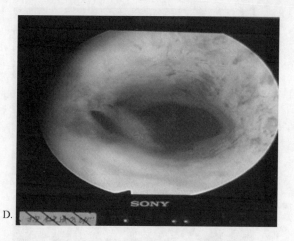

图3-20 宫腔粘连的宫腔水造影(病例:患者女性,30岁,G2P0,月经量少半年)

A. 纵切图显示宫腔下段可见数个条索状高回声;B. 横切面图显示宫腔内可见条索状高回声固定在子宫两侧壁上;C. 三维超声显示可见数个条索状高回声固定在侧壁上;D. 宫腔镜显示宫腔下段略变窄,宫壁上可见粗大的带状回声

（2）宫腔水造影三维超声

水造影三维超声可以直观地显示粘连带的范围及附着点。

（三）子宫内膜息肉

1. 子宫内膜息肉的病因病理及临床表现

（1）病因病理

子宫内膜息肉是在激素的刺激下引起内膜腺体和纤维间质瘤样病变。其表面覆盖立方形或低柱状子宫内膜,中央为黏膜下层及结缔组织[26]。子宫内膜息肉常多发,好发于子宫底部、子宫角或子宫后壁,有蒂,形态多为椭圆形,大小不一,较大者可以充满整个宫腔,蒂较长者可进入子宫颈管内,甚至突出子宫颈外口或阴道内。蒂部的粗细不等,随着息肉的生长或突出,表面常有溃烂、出血或坏死,甚至合并感染,局部肉芽组织增生。

（2）临床表现

宫腔内膜息肉的形成,使内膜面积增加,故常见的临床表现为月经量的增多,月经期延长。由于息肉表面溃烂及出血坏死,部分患者可以出现不规则阴道出血,月经淋漓不尽或血性白带等。

2. 子宫内膜息肉的宫腔水造影超声表现

（1）宫腔水造影二维超声

水造影二维超声的宫腔内膜面等回声或高回声凸起,基底部可宽可窄,大小不等,常多发（图3-21）。

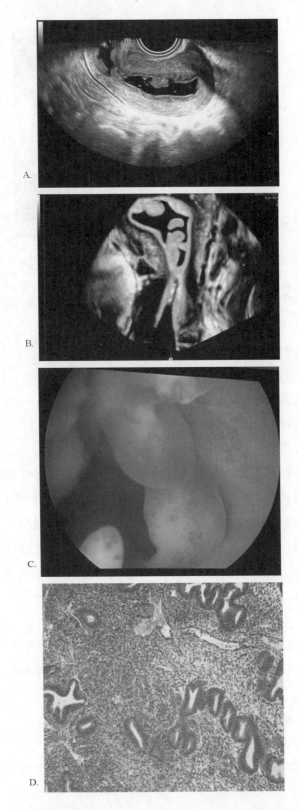

图 3-21　子宫内膜息肉(病例：患者女性，26 岁，G0P0，月经量多伴不孕 2 年)

A. 宫腔水造影显示宫腔内可见数个等回声结节；B. 三维超声显示宫腔内见多发结节样高回声区；
C. 宫腔镜显示宫腔内可见结节样凸起；D. 病理结果证实是子宫内膜息肉

（2）宫腔水造影三维超声

水造影三维超声的宫腔内可见单个或多个结节样高回声区，基底部与内膜面相连。

（四）子宫黏膜下平滑肌瘤

1. 子宫黏膜下平滑肌瘤的病因病理及临床表现

（1）病因病理

子宫黏膜下平滑肌瘤是向子宫腔内生长的子宫平滑肌瘤，常单发，呈实质性球形结节，与正常的子宫肌层之间有疏松结缔组织形成假性包膜，可以导致宫腔形态改变。

（2）临床表现

宫腔因黏膜下平滑肌瘤干扰受精卵的着床，常伴发不孕症；同时也常伴痛经，月经量多及周期紊乱等。

2. 子宫黏膜下平滑肌瘤的宫腔水造影超声表现

（1）宫腔水造影二维超声

子宫黏膜下平滑肌瘤常单发，水造影二维超声可见类圆形或椭圆形低或等回声团向宫腔内突出，内部回声均匀或欠均匀，周边境界清晰，宫腔局部受压变形，表面有内膜覆盖，同时可显示肌瘤突向宫腔的程度（图 3-22）。

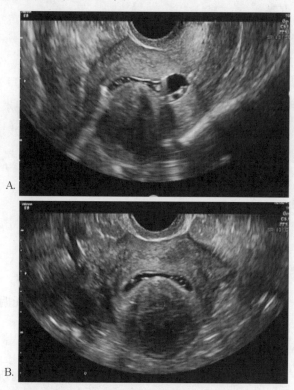

图 3-22　子宫黏膜下平滑肌瘤

A. 宫腔水造影纵切面示宫腔内见表面有内膜覆盖的凸起；B. 宫腔水造影横切面示宫腔内见表面有内膜覆盖的凸起

（2）宫腔水造影三维超声

水造影三维超声的宫腔内见一个椭圆形低回声团,内部回声欠均匀,周边境界清晰,内膜局部受压移位,表面有内膜覆盖,自肌层突向宫腔。

（五）子宫剖宫产切口瘢痕憩室

1. 子宫剖宫产切口憩室病因病理及临床表现

（1）病因病理

子宫剖宫产瘢痕切口憩室,又称子宫下段剖宫产切口瘢痕缺陷,它是子宫下段剖宫产手术的一种远期并发症,由于切口愈合缺陷,导致剖宫产切口处出现一个与宫腔相通的凹陷区。该切口处宫肌层大部分中断分离,其形成的原因多见于剖宫产切口选择过高或过低,选择处血供欠佳,切口缝合过密、过多,局部出现缺血坏死,导致局部子宫肌层连续性中断,形成一个缺口。近年来,随着剖宫产率逐年上升,剖宫产后子宫切口瘢痕处憩室也明显增多。

（2）临床表现

瘢痕憩室处经血容易淤积,淤积的经血影响子宫颈黏液栓和精子质量,妨碍精子通过子宫颈管,影响胚胎的种植;同时瘢痕处妊娠易引起大出血及子宫破裂的可能,故及时诊断剖宫产切口瘢痕憩室很重要。

2. 子宫剖宫产切口憩室的宫腔水造影超声表现

（1）宫腔水造影二维超声

向宫腔内注入0.9%氯化钠注射液后,清晰显示子宫下段峡部切口处部分肌层连续性中断。中断处可见与宫腔相通的楔形液暗区,暗区可宽可窄,往往比注水之前明显增大,图像更清晰,能清晰显示该处肌层全部或部分连续中断(图3-23),局部残余肌层明显变薄或回声缺失,浆膜层平整或向外凸出;对部分仅切口处仅表现为线状高回声,憩室不明显的,不易造成漏诊。

（2）宫腔水造影三维超声

子宫下段峡部可见一个凹陷区与子宫的宫腔相通。

七、宫腔水造影对宫腔病变评价的优势及鉴别诊断

因生理盐水宫腔水造影操作简便易行、安全无辐射、重复性好、无明显并发症等优点,所以它是宫腔病变检查的好方法。同常规TVS相比,宫腔水造影有以下几点优势。

（一）有助于识别常规超声难以发现的细小病灶

子宫内膜息肉、宫腔细小粘连带常规超声往往难以做出准确的判断。宫腔水充盈后,可以较为准确地判断宫腔内有无异常回声,以及异常回声的位置、数目和大小。宫腔水造影对宫腔病变的诊断率很高[27],在敏感性及特异性上与宫腔镜均较为接近。

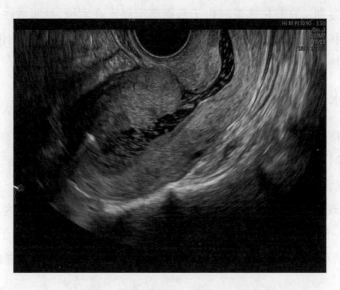

图 3-23　子宫剖宫产切口憩室水造影图

向宫腔内注入生理盐水后，峡部切口处憩室完全显露，可见一个与宫腔相通的突向浆膜层的凹陷

（二）有助于鉴别单纯性子宫内膜增生和子宫多发内膜息肉

二维超声声像图中表现类似，均表现为内膜增厚回声不均匀，单纯内膜增厚由于内膜皱襞叠加的关系也可出现内膜线扭曲，我们很难通过常规超声判断疾病。宫腔水造影时由于宫腔内注入了适量的 0.9% 氯化钠注射液，宫腔膨隆，形成了一个观察宫腔良好的透声窗，不仅有利于病变的显示，而且充盈后的宫腔内膜前后壁分离，宫腔拉伸、延展，有助于区别扭曲的宫腔线到底是增生的内膜还是位于宫腔内的多发息肉。

宫腔水造影有助于鉴别单纯性子宫内膜增生和子宫多发内膜息肉

（三）有助于鉴别宫腔内隆起性病变

子宫内膜息肉和较小的黏膜下平滑肌瘤，两者临床及常规超声表现相似，应用三维超声虽然能够显示肌瘤与宫腔的立体关系，但是对于二维声像图上显示不满意的病变，三维图像也无法有质的提升[28]。而宫腔水造影在该方面具有较大的鉴别价值，黏膜下平滑肌瘤在 0.9% 氯化钠注射液的衬托下，呈类圆形或椭圆形低或等回声团向宫腔内凸起，内部回声均匀，周边境界清晰，自肌层突向宫腔，表面有内膜覆盖，常单发，同时还可清晰显示肌瘤突向宫腔的程度，有利于准确分型。子宫内膜息肉在 0.9% 氯化钠注射液的衬托下，宫腔内膜面见等回声或低回声凸起，基底部可宽可窄，大小不等，常多发，形态多呈椭圆形的高回声结节，内部回声均匀或不均匀，周边境界清晰，紧贴子宫内膜，附着处内膜回声未见中断，部分可见蒂与子宫内膜相连续，多发，可引起子宫宫腔线上抬、走行扭曲。这也是两者的鉴别要点[29]。

（四）有助于鉴别宫腔粘连带和宫腔黏液带、血凝块、剥脱的内膜

由于在宫腔置管及注水的过程中可能会带进宫腔一些子宫颈黏液团，宫腔内可能残留一些内膜碎片或血凝块，水造影时可见宫腔内的条片状、膜性回声，可以通过造影管注水和

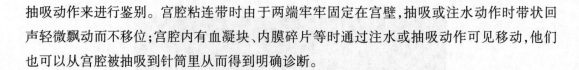

抽吸动作来进行鉴别。宫腔粘连带时由于两端牢牢固定在宫壁,抽吸或注水动作时带状回声轻微飘动而不移位;宫腔内有血凝块、内膜碎片等时通过注水或抽吸动作可见移动,他们也可以从宫腔被抽吸到针筒里从而得到明确诊断。

八、宫腔水造影常见不良反应及不良反应的处理

患者会出现疼痛、恶心呕吐、出血等不良反应。

宫腔水造影时造影管球囊尽量缩小,以免球囊过大造成患者出现疼痛,同时加强良好的沟通,舒缓患者紧张情绪,一般患者都能耐受。

如果患者出现恶心呕吐,首先我们要严密观察患者反应,给予按压内、外关穴位,需去枕平卧,头偏向一侧,防止误吸,休息 15~30 min。如仍然不能缓解,给予吸氧,若患者出现呕吐,需及时清理呕吐物并协助漱口,以防窒息,术后观察半小时无异常后方可让患者离开。

在检查术中、术后出现少量出血属于正常,不需要特殊处理,若出血量超过月经量或超过 1 周时需及时就诊。术后预防感染口服抗生素 3 天,同时禁止游泳、盆浴及性生活 2 周。

（张靖）

第五节 盆腔水造影

一、概述

女性内生殖器官几乎都位于盆腔内,各种原因导致的盆腔炎性疾病都会导致卵巢及输卵管水肿、粘连,甚至输卵管阻塞,从而影响卵子的移动、输卵管伞端正常的卵子拾取功能,以及输卵管运输卵子及受精卵的功能,从而引发不孕症[30]。输卵管是一个潜在管道,其回声与周围正常软组织回声很相近,二维超声很难显示正常的输卵管及评估输卵管的通畅性,而输卵管的通畅性及盆腔内存在异常粘连带是引起女性不孕症的常见的病因。

盆腔水造影是指经皮穿刺腹腔置管或经宫腔置管向盆腔内注入适量生理盐水,使盆腔内的脏器"浸泡"在水中,通过超声扫查来动态观察常规超声无法显示的输卵管的形态、外径、走行、输卵管伞端与卵巢之间位置是否正常,盆腔有无粘连带等相关信息来诊断疾病的一门新技术。该技术一般作为"一站式"子宫输卵管超声造影的一部分,单纯做盆腔水造影的比较少。

二、盆腔水造影的适应证及禁忌证

(一)适应证

1)"一站式"不孕症原因筛查的一站。

2)盆腔炎、盆腔粘连。

3)怀疑输卵管外形异常者。

(二)禁忌证

1)内生殖器急性、亚急性严重或活动性结核。

2)月经期、不规则子宫出血。

3)停经尚未排除妊娠。

4)宫腔操作史 4~6 周内,可疑盆腔重度粘连。

5)对六氟化硫(SF6)过敏者。

6)发热,体温>37.5℃。

7)严重的全身疾病不能耐受检查者。

三、检查前准备

同输卵管超声造影。

四、操作方法

经阴道宫腔置管或者经腹壁腹腔置管向盆腔注水后,盆腔内器官浸泡在水中,通过超声连续扫查可以观察盆腔情况,重点观察双侧输卵管的外形及输卵管伞的形状,输卵管伞与同侧卵巢的关系,探头局部推压可以动态观察输卵管伞的移动度及柔顺性。同时可以观察盆腔内有无粘连带、粘连带的范围及附着点,以及与卵巢、输卵管的关系。

五、盆腔水造影的超声表现

(一)输卵管正常声像图

输卵管正常声像动态图

盆腔内脏器在大量液性暗区衬托下外形显示清晰,可见双侧输卵管从子宫角延伸而出,呈长条状高回声,全程显影,走行自然,伞端见指状突起,伞端周边可见同侧卵巢回声。向造影管注入0.9%氯化钠注射液(最好加入一滴造影剂)可动态观察生理盐水从输卵管伞端喷洒至盆腔的动态过程。盆腔内未见局部液体聚集现象(图3-24)。

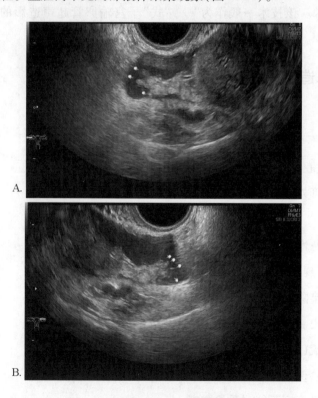

图 3-24 盆腔水造影输卵管声像图

A. 盆腔水造影显示右侧输卵管伞端;B. 盆腔水造影显示左侧输卵管伞端

（二）异常声像图

1. 输卵管外形异常

在盆腔内大量液性暗区衬托下,输卵管未见全程或仅部分显影,输卵管外形呈腊肠样改变,输卵管管径增粗、走行扭曲、远端膨大、管壁僵硬、伞端显示不清。动态观察可见输卵管伞端活动受限,部分卵巢活动度不大,与输卵管粘连在一起(图 3-25)。

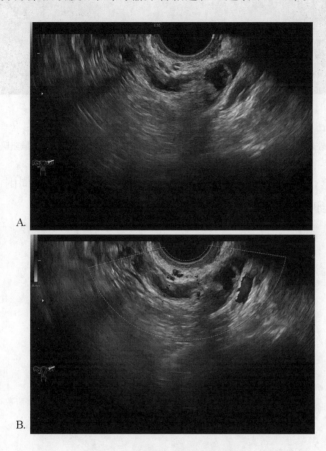

图 3-25　输卵管外形异常声像图

A. 盆腔水造影二维图显示输卵管走行扭曲、远端膨大; B. 彩色多普勒血流成像显示远端膨大的输卵管未见血流信号

2. 盆腔粘连带

盆腔内两侧卵巢周围探及一条或数条隔膜状、条索样、网片状的高回声反射,探头加压动态观察可见粘连带漂浮在盆腔内(图 3-26)。

盆腔粘连带
声像动态图

六、盆腔水造影的优势

盆腔水造影对输卵管外形、伞端有无异常,以及盆腔内有无粘连带具有很好的评估价值,正因为能够对输卵管伞端及其周围盆腔内环境做到精准评估,故能够预判输卵管的卵子拾取功能[31]。不过盆腔水造影会受部分因素的影响,如输卵管伞端与子宫、宫旁韧带过于

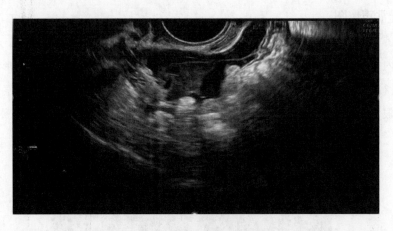

图 3-26　盆腔粘连带声像图

盆腔内左侧卵巢周围探及隔膜状高回声反射,盆腔左侧可见造影剂呈现区域阻隔现象

贴近,伞端靠近腹壁,盆腔粘连严重时,生理盐水无法到达输卵管伞的周围,不能形成良好的透声窗就会影响输卵管伞端的显影,同样也与操作者经验有关。

（张靖）

第六节　宫腔占位性病变的静脉超声造影

一、概述

静脉超声造影是把 20G 套管针置于上肢前臂的肘静脉后,将造影剂(声诺维)2.5 ml 快速团注入体内,通过观察病灶与周围正常组织间造影剂灌注的时间、强度、差异的不同,从而对病变进行分析诊断的一门技术[32]。随着造影剂及超声新技术的发展,微泡造影剂的出现和低机械指数造影新技术的问世,静脉超声造影对肿瘤内异常灌注区域进行定量的分析,可以帮助我们对妇科宫腔疾病中实性占位性病变进行进一步定性诊断及鉴别诊断,提高超声诊断率。

大部分的宫腔占位性病变可以通过常规彩色多普勒超声检查做出较准确的诊断[33],但是有些小的或不典型内膜占位性病变在定性诊断方面存在一定困难。静脉超声造影可以通过对异常区造影剂灌注的不同进行分析、诊断,从而为临床诊疗提供重要信息。

二、经静脉宫腔造影的适应证及禁忌证

(一)适应证
超声发现宫腔实性占位需要进一步明确诊断的。

(二)禁忌证
对造影剂或造影剂中的某种成分过敏者。

三、操作方法及观察内容

(一)操作方法
经肘前静脉快速注入造影剂(声诺维)2.5 ml,随后 5 ml 生理盐水冲管,造影开始并同步计时,观察病变的超声造影表现,重点观察有无造影剂进入,造影剂进入的方式、时间、充盈的强度、消退的时间及与周围组织的关系。造影全过程实时动态记录下来后再进行回看,认真分析,可以选取病变部位和临近未受累肌层作为感兴趣区,绘制时间-强度曲线分析进行进一步量化分析。

(二)观察内容

1.造影时相划分
造影时相分为增强早期和增强晚期。增强早期指子宫动脉开始灌注至子宫肌层灌注,回声逐渐增强达峰值的过程;增强晚期指自子宫肌层回声开始减低至造影前水平过程。

2. 观察指标

观察并记录病灶的增强时间、增强水平及增强模式。病灶增强时间分为早增强、同步增强及迟增强，增强水平分为高增强、等增强、低增强及无增强，均以子宫肌层为参照；由于观察区域内组织结构不同、造影剂的灌注分布不同，增强形态表现为均匀及不均匀增强。

3. 超声造影定量分析应用

超声造影定量分析（ultrasonic contrast quantitative analysis, UCQA）是一种以造影剂为示踪迹，利用示踪剂稀释原理为依据的半定量研究方法，量化感兴趣区域（region of interest, ROI）内随时间变化的造影剂灌注强度的情况，用时间-强度曲线（time-intensity curve, TIC）表示，通过结合造影的动态过程和微泡密度变化的过程，提供丰富的定量诊断信息。TIC 可以提供多个感兴趣区的对比分析，通过分析感兴趣区随时间变化的血流量，组织的整体增强趋势、增强时间、达峰时间、峰值强度等参数，来鉴别病变的性质。达峰时间是造影剂从开始进入 ROI 内至增强达到峰值的时间；峰值强度是造影剂在 ROI 内增强强度最显著的信号强度，可反映造影剂在 ROI 内的最大剂量，与组织的平均血流量呈正比，可反映 ROI 内的血流量。

多项研究表明超声造影定量分析技术的参数分析受造影剂的剂量、造影剂的推注速度、ROI 区域的选取等因素影响[34]。造影剂的剂量在一定范围内与造影剂平均渡越时间、峰值强度呈现指数递增的关系，直到造影剂的信号强度达到饱和时，这些参数就不随着造影剂的增加而增加了。ROI 区域选取的位置、形状及面积都会影响造影的定量分析，故在进行超声造影的定量分析研究时，要充分考虑上述几种因素的影响，尽量在统一的超声发射参数、深度、焦点、同一造影剂及相同浓度等恒定的设置条件下造影，尽量做到系统化和规范化。

四、宫腔占位性病变的静脉超声造影的临床应用及优势

静脉超声造影是基于病症及周围正常组织的血供特点来诊断的。对不孕症患者来说，宫腔占位性病变主要是黏膜下肌瘤及内膜息肉，当黏膜下肌瘤较小时常规超声、多普勒超声成像都很难与内膜息肉相鉴别。静脉超声造影能实时动态地观察组织的微循环血流灌注信息，通过观察造影剂进入局部占位性病变与周围正常肌层的时间先后次序及强度不同而做出明确诊断。众所周知，子宫黏膜下肌瘤是子宫肌瘤向宫腔突出，其根基在子宫肌层；而子宫内膜息肉根基在子宫内膜，故它们的血供来源于不同级别的子宫动脉分支。子宫内膜息肉是由子宫动脉的终末分支螺旋动脉供养的，故造影剂进入体内子宫内膜息肉会比子宫肌层更迟一点显影，而子宫黏膜下肌瘤与周围正常肌层血供来源一致，会同步显影。因此，静脉造影通过观察造影剂进入病症与周围正常子宫肌层的时间不同就能明确诊断。

五、宫腔占位性病变的静脉超声造影的不足及应对

静脉超声造影图像的好坏直接影响诊断结果的判定。一个好的造影图像首先要有质量高的二维图像,而宫腔占位性病变特别是较小的病灶常规超声显示不清,甚至很难显示,此时超声造影很难提供更多的诊断信息。故目前有关宫腔占位性病变超声造影方面的资料很少,也很难在临床中推广使用。

我们在大量"一站式"子宫输卵管超声造影的临床实际工作中发现,宫腔水造影能清晰地显示宫腔占位性病变的部位、大小、内部回声及边界,在水造影能清晰显示病症的前提下即刻进行静脉超声造影,通过观察造影剂进入病症与周围正常肌层时间的不同,从而对宫腔占位性病变做出诊断及鉴别诊断。故宫腔水造影同时进行静脉超声造影即双重造影可以对宫腔占位性病变的诊断及鉴别诊断提供更多信息。

六、经静脉超声造影不良反应及处理

过敏反应极少出现。造影前我们应核对患者对造影剂构成成分有无过敏史,严格掌握超声造影检查的适应证及禁忌证;一旦患者出现六氟化硫过敏不良反应时,立即停止使用六氟化硫,就地抢救,并迅速联系急诊科医生,首选用药为肌内注射 0.1% 肾上腺素。

(张靖)

参 考 文 献

［1］ American Institute of Ultrasound in Medicine，American College of Radiology，American College of Obstetricians and Gynecologists，et al. AIUM practice guideline for the performance of ultrasound of the female pelvis［J］. J Ultrasound Med,2014,33(6):1122-1130.

［2］ 张晶. 妇产科超声检查指南及报告书写示范［J］. 中国超声医学杂志,2007,23(3):238-240.

［3］ 贾群玲. 经阴道超声在女性盆腔疾病筛查中的应用［J］. 中国超声医学杂志,2016,32(12):1129-1132.

［4］ 王冰雅,朱海勇. 经腹部及直肠超声联合应用检查妇科疾病的临床价值［J］. 医学影像学杂志,2015,(8):1503-1506.

［5］ 伍星,沈国芳,姜立新,等. 经直肠超声检查在妇科疾病中的初步应用［J］. 临床超声医学杂志,2012,14(10):663-665.

［6］ 丛淑珍,张青萍,王连生. 不同取样方法的三维超声重建对比研究［J］. 中国超声医学杂志,1999,15(9):644-646.

［7］ 史小雨,冯力民. 三维超声在妇科的临床应用现状及进展［J］. 中国计划生育和妇产科,2015,(10):20-26.

［8］ 吴青青. 妇产科超声新进展［J］. 中国医学影像技术,2021,37(3):321-323.

［9］ 毛书霞,张玫玫,强也,等. 三维超声在妇科中的应用进展［J］. 临床超声医学杂志,2017,19(1):41-43.

［10］ 何碧媛,周毓青. 三维超声、超声造影及超声弹性成像在妇科疾病诊断中的应用进展及策略［J］. 诊断学理论与实践,2020,19(6):626-629.

［11］ 戴晴,刘真真,苏娜. 超声造影在妇产科的临床应用与进展［J］. 中华医学超声杂志(电子版),2010,7(4):537-543.

［12］ Richman TS,Viscomi GN,deCherney A,et al. Fallopian tubal patency assessed by ultrasound following fluid injection. Work in progress［J］. Radiology,1984,152(2):507-510.

［13］ Deichert U,Schleif R,Van de Sandt M,et al. Transvaginal hysterosalpingo-contrast-sonography(Hy-Co-Sy)compared with conventional tubal diagnostics［J］. Hum Reprod,1989,4(4):418-424.

［14］ Exacoustos C,Zupi E,Szabolcs B,et al. Contrast-tuned imaging and second-generation contrast agent SonoVue：a new ultrasound approach to evaluation of tubal patency［J］. J Minim Invasive Gynecol,2009,16(4):437-444.

［15］ Chapron C,Querleu D,Bruhat MA,et al. Surgical complications of diagnostic and operative gynaecological laparoscopy：a series of 29,966 cases［J］. Hum Reprod,1998,13(4):867-872.

［16］ Practice Committee of the American Society for Reproductive Medicine. Role of tubal surgery in the era of assisted reproductive technology：a committee opinion［J］. Fertil Steril,2021,115(5):1143-1150.

［17］ 王莎莎,程琦,朱贤胜,等. 经阴道实时三维子宫输卵管超声造影的临床应用［J］. 中华超声影像学杂志,2013,22(5):414-417.

[18] 张艳玲,张新玲,郑荣琴,等.经阴道子宫输卵管三维超声造影评价输卵管通畅性[J].中华超声影像学杂志,2011,20(4):318-320.

[19] Socolov D,Lupaşcu IA,Danciu E,et al. Sonohysterosalpingography versus hysterosalpingography in the evaluation of uterine and tubal infertility[J]. Rev Med Chir Soc Med Nat Iasi, 2009,113(3):803-808.

[20] 林小娜,黄国宁,孙海翔,等.输卵管性不孕诊治的中国专家共识[J].生殖医学杂志,2018,27(11):1048-1056.

[21] Broeze KA,Opmeer BC,Van Geloven N,et al. Are patient characteristics associated with the accuracy of hysterosalpingography in diagnosing tubal pathology? An individual patient data meta-analysis[J]. Hum Reprod Update, 2011,17(3):293-300.

[22] 不孕症"一站式"超声检查体系多中心研究专家团队.不孕症"一站式"子宫输卵管超声造影技术专家共识[J].中华医学超声杂志(电子版),2020,17(2):108-114.

[23] 李琛,汪京萍,杨曦,等.四维彩超输卵管造影日间病房的建立与管理[J].护理学杂志,2014,29(4):74-75.

[24] 杨曦,张婧,孟洁,等.四维彩超输卵管造影流程的规范与优化[J].中国妇幼健康研究,2014,25(4):699-701.

[25] 刘梦莹,吕忠显,王海滨.子宫解剖结构与子宫内膜围种植期生理变化[J].中国实用妇科与产科杂志,2020,36(6):483-486.

[26] 毛书霞,李宏波,吴意赟,等.宫腔水造影联合经阴道三维超声对子宫内膜息肉的诊断价值[J].中国中西医结合影像学杂志,2018,16(1):53-56.

[27] 宋洁,何卫东,施惠娟,等.实时三维子宫输卵管超声联合宫腔水造影对不孕症的诊疗价值[J].现代医用影像学杂志,2020,9(29):1619-1621.

[28] 李丽玲,郭薇,范志华,等.子宫输卵管超声造影联合宫腔水造影对宫腔病变的诊断价值[J].福建医药杂志,2018,40(4):16-20.

[29] Nsonwu-Anyanwu AC,Charles-Davies MA,Bello FA,et al. Cytokine profile in Nigerians with tubal infertility [J]. Cent Eur J Immunol,2016,41(1):101-106.

[30] 邹彦,彭成忠,吕亚儿,等.子宫输卵管超声造影联合盆腔水造影在输卵管通透性及伞端评估中的应用价值[J].中华医学超声杂志,2020,17(2):124-129.

[31] 王伟群,周秋兰,黎月薇,等.经阴道四维超声造影联合宫腔通液术评价输卵管伞端通畅性的研究[J].中华超声影像学杂志,2017,26(8):698-702.

[32] 梁娜,吴青青.静脉超声造影在妇科的应用及研究进展[J].中国医刊,2015,50(7):22-26.

[33] 孙佩,陈丽霞,胡元平,等.经阴道超声造影对子宫内膜息肉的研究[J].医学研究杂志,2014,43(2):144-146.

[34] 郑荣琴.妇科超声造影临床应用指南[J].中华医学超声志,2015,12(2):94-98.

第四章

女性不孕症的概述

随着社会发展、时代变迁,人们的生育年龄推后,加上现代工业对环境的污染等诸多因素,不孕症发病率逐年上升。不孕症是女性常见的妇科疾病,在 21 世纪,不孕不育将成为继肿瘤、心脑血管疾病之后的第三大顽疾[1]。因此,不孕不育人群的生殖健康情况也被看作是全世界范围内须重点关注的公共卫生问题。疾病发生率的增加,已经严重地影响了国内女性的身体健康,同时更加不利于国内"二孩""三孩"政策的开放与实施。从健康管理的角度来看,不孕不育问题的可干预性较强,且干预成果对我国人群的生命质量有着重要意义,但由于不孕症病因复杂,治疗困难,一些医院根本不具备诊治这种疾病的条件,从而使患者错过了最佳治疗时间,有的甚至会终身不孕。因此,人们有必要了解不孕不育方面的知识。

不孕症是一种由多种病因导致的生育障碍状态,是生育期夫妇的生殖健康不良事件。不孕的发病原因分为女性不孕和男性不育。临床多对女性因素导致的不孕称为不孕症;男性因素导致其配偶不孕的称为不育症。不孕症又可分为绝对不孕和相对不孕。绝对不孕指夫妇一方有先天性或后天性在解剖或功能上的缺陷,无法矫治而不能受孕者;相对不孕指夫妇一方因某种因素阻碍受孕,产生暂时不孕。

不孕症的医学定义为一年以上未采取任何避孕措施,性生活正常而没有成功妊娠,主要分为原发性不孕和继发性不孕。既往从未有过妊娠史,未采取避孕措施且从未妊娠的症状称为原发性不孕;既往有过妊娠史,而后未采取避孕措施连续一年未妊娠的症状称为继发性不孕。不孕症的发病率由于种族、地域、年龄等的不同而存在差异,我国不孕症的发病率为 7%~10%。近年来由于人们生活方式的改变、生活节奏的加快、各种外在压力和不良环境等的影响,不孕症的发病率显著增加。

本章叙述的女性不孕症一般指由于女方自身的因素引起的不孕症状,一般把未采取避孕措施,同居两年以上而未妊娠的症状称为女性不孕症。女性不孕症的原因很多,一类为不能排卵的不孕症,一类为不能怀孕的不育症,两者可能是可逆的,也可能是不可逆的。根据统计,女性不孕约占 60%,以输卵管和卵巢因素引起的不孕症占多数。本病的治疗主要针对导致不孕症的原因进行治疗。

第一节 病 因

受孕的必备条件是正常精子和卵子;精子能顺利通过阴道、子宫颈、宫腔,到达输卵管。卵子能顺利进入输卵管,两者在输卵管壶腹部结合后,能顺利到达宫腔;内分泌功能正常,子宫内膜正常,便于受精卵着床。

目前认为,不孕症病因有女方因素、男方因素和不明原因等。在不孕症中,女方因素占 60%~70%,男方因素占 10%~20%;不明原因不孕占 10%~20%。

在女性不孕症中,以盆腔因素和排卵障碍居多。

一、盆腔因素

盆腔因素约占女性不孕的 35％，是我国女性不孕症，特别是继发性不孕症最主要的原因。具体病因包括以下几种。

（一）盆腔疾病

盆腔粘连、盆腔炎症、盆腔炎性疾病后遗症（包括盆腔炎症淋病奈瑟菌、结核分枝杆菌和沙眼衣原体等感染）及盆腔手术等均可引起盆腔组织局部或广泛的输送或致密粘连，造成盆腔和输卵管结构和功能的破坏，导致不孕。

（二）输卵管问题

输卵管异常、慢性输卵管炎可导致输卵管伞端闭锁，或输卵管黏膜受损可导致输卵管梗阻、积水等引起不孕；其他如输卵管肿瘤、阑尾炎也可累及输卵管。

（三）子宫体病变

子宫体病变主要指子宫黏膜下肌瘤、体积较大影响宫腔形态的肌壁间肌瘤、子宫腺肌症、宫腔粘连，以及子宫内膜炎症、息肉、结核、子宫内膜分泌反应不良等可影响受精卵着床，从而导致不孕。

（四）子宫颈因素

子宫颈黏液量和性状与精子能否进入宫腔关系密切，雌激素不足或子宫颈感染、子宫颈糜烂、子宫颈息肉、子宫颈口过小、子宫颈先天性发育异常等均可影响精子通过导致不孕；其他如子宫颈松弛等因素会导致妊娠发生流产或早产从而影响孕育。

（五）子宫内膜异位症

子宫内膜异位症的典型症状为盆腔痛和不孕，与不孕的确切关系和机制目前尚不完全清楚，可能是通过盆腔和子宫腔免疫机制紊乱导致排卵、输卵管功能、受精、黄体生成和子宫内膜容受性多个环节的改变来影响妊娠。

（六）先天发育畸形

先天发育畸形包括苗勒管畸形，如纵隔子宫、双角子宫和双子宫、先天性输卵管发育异常等。

二、排卵障碍

排卵障碍占女性不孕的 25％～35％，有些排卵障碍的病因是持续存在的，有些则是动态变化的，临床上不能以唯一的、绝对的和持久的病因进行界定。对月经周期紊乱、年龄≥35 岁、卵巢窦卵泡计数持续减少、长期不明原因不孕的夫妇，首先需要考虑排卵障碍的病因。常见病因包括以下几种。

（一）下丘脑病变

下丘脑病变如低促性腺激素性无排卵。

（二）垂体病变

垂体病变如高催乳素血症。

（三）卵巢病变

卵巢病变如多囊卵巢综合征、卵巢功能不全、卵巢早衰、未破卵泡黄素化综合征和先天性性腺发育不全等。

（四）其他内分泌疾病

其他内分泌疾病如先天性肾上腺皮质增生症、甲状腺功能异常等。

三、不明原因不孕

不明原因不孕属于男女双方均可能同时存在的不孕因素,占不孕症人群的 10%～20%,是一种生育力低下的状态,可能的病因包括免疫因素、潜在的卵母细胞(又称卵子)质量异常、受精障碍、胚胎发育阻滞、胚胎着床失败、隐性输卵管因素、遗传缺陷等因素,但应用目前的检测手段尚无法确诊。

（徐云霞）

第二节　临床表现

一、症状

因引起不孕的原因不同,伴随症状亦有别。如排卵障碍者,常伴有月经紊乱、闭经等。生殖道器质性病变,如输卵管炎引起者,常伴有下腹痛、带下量增多等;子宫内膜异位症引起者,常伴有痛经、经量过多,或经期延长;宫腔粘连引起者常伴有周期性下腹痛、闭经;免疫性不孕症患者可无症状。

二、体征

因致病原因不同而体征各异。如输卵管炎症,妇科检查可见有附件增厚、压痛;子宫肌瘤,可伴有子宫增大;多囊卵巢综合征常伴有多毛、肥胖,或扪及增大卵巢等。

第三节 诊 断

对于符合不孕症定义、有影响生育的疾病史或临床表现,建议男女双方同时就诊以明确病因。本章主要描述有关女性的检查。

一、病史采集

病史采集时需详细询问不孕相关的病史。

(一)现病史

现病史包括不孕年限,性生活频率,有无采取避孕措施及避孕方式,既往妊娠情况,有无盆腹腔痛、白带异常、盆腔包块、既往盆腔炎或附件炎史、盆/腹腔手术史等,有无情绪、环境和进食变化,有无过度运动,有无泌乳伴或不伴头痛和视野改变,有无多毛、痤疮和体重改变等。详细了解相关辅助检查及治疗经过。

(二)月经史

月经史包括初潮年龄、周期规律性和频率、经期长短、经量变化和有无痛经。若有痛经,需进一步询问发生的时间、严重程度及有无伴随症状。

(三)婚育史

婚育史包括婚姻状况、孕产史及有无孕产期并发症。

(四)既往史

既往史包括有无结核病和性传播疾病史及治疗情况,盆、腹腔手术史,自身免疫性疾病史,外伤史,幼时的特殊患病史,有无慢性疾病服药史和药物过敏史。

(五)其他病史信息

个人史包括吸烟、酗酒、成瘾性药物、吸毒、职业及特殊环境和毒物接触史;以及家族史,特别是家族中有无不孕不育和出生缺陷史。

二、体格检查

全身检查需评估体格发育及营养状况,包括身高、体重和体脂分布特征,观察第二性征如毛发分布、乳房发育及乳晕色素是否正常,甲状腺及心脏情况,注意有无雄激素过多体征,如多毛、痤疮和黑棘皮症等;妇科检查应依次检查外阴发育、阴毛分布、阴蒂大小、阴道和子宫颈是否正常,注意有无异常排液和分泌物,子宫位置、大小、质地和活动度,附件有无增厚、包块和压痛,子宫直肠陷凹有无触痛结节,下腹有无压痛、反跳痛和异常包块。

三、不孕相关辅助检查

（一）超声检查

推荐使用 TVS，TVS 因高分辨率的阴道探头直接接触器官，紧贴子宫颈、穹隆，无须充盈膀胱，尤其能清晰直接地观察子宫、卵巢、输卵管等情况[2]，可明确子宫和卵巢大小、位置、形态、有无异常结节或囊、实性包块回声，是否有输卵管积水及异常盆腔积液征象。还可监测双侧卵巢内 2~10 mm 直径的窦卵泡计数、优势卵泡发育情况及同期子宫内膜厚度和形态分型。

（二）激素测定

排卵障碍和年龄 ≥35 岁女性均应行基础内分泌测定，于月经周期第 2~4 日测定 FSH、LH、E2、PRL 基础水平，可反映卵巢的储备功能和基础状态。排卵期 LH 测定有助于预测排卵时间，黄体期孕酮（progesterone，P）测定有助于提示有无排卵、评估黄体功能。促甲状腺素（thermodynamic suppression head，TSH）反映甲状腺功能，催乳素（prolactin，PRL）反映是否存在高催乳素血症，雄激素反映是否存在高雄激素血症等内分泌紊乱导致的排卵障碍。

（三）输卵管通畅检查

子宫输卵管造影是评价输卵管通畅度的首选方法。应在月经干净后 3~7 日无任何禁忌证时进行。①子宫输卵管超声造影：通过向宫腔注造影剂，动态观察超声下宫腔的形态、有无占位及输卵管通畅性、盆腔弥散情况。②子宫输卵管碘油造影：观察造影剂注入子宫和输卵管的动态变化，以及造影剂的弥散情况，既可评估宫腔病变，又可了解输卵管通畅度。

（四）基础体温测定

周期性连续的基础体温（basal body temperature，BBT）测定可大致反映排卵和黄体功能，双相型体温变化提示排卵可能，但不能作为独立的诊断依据。

（五）宫腔镜检查

宫腔镜具有直观、准确性高、操作简便的特点。宫腔镜能够清晰地反映患者宫腔内部的具体情况，从而实现病情的精准诊断，尤其适用于鉴别诊断器质性疾病，能够对女性不孕、多次流产做出准确、合理的解释[3]。

（六）腹腔镜检查

腹腔镜检查是寻找盆腔病变的最佳手术方式，在腹腔镜下观察盆腔情况，非常直观、清晰，能够看到盆腔有无粘连及其粘连程度，输卵管的外观有无增粗、阻塞、积水等情况，在检查的同时行相应的手术治疗，使内生殖器官恢复到正常的解剖位置，并且尽量还原其生理结构及良好的功能[4]。

（七）其他检查

其他检查有染色体检查、免疫实验（抗精子抗体、抗子宫内膜抗体等）、影像学检查，如对怀疑有垂体瘤者可行 MRI 检查，以及腹、盆腔情况检查。

（徐云霞）

第四节　女性不孕症的治疗

　　本病病因复杂,需将多种因素进行综合考虑,女性生育力与年龄密切相关,治疗时需充分考虑患者的卵巢生理年龄,选择合理、安全、高效的个体化方案。对于肥胖、消瘦、有不良生活习惯或环境接触史的患者需首先改变生活方式;纠正或治疗机体系统性疾病;性生活异常者在排除器质性疾病的前提下可给予指导,帮助其了解排卵规律,调节性交频率和时机以增加受孕机会。也可视具体情况寻求中西医结合治疗,以提高疗效。

一、一般治疗

　　掌握性知识,选择于排卵期进行性生活,可增加受孕机会;消除精神紧张和焦虑,矫正不良生活习惯,戒烟酒,增强体质,保持标准体重,有利于恢复生育能力。

二、病因治疗

(一) 输卵管手术

　　①对男方精液指标正常,女方卵巢功能良好、不孕年限<3 年的年轻夫妇,可先试行试孕,即期待治疗,也可用中药配合调整。②输卵管手术:对于期待治疗无效的患者,可给予输卵管手术治疗。输卵管成形术包括输卵管造口术、输卵管吻合术、周围粘连松解术。其中输卵管造口术,适用于输卵管周围粘连、远端梗阻和轻度积水的患者;输卵管吻合术适用于严重输卵管积水患者,可对病变侧输卵管进行切除后吻合;周围粘连松解术适用于输卵管周围广泛粘连的患者,可通过周围粘连组织进行松解,以恢复输卵管及周围组织正常解剖结构,从而改善输卵管通畅度和功能,实现患者输卵管再通,提高宫内妊娠发生率[5]。经治疗失败可接受为辅助生殖技术助孕。

(二) 子宫病变

　　对于子宫黏膜下肌瘤、较大的肌壁间肌瘤、子宫内膜息肉、宫腔粘连和纵隔子宫等,若显著影响宫腔环境,干扰受精卵着床和胚胎发育,则建议手术治疗。子宫明显增大的子宫腺肌症患者,可先行促性腺激素释放激素激动剂(GnRH-a)治疗 2~3 个周期,待子宫体积缩至理想范围内再行辅助生殖技术助孕治疗。

(三) 卵巢肿瘤

　　对非赘生性卵巢囊肿或良性卵巢肿瘤,有手术指征者,可考虑手术予以剥除或切除性质不明的卵巢肿块,应尽量先于不孕症治疗前明确诊断,必要时行手术探查,根据病理结果决定是否进行保留生育能力的手术方式。

（四）子宫内膜异位症

子宫内膜异位症合并不孕症患者在腹腔镜手术后加服孕酮治疗,能够提高患者妊娠率,降低复发率,且激素水平改善显著、突出,临床疗效可靠[6]。但对于复发性子宫内膜异位症或卵巢功能明显减退的患者应慎重手术。中重度患者术后可辅以 GnRH-a 或孕激素治疗3~6 个周期后尝试 3~6 个月自然受孕,如仍未妊娠,则需积极行辅助生殖技术助孕。

（五）生殖器结核

活动期应先行规范的抗结核治疗,药物作用期及药物敏感期需避孕。对于盆腔结核导致的子宫和输卵管后遗症,可在评估子宫内膜情况后再决定是否行辅助生殖技术助孕。

（六）生殖系统畸形

生殖器官畸形者,如子宫颈子宫纵隔切开或分离术,子宫纵隔切除成形术,残角子宫切除术,阴道纵隔、斜隔切除成形术等。

（七）免疫性不孕

免疫性不孕时避免抗原刺激,应用免疫抑制剂。对抗磷脂综合征阳性者采用泼尼松每次 10 mg,每日 3 次,阿司匹林每日 80 mg,孕前和孕中期长期口服,以防止反复流产和死胎的发生。此外,尚有研究表明,在临床工作中对于复发性自然流产患者,在排除其他因素后,应建议及早筛查封闭抗体,并积极进行淋巴细胞主动免疫治疗,减少流产的发生,提高妊娠成功率,改善妊娠结局。对于不孕症患者也可尝试进行淋巴细胞主动免疫治疗,有可能提高受孕率[7]。

三、诱导排卵

（一）氯米芬

氯米芬(clomiphene)是首选的促排卵药,可竞争性结合垂体雌激素受体,模拟低雌激素状态,负反馈刺激内源性促性腺激素的分泌,进而促进卵泡生长。适用于下丘脑垂体-卵巢轴反馈机制健全,体内有一定雌激素水平者。用法:自然月经或人工诱发月经周期第 3~5 日开始,每日 50 mg,口服,连用 5 日;应用 3 个周期后无排卵,则加大剂量至每日 100~150 mg,连用 5 日。排卵率可达 70%~80%,每周期的妊娠率 20%~30%。推荐结合阴道超声监测卵泡发育,必要时可联合应用尿促性素(human menopausal gonadotropin, hMG)和 hCG 诱发排卵。排卵后可进行 12~14 日黄体功能支持,药物选择天然孕酮制剂,每日 20~40 mg,肌内注射;或孕酮胶囊 200 mg,每日 2 次,口服;或地屈孕酮片每日 200 mg,口服;或 hCG 2000U,隔 3 日一次肌内注射。

（二）来曲唑

来曲唑(letrozole)属于芳香化酶抑制剂,可抑制雄激素向雌激素的转化,减低雌激素水平,负反馈作用于垂体分泌促性腺激素,刺激卵泡发育[8]。应用来曲唑可降低雌激素水平,不能和雌激素受体结合,同时具有较短的半衰期,在刺激调节的治疗周期中反馈机制具有一

101

定的意义。来曲唑选择性雌激素产生抑制会影响卵泡发育,单个卵泡发育存在促进效果,减少多个卵泡发育,对于患者而言可将改善过度刺激,进而降低多胎妊娠的发生率,当卵泡发育后会增加雌激素,从而对子宫内膜的厚度及形态起到很好的协助作用,为受精卵着床和精子穿行提供合适环境。适应证和用法同氯米芬,剂量一般为 2.5~5 mg/d,诱发排卵及黄体支持方案同前。

(三) 尿促性素

尿促性素(hMG)是从绝经后妇女尿中提取,又称人绝经后促性腺激素。适用于氯米芬抵抗或无效患者,理论上 75U 制剂中含 FSH 和 LR 各 75U,可促使卵泡发育成熟。用法:周期第 2~3 日开始,每日或隔日肌内注射 75~150U,直至卵泡成熟。多囊卵巢综合征(polycystic ovarian syndrome, PCOS)患者及年轻瘦小者容易发生卵巢过度刺激综合征(ovarian hyperstimulation syndrome, OHSS),应从月经 3~5 天开始每日肌内注射 hMG 1 支,用药期间必须辅以超声监测卵泡发育,根据卵泡发育情况调整 hMG 用量。同时可进行血清雌激素水平测定,待卵泡直径达 18~20 mm 时肌内注射 hCG 5 000U 促进排卵和黄体形成,hCG 注射日及其后 2 日鼓励自然性生活,排卵后黄体支持方案同前。

(四) 人绒毛膜促性腺激素

人绒毛膜促性腺激素(hCG)结构与 LH 极相似,常用于卵泡成熟后模拟内源性 LH 峰诱发排卵,用法:4 000~10 000 U 肌内注射一次。还可用人绒毛膜促性腺激素序贯治疗低促性腺激素性闭经导致的不孕不育,可改善患者激素水平,增加优势卵泡个数、子宫内膜厚度及卵巢体积,提高妊娠成功率[9];也可用于黄体支持。

(五) 促性腺激素释放激素

下丘脑和腺垂体异常会造成下丘脑促性腺激素释放激素(GnRH)分泌量的缺乏,抑或下丘脑促性腺激素释放激素受体基因突变会降低促性腺激素分泌量,这也是最终发生低促性腺激素性腺功能减退的重要原因。对于女性而言,机体正常月经周期是由下丘脑-垂体-卵巢轴功能共同参与实现的,不管是受到先天因素还是后天因素影响,一旦下丘脑和垂体发生病变,下丘脑 GnRH 便会随之减少,从而出现性功能减退、闭经、生殖器官发育不全,甚至是不发育等情况。女性低促性腺激素性腺功能减退患者就诊时的主诉主要就是闭经和不孕不育[10]。可用 GnRH-a 200~500 μg 皮下注射 2~4 周,可以降低 PCOS 患者的 LH 和雄激素水平,再用 hMG、FSH 或 GnRH 脉冲治疗,可提高排卵率和妊娠率,降低OHSS 和流产率。

(六) 溴隐亭

溴隐亭是一种经人工合成方法获得的生物碱溴化物,可通过结合于患者丘脑多巴胺受体来使多巴胺受体得到持续刺激,使垂体前叶对催乳素的释放与合成得到良好抑制,降低其在患者血清中的水平,在调节卵巢功能、维持妊娠、调节免疫等方面疗效十分显著[11]。适用于无排卵伴有高催乳激素血症者。从小剂量(1.25 mg)开始,每日 2 次;若无反应,1 周后改为 2.5 mg，每日 2 次。一般连续用药 3~4 周时 PRL 降至正常，多可排卵。

四、不明原因性不孕治疗

不明原因不孕的治疗目前尚无肯定有效的治疗方法和疗效指标。对于年轻、卵巢功能良好女性可期待治疗，但一般试孕不超过 3 年；对于年轻的 UI 患者，宫腹腔镜术后再行期待治疗，其术后 3 年自然妊娠率可达 70% 左右。这部分患者即使不进行辅助生殖技术治疗，也可以自然妊娠，大大降低患者的身体和经济负担，但对于年龄≥35 岁的患者，术后自然妊娠率并不乐观[12]；年龄超过 30 岁和卵巢储备开始减退的患者则建议试行 3~6 个周期宫腔内使用丈夫精液人工授精作为诊断性治疗，若仍未受孕则可考虑体外受精-胚胎移植。

五、辅助生殖技术

辅助生殖技术(assisted reproductive technology，ART)指在体外对配子和胚胎采用显微操作等技术，帮助不孕不育夫妇受孕的一组方法，即通过非自然性交途径对人类生殖过程进行干预的助孕技术及其衍生技术。这技术包括人工授精、体外受精-胚胎移植及其衍生技术等。

(一)人工授精

人工授精(artificial insemination，AI)是将精液在实验室处理后由医师通过非性交方式注入女性生殖道使其受孕的一种助孕技术，包括使用丈夫精液人工授精(artificial insemination with husband sperm，AIH)和使用供精者精液人工授精(artificial insemination by donor，AID)。AIH 主要适用于诸种原因引起的性交困难使精液无法正常进入女性生殖道，丈夫精液正常或轻度异常；或者女性子宫颈因素，以及免疫学性因素、不明原因引起的不孕症。AID 适用于丈夫患无精症，或有显性常染色体病，或男女双方均是同一常染色体隐性杂合体的患者。按国家法规，目前 AID 精子来源一律由国家卫生健康委员会认定的人类精子库提供和管理。

具备正常发育的卵泡、正常范围的活动精子数目、健全的女性生殖道结构、至少一条通畅的输卵管的不孕不育夫妇，可以实施人工授精治疗。根据授精部位可将人工授精分为宫腔内人工授精(intrauterine insemination，IUI)、子宫颈管内人工授精(intra-cervical insemination，ICI)、阴道内人工授精(intra-vaginal insemination，IVI)、输卵管内人工授精(intra-tubal insemination，ITI)及直接经腹腔内人工授精(direct intra-peritoneal insemination，DIPI)等，目前临床上以 IUI 和 ICI 最为常用。宫腔内人工授精的常规流程：将精液洗涤处理后，去除精浆，取 0.3~0.5 ml 精子悬浮液，在女方排卵期间，通过导管经子宫颈注入宫腔内，排卵时间主要根据 B 型超声显像、基础体温、激素测定、子宫颈黏液等监测进行综合判断。人工授精可在自然周期和促排卵周期进行，在促排卵周期中应控制优势卵泡数目，当有 3 个及以上优势卵泡发育时，可能增加多胎妊娠发生率，建议取消本周期 AI。

（二）体外受精-胚胎移植

体外受精-胚胎移植（in vitro fertilization and embryo transfer, IVF-ET）指从女性卵巢内取出卵子，在体外与精子发生受精并培养 3~5 日，再将发育到卵裂球期或囊胚期阶段的胚胎移植到宫腔内，使其着床发育成胎儿的全过程，俗称为"试管婴儿"。1978 年英国学者 Steptoe 和 Edwards 采用该技术诞生世界第一例"试管婴儿"。Edwards 因此技术在 2010 年获诺贝尔生理学或医学奖。1988 年我国第一例"试管婴儿"诞生。

1. 适应证

临床上对输卵管性不孕症、原因不明的不孕症、子宫内膜异位症、排卵异常及子宫颈因素等不孕症，通过其他常规治疗无法妊娠者。

2. 禁忌证

具有以下情况者均不可应用体外受精-胚胎移植技术。

1) 男女任何一方患有严重的精神疾患、泌尿生殖系统急性感染、性传播疾病。

2) 患有《母婴保健法》规定的不宜生育的、目前无法进行胚胎植入前遗传学诊断的遗传性疾病。

3) 任何一方具有吸毒等严重不良嗜好。

4) 任何一方接触致畸量的射线、毒物、药品，并处于作用期。

5) 女方子宫不具备妊娠功能或严重躯体疾病不能承受妊娠。

3. IVF-ET 的主要步骤

1) IVF 术前准备：不孕不育夫妇在行 IVF-ET 治疗之前，必须完成系统的不孕症检查及常规体格检查，女方需排除不能耐受超排卵及妊娠的内、外科疾病和肿瘤等，确认患者具备恰当的适应证而无禁忌证。

2) 控制性超排卵（controlled ovarian hyperstimulation, COH）：COH 方案主要有使用 GnRH 激动剂降调节的超排卵方案（包括长方案、短方案、超短方案、超长方案）、无降调节的超排卵方案，以及使用 GnRH 拮抗剂（GnRH-a）的超排卵方案。

3) 取卵经阴道超声介导下穿刺成熟卵泡，抽吸卵泡液并从中获得卵母细胞。

4) 体外受精获得的卵母细胞与优化处理的精子在取卵后 4~5 小时混合受精，即体外培养受精卵。

5) 胚胎移植及黄体支持：受精卵经过体外培养 2~5 日后，将分裂为 4~8 个细胞的早期胚胎或囊胚移植入子宫腔，并应用孕酮或 hCG 行黄体支持。

6) 随诊胚胎移植 2 周后测血清或尿 hCG 水平以明确妊娠；移植 4~5 周后行阴道超声检查以确定宫内临床妊娠。若经超声诊断明确为宫内有妊娠囊或流产、异位妊娠经病理检查发现妊娠物（如绒毛组织）则称临床妊娠；仅有尿 hCG 阳性而不能确认临床妊娠者称生化妊娠。

由于治疗目的、反应和使用的药物等各种因素的不同，在超促排卵方案的选择上存在很大差异。因此，应综合考虑以下问题，强调治疗个体化：①年龄；②治疗目的；③各种药物的差异;④病因及其他病理情况;⑤既往用药史;⑥卵巢储备功能等。

7）冻融胚胎移植（frozen-thawed embryo transfer,FET）：将 IVF-ET 周期中剩余的优质胚胎放入冷冻保护剂中,在超低温环境中保存,需要时再将胚胎融解复苏的技术。冻融胚胎可以在原核期、卵裂早期、囊胚期进行,其着床率已接近新鲜胚胎。

8）并发症：主要有以下几种。

卵巢过度刺激综合征（ovarian hyperstimulation syndrome,OHSS）：指诱导排卵药物刺激卵巢后,导致多个卵泡发育、雌激素水平过高及颗粒细胞黄素化,引起全身血管通透性增加、血液中水分进入体腔和血液成分浓缩等血流动力学病理改变,hCG 升高会加重病理进程。轻度仅表现为轻度腹胀、卵巢增大;重度表现为腹胀,大量腹腔积液、胸腔积液,导致血液浓缩、重要脏器血栓形成和功能损害,以及电解质紊乱等严重并发症,严重者可引起死亡。在接受促排卵药物的患者中,约 20% 发生不同程度卵巢过度刺激综合征,重症者 1%~4%。治疗原则以增加胶体渗透压扩容为主,防止血栓形成,辅以改善症状和支持治疗。

多胎妊娠：多个胚胎移植会导致体外助孕后多胎妊娠发生率增加。多胎妊娠可增加母婴并发症、流产和早产的发生率、围产儿患病率和死亡率。目前,我国《人类辅助生殖技术规范》限制移植的胚胎数目在 2~3 个以内,有些国家已经采用了单胚胎移植的概念和技术,以减少双胎妊娠,杜绝三胎及以上多胎妊娠。对于多胎妊娠（三胎以上的妊娠）者,可在孕早期或孕中期施行选择性胚胎减灭术。

根据不同不孕（育）症病因的治疗需要,IVF-ET 相继衍生一系列相关的辅助生殖技术,包括配子和胚胎冷冻、囊胚培养、卵胞质内单精子注射（intracytoplasmic sperm injection,ICSI）、胚胎植入前遗传学诊断/筛查（preimplantation genetic diagnosis/screening,PGD/PGS）及卵母细胞体外成熟（*in vitro* mat-uration,IVM）等。

（三）卵胞质内单精子注射

ICSI 是在显微操作系统的帮助下,在体外直接将单个精子注入卵母细胞质内使其受精的技术。1992 年,Palermo 等将精子直接注射到卵细胞浆内,获得正常卵子受精和卵裂过程,诞生人类首例单精子卵胞质内注射技术受孕的婴儿。

ICSI 主要用于严重少、弱、畸精子症,不可逆的梗阻性无精子症,体外受精失败,精子顶体异常及需行植入前胚胎遗传学诊断/筛查的患者夫妇。生精障碍者可能患有遗传性疾病,如 Y 染色体微缺失等,需慎用此法。

ICSI 的主要步骤：刺激排卵和卵泡监测同 IVF 过程,后行 TVS 介导下取卵,去除卵丘颗粒细胞,在高倍倒置显微镜下行卵母细胞质内单精子显微注射授精,胚胎体外培养、胚胎移植、黄体支持,以及并发症同 IVF 技术。

（四）胚胎植入前遗传学诊断/筛查

1990 年,该技术首先应用于 X-连锁疾病的胚胎性别选择。胚胎植入前遗传学诊断（preimplantation genetic diagnosis, PGD）/植入前遗传学筛查/（ preimplantation genetic screening,PGS)技术步骤是从体外受精第 3 日的胚胎或第 5 日的囊胚取 1~2 个卵裂球或部分滋养细胞,进行细胞和分子遗传学检测,检出带致病基因和异常核型的胚胎,将正常基因和核型的胚胎移植,得到健康后代。检测方法以荧光原位杂交或各种 PCR 技术为主。主要用于单基因相关遗传病、染色体数目或结构异常及性连锁遗传病的携带者、性连锁遗传病,以及可能生育异常患儿的高风险人群等。PGD 检测结果正常,胚胎移植后妊娠的妇女,应在孕 16~20 周进行羊膜腔穿刺,行羊水细胞遗传学分析以明确诊断。可使产前诊断提早到胚胎期,避免常规中孕期产前诊断可能导致引产对母亲产生的伤害。随着细胞和分子生物学技术发展,微阵列高通量的芯片检测技术、新一代测序技术应用于临床。目前已经有数百种单基因疾病和染色体核型异常均能在胚胎期得到诊断。

(五)配子移植技术

配子移植技术是将男女生殖细胞取出,并经适当的体外处理后移植入女性体内的一类助孕技术。途径包括经腹部和经阴道两种,将配子移入腹腔(腹腔内配子移植)、输卵管(输卵管内配子移植,gamete intrafallopian transfer,GIFT)及子宫腔(宫腔内配子移植,gamete intrauterine transfer,GIUT)等部位,其中以经阴道 GIUT 应用较多。其特点是技术简便,主要适于双侧输卵管梗阻、缺失或功能丧失者。随着体外培养技术的日臻成熟,配子移植的临床使用逐渐减少,目前主要针对经济比较困难或者反复体外受精-胚胎移植失败的患者,可以作为备选方案之一。

辅助生殖技术因涉及伦理、道德和法律问题,需要严格管理。但近年来辅助生殖新技术发展日新月异,如胞质置换、核移植、治疗性克隆和胚胎干细胞体外分化等胚胎工程技术的建立,也必将会面临伦理和法律问题。

六、中医药治疗

在充分理解 COH 方案的前提下,配合中医药治疗可提高 ART 的成功率,改善妊娠结局。如肝肾阴虚证可用养精种玉汤合左归饮;脾肾阳虚证可用毓麟珠;心肾不交证可用黄连阿胶汤合交泰丸;肝郁气滞证可用开郁种玉汤;湿热蕴结证可用红藤败酱散等。

(徐云霞)

参 考 文 献

[1] 苏竞梅.不孕患者须知[J].人人健康,2013(23):61.

[2] 苏兰,王珏.阴道 B 超在不孕症妇女中的临床应用[J].中国社区医师(医学专业),2013,15(06):
262-263.

[3] 刘艳妍.宫腹腔镜联合诊治不孕症的研究进展[J].中国医疗器械信息,2021,27(07):49,173.

[4] 吴仲然,孙玉琴,刘羽.宫腔镜联合腹腔镜在女性不孕症中的应用[J].医药论坛杂志,2020,41(02):
89-92.

[5] 徐萍.输卵管性不孕症患者行腹腔镜与宫腔镜联合治疗的临床分析[J].中国医疗器械信息,2021,
27(09):138-140.

[6] 李清.腹腔镜手术联合孕三烯酮治疗子宫内膜异位症合并不孕症的临床观察[J].中国实用医药,
2021,16(16):17-20.

[7] 张意茗,梁粟,王红霞.免疫治疗对原因不明性反复性自然流产的疗效分析[J].中国医学工程,2015,
23(11):145-146.

[8] 方艳,张霜.来曲唑促排卵治疗排卵障碍不孕症患者的临床疗效观察[J].实用妇科内分泌电子杂志,
2018,5(7):52-53.

[9] 王萍.探讨人绒毛膜促性腺激素序贯治疗低促性腺激素性闭经致不孕不育的临床疗效[J].系统医学,
2020,5(08):4-6.

[10] 马光喜,刘爱霞.低促性腺激素性闭经致不孕不育临床治疗方法探讨[J].世界最新医学信息文摘,
2019,19(88):105-106.

[11] 胡文菲.溴隐亭治疗高催乳素血症致不孕不育的疗效及对性激素水平的影响[J].数理医药学杂志,
2020,33(11):1695-1696.

[12] 徐晓旭.宫腹腔镜联合检查在不明原因不孕症中诊断和治疗的临床研究[D].北京:北京协和医学
院,2019.

第五章

子宫性不孕超声检查

子宫性不孕占女性不孕症的 30%~40%。导致子宫性不孕的原因有先天性和后天性因素,前者包括子宫先天性发育畸形,后者主要包括子宫肌瘤、子宫腺肌病、宫腔粘连、子宫内膜息肉、子宫剖宫产切口憩室等。因本章论述的是子宫性不孕,故子宫的恶性肿瘤不在论述之内。

第一节　正常子宫的超声表现

一、子宫的解剖及生理功能

子宫是女性生殖系统中最重要的器官,位于骨盆中央。前面是膀胱,后面是直肠,它是一个中空的肌性器官,两侧与输卵管相通,下面和阴道连接,子宫的形状上宽下窄,犹如倒置的梨形,子宫分为子宫底、子宫体及子宫颈。成年妇女子宫体和子宫颈的比例是 2∶1。子宫壁由外向内依次是浆膜层、肌层和黏膜层。子宫最主要的功能是产生月经,并且孕育胚胎。

二、子宫的超声检查方法

超声检查方法包括 TAS、TVS、TRS、经会阴超声(transperineal sonography,TPS)。各种检查方法各有利弊和适应证[1]。

1. TAS

扫查范围大,对巨大盆腔肿物及高位卵巢显示更好,但分辨率有限,对宫腔较小的病症显示有困难。

2. TVS

频率较高,具有较高分辨率,同时探头更接近子宫,更好地显示子宫卵巢及病灶细节,但扫查深度有限,对较大的病灶显示不全。子宫超声检查建议首先考虑使用 TVS,有以下情况的患者不应进行 TVS,包括未曾有过性生活患者,对经阴道探头插入有强烈不适感的患者,以及不同意或不愿意进行该检查的患者。

3. TRS

对于 TAS 显示不清而又不能使用 TVS 检查的患者,可以使用 TRS,如用于无性生活,或阴道狭窄而需要进行类似 TVS 检查的患者。

4. TPS

TPS 可以用于评估子宫颈情况。

三、子宫大小测量

子宫正中矢状切面测量子宫长径和前后径。子宫长径包括子宫体和子宫颈长径之和,子宫体长径为子宫底浆膜层至子宫颈内口的距离(图 5-1A),子宫颈长径为子宫颈内口至外口的距离。子宫前后径为垂直于长轴的子宫前壁浆膜层至后壁浆膜层的最大距离（图5-1A）。子宫体呈椭圆形，最大横切面测量子宫体的左右径，即从子宫体中部一侧浆膜面至对侧浆膜面的最大距离（图5-1B）。

子宫正常值：正常女性子宫的大小随着年龄的不同及孕产史的不同，大小也随之不同。

（1）未育女性子宫

此时子宫长径为6~8.5 cm、前后径为2~4 cm、横径为3~5 cm。

（2）经产妇子宫

此时子宫长径为8~10.5 cm，前后径为3~5 cm，横径为4~6 cm。

（3）绝经后子宫

此时子宫萎缩，子宫长径为3.5~7.5 cm，前后径为1.7~3.3 cm，横径为2~4 cm。

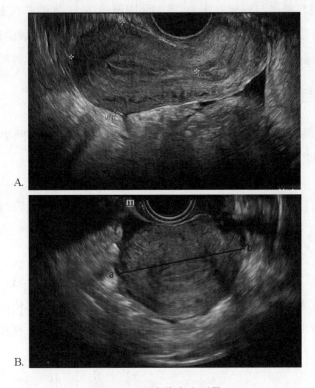

图5-1　子宫体大小测量

A. 子宫正中矢状面子宫体长径及前后径；B. 横切面子宫体横径（a 至 b 的距离）

四、正常子宫二维超声声像图

子宫呈倒置的梨形，外形规整，子宫浆膜面呈细线样高回声，肌层为均质中低回声，最内层内膜居中，随月经周期而发生变化。

1. 子宫肌层超声表现

子宫肌层超声表现为内部呈均匀的中低回声，临近宫内膜可见低回声的子宫内膜-肌层结合带(junctional zone,JZ)。

　　子宫肌层分为外肌层、中肌层和内肌层三层,在超声上无法清晰分辨这三层结构。内肌层是最薄的一层,紧贴宫腔,超声可表现为内膜周边的低回声晕,也被称为子宫内膜下声晕(子宫内膜-肌层结合带)。子宫内膜-肌层结合带的厚度和回声在月经周期中不会出现显著的改变,但可出现短暂的收缩活动,排卵期内肌层的收缩运动从子宫颈至子宫底,月经期肌层逆向收缩。内肌层的收缩运动可能在传送精子过程中起着重要作用。

　　2. 子宫内膜回声随月经周期不同而出现不同的声像图表现

　　子宫内膜由浅层的功能层和深部的基底层构成。孕龄期女性子宫内膜的改变主要是功能层随月经周期发生明显变化,以月经周期为 28 天,分为月经期、增殖期、分泌期。

　　(1)月经期(月经周期第 1~4 天)

　　此期子宫内膜薄,月经未干净时为不均匀回声,月经基本干净后表现为均匀的等回声(图 5-2A)。

　　(2)增殖期(月经周期第 5~14 天)

　　此期子宫内膜的功能层受雌激素作用增生变厚,与基底层相比呈低回声,子宫内膜就会形成三线征(图 5-2B)。

　　(3)分泌期(月经周期第 15~28 天)

　　此期相当于黄体期,内膜功能层在孕激素作用下增厚水肿,腺上皮分泌富含糖原的液体,螺旋动脉扭曲,内膜功能层在超声上回声增强,表现为与基底层回声相同的高回声(图 5-2C)。

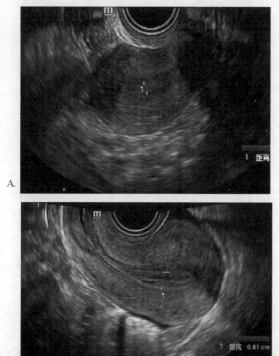

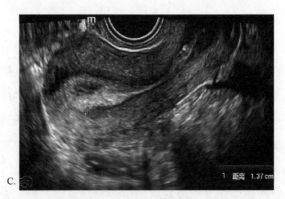

图 5-2　子宫内膜分期

A. 月经期子宫内膜；B. 增殖期子宫内膜；C. 分泌期子宫内膜

高恩(Gonen)等进一步解释了子宫内膜回声分型。A 型:三线征;B 型:三线征欠清晰;C 型:三线征消失,详见本章第二节。

3. 正常宫腔三维超声

冠状切面上子宫底平坦或稍凹陷,宫腔呈倒三角形,回声均匀,与肌层分界清晰,双侧子宫角清晰可见,内膜周围为低回声的子宫内膜-肌层结合带(图 5-3)。

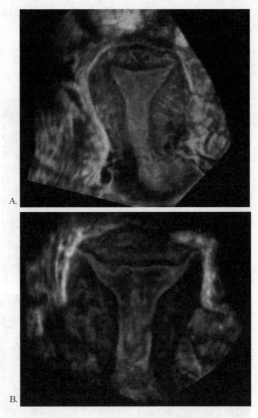

图 5-3　子宫宫腔三维超声成像

宫腔呈倒三角形,双侧子宫角清晰可见,双侧及子宫底内膜-肌层结合带显示清晰

(林欣)

第二节　子宫内膜容受性超声评估

一、概述

成功的妊娠有赖于具有发育潜能的优质胚胎及与之相匹配的处于容受窗时期的子宫内膜,胚胎发育潜能下降或子宫内膜容受能力受损会对胚胎-内膜之间的相互吸附作用产生负面影响,导致植入失败[2-4]。随着体外受精技术的发展,冷冻胚胎的推广应用,人们能够将胚胎发育与内膜容受这两个原本同时发生的事件分成两个独立的环节来解析和处理。现代辅助生殖技术能够通过改进促排卵方案、提高授精和胚胎培养技术、采用遗传学检测技术进行胚胎筛选等多种手段来改善移植胚胎的质量,但对于子宫内膜的全面评估仍是个难题。子宫内膜容受性(endometrial receptivity,ER)是指子宫内膜允许囊胚定位、黏附、侵入,并诱导内膜间质发生一系列变化,最终使胚胎着床的能力,也就是子宫内膜接受胚胎的能力。根据体外受精-胚胎移植(in vitro fertilization and embryo transfer,IVF-ET)研究的数据模型证实,子宫内膜对于生殖成功的贡献占31%~64%。

正常子宫内膜生理过程是一个多阶段、多基因参与的复杂过程,子宫内膜并非在月经周期的每个阶段都适宜接受胚胎,仅仅在一个特定的时期,内膜对于胚胎的植入由非接受状态发展到接受状态,这一时期即"种植窗(window of implantation,WOI)",是指月经周期中具有子宫内膜最大容受能力的短暂时期,相当于排卵后第6~10天,正常月经周期的第20~24天,LH高峰日后的7~11天。在此期间,内膜会发生一系列免疫学、分子学、细胞学,以及结构、血供的变化,促使容受性达到顶峰,迎接胚泡的植入。正确评价子宫内膜容受性,有助于我们去指导受孕或者捕捉人工辅助生殖技术(artificial reproduction technology,ART)过程中由于个体差异、子宫内膜准备方案不同等因素发生偏移的种植窗期,达到胚胎龄与内膜龄同步化的目的。

二、子宫内膜容受性的评估手段

从1937年Rock和Bartlett阐述子宫内膜的种植窗期组织学变化开始,对于人类子宫内膜生理学和病理学的认识已有长足进展,目前主要借助宫腔镜、子宫内膜组织学评估、子宫内膜胞饮突、子宫内膜自然杀伤细胞、子宫内膜容受性芯片、宫腔液检测及影像学等手段。

宫腔镜作为诊治宫腔疾病的金标准,能够发现并去除影响胚胎着床的物理因素,如息肉、黏膜下肌瘤、粘连、瘢痕及纵隔等病变。此外,还能通过观察处于黄体中期的子宫内膜是否具备典型的腺体开口及曲张的血管,进而推断内膜是否处于理想的容受状态。在既往助孕失败的患者中,宫腔镜下内膜表现不佳的比例较正常人群更高;相反,经宫腔镜判断为内膜容受良好的患者,后期助孕成功的概率较高。研究认为,宫腔镜可以作为反复着床失败患者排除宫腔因素的常规诊疗手段。

借助于子宫内膜组织学评估,能够通过排除内膜炎症或增生等病理性情况确定内膜的健康状态。除这些病理性情况外,组织学评估还可以根据腺体有丝分裂程度、核下空泡、糖原分泌、基质水肿、螺旋小动脉动态改变、假蜕膜化反应等标志性特征,大致推算子宫内膜在月经周期中的时相。如果分泌期子宫内膜的组织学时相滞后于月经周期雌孕激素变化的实际时序 2 天以上,则是诊断黄体功能不全的依据,被认为与着床失败及早期妊娠丢失有关。然而,至今尚没有大样本研究充分支持将组织学评估结果作为子宫内膜容受性的独立预测因子。

子宫内膜胞饮突是子宫内膜容受性的形态学标记物之一(图 5-4)。在电镜下,处于种植窗期的胞饮突表现为内膜腔上皮细胞顶质膜形成大量胞质并呈花朵样肿胀,整个过程持续不到 48 小时。Jin 等通过计算发育中及发育完全的胞饮突占总的胞饮突的百分比制定了胞饮突发育的评分系统,发现胚胎种植率及临床妊娠率与高评分的胞饮突发育呈正相关。胚胎的成功植入必须在时间上与 WOI 期同步,在空间上与发育旺盛、排列紧密的胞饮突区域契合。

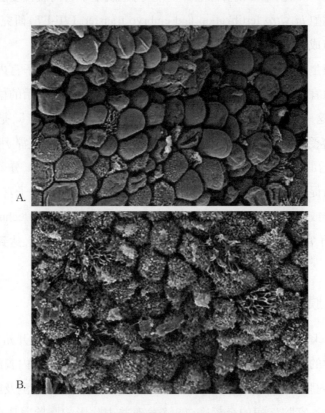

图 5-4　子宫内膜种植窗期的胞饮突的电镜表现

A. 发育良好的胞饮突;B. 发育不良的胞饮突

图片由浙江省人民医院生殖内分泌科提供

子宫内膜自然杀伤细胞(uterine natural killer cells,uNK)被认为在早期妊娠的建立及维持中发挥重要作用,目前主要采用流式细胞术或者免疫组化法来计数。已有的证据提示 uNK 可能参与了免疫耐受、滋养细胞侵袭及血管生成等重要过程。尽管有众多基础研究支持 uNK 影响子宫内膜容受性的假设,但在原因不明性复发性流产患者的研究中并未发现 uNK 数目与妊娠结局之间的关联,将 uNK 计数与子宫内膜组织学评估联合应用或能提高预测价值。

子宫内膜容受性芯片有助于识别在 ART 周期过程中可能发生偏移的种植窗。Diaz-Gimeno 等从转录组的角度来探索如何实现对容受期的精确识别,他们通过对不同时期的子宫内膜活检标本进行全基因组测序,发现 238 个基因在容受窗期存在表达差异,这些基因主要参与了应激、防御、创伤后反应等免疫过程,并且与细胞周期、细胞黏附、组织结构形成等有关。为了将上述发现更好地应用于临床,Diaz-Gimeno 等进一步开发了子宫内膜容受性芯片(endometrial receptivity array,ERA),它基于微阵列技术的分子诊断系统,根据容受性相关基因谱的表达将内膜所处阶段分为容受期、容受前期或增殖期,指导制定个性化的胚胎移植时间。据报道,反复种植失败的患者在标准移植时间的内膜组织内常有更高比例的不接受度,而根据 ERA 结果进行移植时间的调整后,这些患者可以得到与对照组相近的临床妊娠率。

宫腔抽吸液中的某些特定成分,如尿皮素、激活素 A、人类蜕膜相关蛋白、白介素-I8、胎盘蛋白、肿瘤坏死因子-α 等的含量,可能与后续 IVF 或 IUI 的助孕结局相关。但这些研究证据力度尚低,未形成可靠的诊断性实验。

近年,二维经阴道超声(two dimensional-transvaginal sonography,2D-TVS)及三维经阴道超声(three dimensional-transvaginal sonography,3D-TVS)凭借其方便快捷、实时动态、直观价廉等优势,辅以宫腔水造影、子宫内膜静脉超声造影等技术,通过观察子宫内膜的厚度、容积、形态、回声、波状运动、结合带、子宫内膜和内膜下血供、子宫动脉血流参数等指标,成为评价子宫内膜生理状态、发现子宫内膜病变首选的影像学手段[5-7]。2018 年,《辅助生殖技术中异常子宫内膜诊疗的中国专家共识》中对子宫内膜容受性的评估大多可借助于超声完成[8]。

三、子宫内膜容受性的超声评估时间窗

子宫内膜容受性的常用超声评估时间窗包括 LH 高峰日/hCG 注射日、排卵日/取卵日、IUI 日、胚胎移植(embryo transfer,ET)日、种植窗期。选择不同的时间窗可以达到不同的评估目的。如果以 IUI 或 ET 作为时间节点,选择在此之前进行评估,能为临床修订诊疗策略留出时间,改善内膜容受性、确定当次周期是否继续或者移植的胚胎数量。相反,如果选择在上述时间窗之后,如子宫内膜种植窗期,虽然在时间轴上来不及改善当次月经周期不利因素、无法取消周期或调整移植的胚胎数量,但此期能直接反映胚胎植入的内膜微环境,为今

后的子宫内膜准备方案提供关键信息。上述时机各有利弊,究竟哪个时间窗的评估对妊娠结局更具预测价值、对临床诊疗更具指导意义,尚未形成共识。另外,也有学者提出,无论选择哪一天进行超声检查,均宜统一安排在上午 7~9 点,以减少子宫内膜昼夜变化带来的影响。

四、子宫内膜容受性的常用超声评估指标

(一)子宫内膜厚度

1. 子宫内膜厚度的自然周期性变化

子宫内膜分为基底层和功能层,功能层受下丘脑-垂体-卵巢轴分泌的激素调控呈现周期性变化。以正常月经周期 28 天为例,可分为增殖期、分泌期和月经期。月经期为月经周期第 1~4 天,此期由于雌、孕激素的撤退,功能层从基底层崩解、剥脱、出血,在月经干净时子宫内膜厚度小于 4 mm;增殖期为月经周期第 5~14 天,相当于卵泡发育至成熟的阶段,在雌激素作用下,子宫内膜腺体和间质细胞呈增生状态,内膜厚度在这一时期显著增厚,最大厚度可达 11 mm;分泌期为月经周期第 15~28 天,相当于黄体期,在孕激素的作用下,内膜呈分泌反应,血管迅速增加,更加弯曲,间质疏松水肿。同时,由于雌激素在黄体期浓度较低,子宫内膜增厚相对缓慢,内膜厚度在排卵后抵达平台期,厚度 9~14 mm,并在整个黄体期维持相对恒定。

2. 子宫内膜厚度的测量方法和技巧

(1)测量方法

美国超声医学会(The American Institute of Ultrasound in Medicine)盆腔超声检查实践指南[9]建议在经阴道超声子宫最大正中矢状切面,距离宫腔底部 1 cm 处,垂直子宫腔线,测量介于前、后壁内膜基底层外缘之间的距离(图 5-5),不包括与内膜毗邻的子宫内膜-肌层结合带。

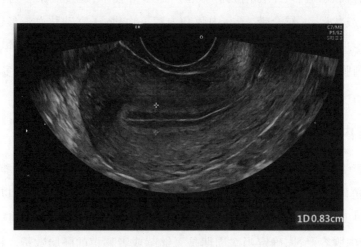

图 5-5 子宫内膜厚度的测量

（2）测量技巧

1）选择在子宫内膜无明显波动时进行测量。

2）在宫腔积液的情况下，即在超声显示宫腔线分离时（图 5-6），分别测量前后壁内膜厚度并取其和。

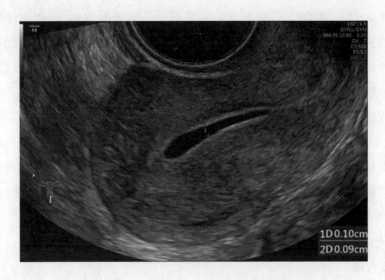

图 5-6　宫腔积液时子宫内膜厚度的测量

3）避免在以下三个区域进行测量：①内膜受压区域；②内膜赘生物区域；③宫腔粘连区域。

4）在平位子宫、各种原因引起的非妊娠状态子宫过大或盆腔术后子宫与壁腹膜粘连，被纵向拉伸等情形下，由于受 TVS 探头的显示深度、角度等限制，难以清晰辨认内膜全貌，可以改为 TAS，通过调整视角、探头频率、显示深度，弥补经阴道途径的局限，改善内膜的显示效果。

3. 子宫内膜厚度的临床意义[10-15]

适宜的内膜厚度是胚胎种植成功的重要因素之一。Bonilla-Musoles 等发现，IVF/卵泡浆内单精子注射（intracytoplasmic sperm injection，ICSI）周期的 ET 日内膜厚度介于 8～14 mm 者，妊娠结局最理想。Craciunas 等研究表明，IUI 周期或 IVF 周期的 hCG 注射日内膜厚度介于 6～14 mm 者，内膜厚度与临床妊娠率（clinical pregnancy rate，CPR）呈显著正相关性。2017 年，《中国妇科超声检查指南》提出，排卵期内膜厚度≥10 mm 者最适宜胚胎着床。有研究显示薄型内膜（<5～8 mm）是 ART 周期中最为常见的问题，发生率为 2.4%，这也是在体外卵母细胞成熟的情况下胚胎植入成功率低的重要原因，其着床失败率高达 87%～100%。研究表明内膜厚度<5 mm 者妊娠无一发生，< 7 mm 者妊娠率低。Casper 等认为，薄型内膜会使植入的受精卵非常靠近螺旋动脉，过高的宫腔氧分压不利于受精卵生长，从而增加自然流产的风险。Bonilla-Musoles 等指出，薄型内膜会导致接受 ART 周期

的女性发生异位妊娠的概率显著增加。与此同时,有研究显示,胚胎质量是植入能否成功的决定性因素,优质胚胎能够在子宫瘢痕缺陷或输卵管等部位着床即为例证。鉴于此,有学者不建议仅仅因薄型内膜而取消周期。但许多生殖中心发表的论文提到内膜过薄与不良妊娠结局相关,并将 ET 日内膜厚度≥8 mm 作为周期继续的阈值。另有研究认为,当内膜厚度>14 mm 时,胚胎植入率、临床妊娠率都会受到负面影响,流产率增加,但也有学者对此观点持有异议。的确,内膜厚度与妊娠结局在一定范围内呈正相关,但妊娠结局还取决于患者年龄、卵巢刺激持续时间及胚胎质量等因素,至今没有充足的数据支持将内膜厚度作为独立因子去预测 ART 周期妊娠结局,其价值有待进一步研究。

(二)子宫内膜容积

1. 子宫内膜容积的自然周期性变化

内膜容积与内膜厚度的自然周期性变化有着显著相关性。国外学者研究显示,具备正常月经周期的育龄期女性,内膜和内膜下容积会在卵泡期显著增长,在围排卵期抵达平台期,在黄体期维持相对恒定[16]。

2. 子宫内膜容积的测量方法和技巧

(1)测量方法

在 TVS 子宫正中矢状切面,启用三维虚拟器官计算机辅助分析(3D-VOCAL™)技术(扇扫角度 180°、容积角度 120°),在 Omni View 模式下,沿宫腔线长轴描绘曲线,获取三维重建冠状切面,操纵视图直到获取令人满意的子宫和内膜形态,然后以 15°或 30°旋转纵轴切面,手动勾画 6 层或 12 层内膜基底层外缘,上缘抵达宫腔底部,完整包络双侧子宫角,下缘以子宫颈内口为界,自动获取内膜容积(图 5-7)。

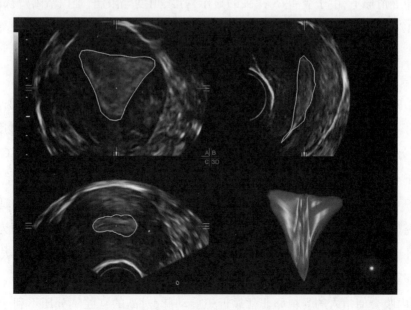

图 5-7　应用 Vocal 软件自动测算子宫内膜容积

（2）测量技巧

1）不建议在伴有明显宫腔积液、赘生物或内膜明显受压的情况下测量内膜容积。

2）在平位子宫、各种原因引起的非妊娠状态子宫过大或盆腔术后子宫与壁腹膜粘连，被纵向拉伸等情形下，由于受 TVS 探头的显示深度、角度等限制，在三维重建冠状切面上内膜显示欠佳，可以改为 TAS，通过调整视角、探头频率、显示深度，弥补经阴道途径的局限，改善内膜边缘的显示效果。

3. 子宫内膜容积的临床意义

接受 IUI 周期的女性在 IUI 日的内膜容积，以 2 ml 作为截断值预测临床妊娠的敏感度和特异度分别为 78.6%、56.7%。在 IVF+鲜胚周期的 ET 日，以 2 ml 作为截断值预测临床妊娠的灵敏度和特异度分别为 93.5%、22.2%；以 2.5 ml 作为截断值，灵敏度和特异度分别为 90.3%、35.8%。在冻胚周期的 ET 日，以 3.2 ml 作为截断值预测临床妊娠的灵敏度和特异度分别为 80%、77.1%。

（三）子宫内膜回声

1. 子宫内膜回声分型

子宫内膜在月经周期中有着不同的声像图表现，根据子宫内膜和宫腔线之间的回声相互关系，可以将子宫内膜回声分为三型（图 5-8）[17]。A 型：呈三线征，由前、后壁内膜基底层和宫腔线共同构成高回声的"三线"，三线之间的内膜区域为低回声；B 型：三线征欠清晰，前、后壁内膜基底层仍然为高回声，内膜回声呈片状、灶状增强，并超过子宫肌层回声，此时宫腔线高回声仍清晰可见；C 型：三线征消失，子宫内膜区域呈边界清楚的整体高回声区，不能辨别宫腔线位置。

在自然周期，子宫内膜回声受雌激素、孕激素影响会发生周期性变化。月经期，由于雌激素、孕激素水平降低，子宫内膜剥落，经净时子宫内膜呈线样高回声。增殖期，受雌激素为主的影响，内膜功能层发生以血管和腺体增殖为主的改变，表现为基底层高回声、功能层低回声、宫腔线高回声的 A 型内膜呈三线征。分泌早期，受孕激素影响，内膜水肿，腺体分泌，糖原增加，功能层回声逐渐增强，与基底层的界限不清，表现为 B 型内膜。分泌中晚期，孕激素的作用更加明显，内膜功能层、基底层和宫腔线的回声接近，呈均匀的高回声，表现为 C 型内膜。一般 A 型内膜在排卵后 48 小时，逐渐向 B 型内膜转变，在分泌中晚期向 C 型内膜转变。

2. 子宫内膜回声分型的临床意义

在 hCG 注射日或取卵日，内膜回声的增强与胚胎种植率（implantation rate，IR）、CPR 呈反比。A 型内膜适合于胚胎着床的厚度范围最大，种植率和 CPR 明显高于 C 型，具有较好的内膜容受能力；反之，C 型内膜提示内膜提前进入分泌期，与无排卵周期及过早黄体化有关，胚胎种植率和 CPR 在子宫内膜 A、B、C 三型之中最低。

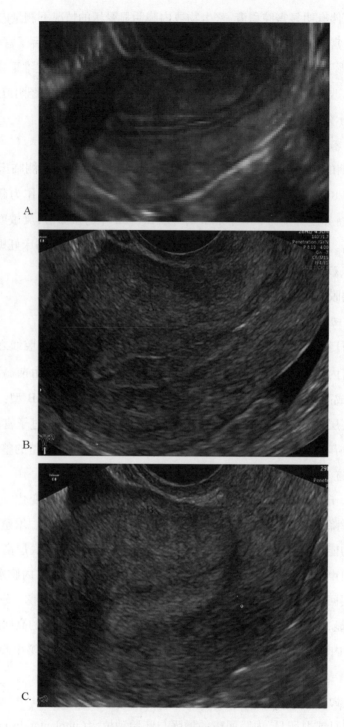

图 5-8 子宫内膜回声分型

A. A 型呈三线征；B. B 型的三线征欠清晰，内膜回声逐渐增强；C. C 型的三线征消失，内膜呈现均质高回声区

(四) 子宫内膜形态和宫腔结构

任何影响到内膜形态和宫腔结构的病变都会增加不孕概率。宫腔病变在正常女性中的发病率约为 0.06%,在有反复流产史的患者中则上升为 13%。宫腔镜下的宫腔成形术可以显著提高患者的自然妊娠率,降低流产率及早产率。早期确诊、及时处理,对于准备接受助孕的女性来说尤为重要。可以通过常规二维及三维灰阶超声、必要时辅以宫腔水造影、子宫内膜静脉超声造影完成评估。

1. 正常的子宫内膜形态和宫腔结构

子宫内膜在冠状切面上呈倒三角形,底部平坦或稍凹陷(凹陷最低点距双侧子宫角连线<5 mm),宫腔边缘光滑,子宫角清晰锐利,内膜回声与所处的月经周期时间点相匹配,无受压、中断、粘连、缺失及占位性病变(图 5-9)。

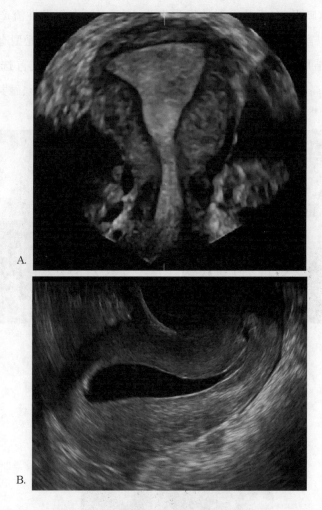

图 5-9 正常的子宫内膜形态和宫腔结构

A. 子宫内膜呈倒三角形,底部平坦,宫角清晰锐利,内膜回声与所处的月经周期时间点相匹配;B. 宫腔边缘光滑,无受压、中断、粘连、缺失及占位性病变

2. 子宫内膜形态和宫腔结构的观察方法、观察内容和注意事项

（1）观察方法

选择 TVS 子宫正中矢状切面，启用 3D-VOCAL™ 技术（扇扫角度 180°，容积角度 120°），选择 Omni View 模式或 Render 模式，沿着宫腔线长轴描绘一条曲线，获取三维重建冠状切面，操纵视图直到获取满意的内膜外观，上缘抵达宫腔底部，包络双侧子宫角，下缘以子宫颈内口为界，应用容积对比显示模式（volume contrast imaging，VCI），逐层观察内膜形态。如有必要，可辅以经阴道二维宫腔水造影（two dimensional-transvaginal saline infusion sonography，2D-SIS）或经阴道三维宫腔水造影（three dimensional-transvaginal saline infusion sonography，3D-SIS）观察宫腔结构。

（2）观察内容

1）先天性子宫畸形：在不孕人群的发生率为 3%～4%，在复发性流产妇女中发生率为 5%～10%，临床上以宫腔镜和腹腔镜作为金标准。明确诊断及区分亚型有助于临床确定手术方案，改善妊娠结局。3D-TVS 被公认为女性生殖道畸形的一线首选影像学诊断方法（图 5-10），准确率高达 84.1%。对于疑难病例，建议选择宫腔水造影、磁共振、宫腔镜、腹腔镜检查以查缺补漏[18]。

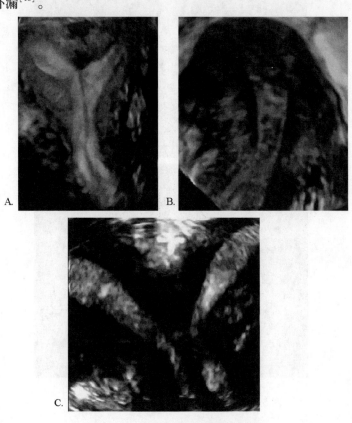

图 5-10 宫腔三维重建冠状切面

A. 纵隔子宫；B. 单角子宫；C. 双子宫

2）宫腔粘连：又称 Asherman 综合征，与宫腔手术史的有无及次数密切相关，内膜基底层受损后发生纤维化并与对侧内膜形成黏附，与 43% 的女性不孕症有关，临床以宫腔镜作为诊断金标准（图 5-11）。2D-TVS 通过发现内膜厚薄不均、连续性中断、回声杂乱、子宫角圆钝等迹象疑诊 IUA，三维重建冠状切面可进一步明确粘连有无、部位、范围，并计算其占据宫腔的面积百分比。然而有不少研究结果显示，借助于 2D-TVS 或 3D-TVS 来诊断 IUA，这与操作者经验、仪器质量密切相关，观察者间可重复性、诊断准确率差异极大。故当临床高度疑诊 IUA，但 2D-TVS 或 3D-TVS 没有阳性发现时，建议首选宫腔水造影；当然，子宫输卵管碘油造影也是临床备选的影像学手段。

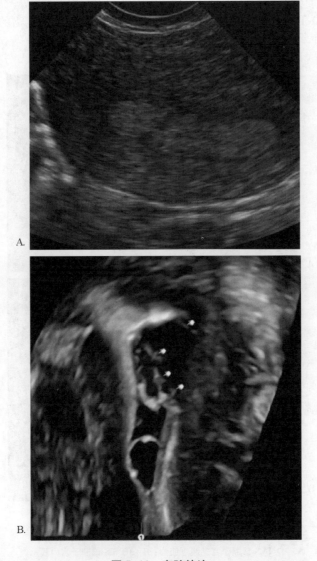

图 5-11　宫腔粘连

A. 2D-TVS 显示内膜连续性中断；B. 3D-SIS 评估宫腔粘连累及范围

3）宫腔积液：宫腔积液的主要原因包括输卵管积液、超生理的雌激素导致内膜腺体分泌过多、宫腔粘连、剖宫产切口愈合不良、盆腔子宫内膜异位症、PCOS。ART 周期出现宫腔积液的发生率为 2.95%～8.2%，会增加 ART 周期取消率，显著降低妊娠率。《辅助生殖技术中异常子宫内膜诊疗的中国专家共识（2018）》建议对子宫腔积液前后径≥3.5 mm、B 超提示宫腔积液合并子宫内膜异常、持续性宫腔积液（胚胎移植日仍未消失）的备孕女性，取消胚胎移植并行宫腔镜诊疗。宫腔积液的累及范围和严重程度可以借助于 2D-TVS 评估[19-22]。

4）宫腔赘生物：子宫黏膜下肌瘤和子宫内膜息肉（图 5-12）对胚胎种植的影响较大，手术切除后宫内妊娠率能够明显增高。故应在接受助孕之前予以宫腔镜下切除。如果以宫腔镜检查或子宫切除后的大体病理作为金标准，2D-SIS 或 3D-SIS 对宫腔赘生物的诊断价值要高于 2D-TVS 或 3D-TVS。建议以 2D-TVS 或 3D-TVS 作为宫腔赘生物的初筛手段，必要时辅以宫腔水造影[23]。

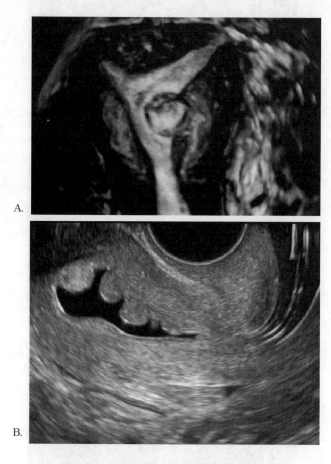

图 5-12　子宫黏膜下肌瘤和子宫内膜息肉

A. 3D-TVS 诊断子宫黏膜下肌瘤；B. 3D-SIS 诊断子宫内膜息肉

5）剖宫产瘢痕缺陷（caesarean scar defect，CS）：是指剖宫产部位的子宫肌层连续性中断、缺失，以经后淋漓不净、不孕为常见主诉。超声测量参数包括瘢痕缺陷的范围、缺陷底部的宽度、毗邻缺陷处的子宫肌层厚度、缺陷处的残余肌层厚度(图5-13)。Marjolein Bij de Vaate AJ 等和 Baranov A 等分别评估了 3D-TVS 或 2D-TVS 对剖宫产瘢痕缺陷的诊断效能并得出结论,即剖宫产瘢痕缺陷相关测量参数的观察者间和观察者内可重复性很高[24,25]。

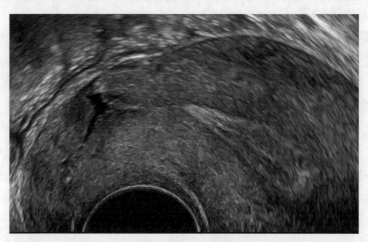

图 5-13 2D-SIS 显示剖宫产瘢痕缺陷累及范围

6)子宫肌层病变:即便未导致宫腔形态的明显扭曲,肌壁间肌瘤也和较差的生殖结局相关。2D-TVS 或 3D-TVS 能够对肌瘤做出直观评估,必要时可辅以宫腔水造影。测量参数除了三径之外,还需获取宫腔受压后的凹陷深度。

(3)注意事项

1)子宫内膜形态的评估建议选择在分泌期,该期子宫内膜与肌层的声阻抗差值较大,有助于子宫内膜形态的清晰显现。

2)临床疑诊宫腔粘连的病例,建议选择在围排卵期到黄体中期进行检查,较厚的子宫内膜有助于宫腔粘连的检出。临床高度疑诊宫腔粘连,而灰阶超声没有阳性发现的病例,建议选择宫腔水造影。

3)临床疑诊子宫内膜息肉的病例,建议选择在经净后3~7天进行检查,该期子宫内膜处于增殖期,功能层呈均匀低回声,有助于高回声息肉的检出。临床高度疑诊子宫内膜息肉,而灰阶超声没有阳性发现的病例,建议选择宫腔水造影。

(五)子宫内膜波状运动

子宫内膜波状运动(简称"波动")源自子宫内膜-肌层结合带的机械蠕动,是指子宫内膜的不同部位沿着某个方向依次收缩,类似于波的传播。

1. 子宫内膜波状运动的观察内容、方法和技巧

(1)观察内容

1)波动方向:分为七型。1型,自子宫颈向子宫底较大幅度的正向节律波动;2型,自子宫底向子宫颈较大幅度的负向节律波动;3型,正向波动和负向波动交替进行;4型,正向波动抵达子宫底部后,朝子宫颈方向折返;5型,子宫内膜波动可见,但不向子宫底或子宫颈传播的驻波;6型,子宫颈和子宫底同时收缩,相向波动;7型,起始子宫腔任意一点的无明确方

向、较小幅度的不规则波动;8型,无明显的子宫内膜波动。

2)波动频率:分为三级。1级频率无波动或微弱波动;2级频率>4次/分;3级频率<4次/分。

(2)观察方法和技巧

嘱患者平静呼吸,在子宫无明显外力干扰(如对下腹施压、腔内探头粗暴拨动等)的情形下,选择TVS子宫正中矢状切面,观测子宫内膜波动的频率和方向,3~5分钟。

2. 子宫内膜波动模式的自然周期性变化与临床意义

在自然月经周期,内膜波动受雌、孕激素影响,会产生与宫腔压力变化同步的周期性变化。从卵泡中期开始在雌激素的作用下,内膜波动以负向为主,频率和幅度递增并在排卵前达到峰值;围排卵期在雌激素作用的基础上,受孕激素影响,波动逐渐由负向转换为正向,排卵后波动频率及幅度下降,负向波动消失,以<4次/分的相向波动多见;种植窗期宫腔底部甚至可以保持相对静止。

子宫内膜的异常波动模式,如种植窗期的高频率波动、负向波动、僵硬无运动,或围排卵期由负向波动转换为正向波动的过程提前,均可能导致着床率降低,自然流产或异位妊娠概率增加。了解子宫内膜波动的自然周期性变化和异常波动模式,有助于临床模拟子宫内膜在生理状态下的波动模式,修正异常波动,提高胚胎在正常部位的着床率。例如,借助于吡罗昔康、阿托西班等药物能够抑制胚胎移植日的负向波动。

笔者认为,目前在实际工作中应用超声手段观察子宫内膜波动的频率、幅度、方向,绝大多数依赖于主观目测。检查结果是否可靠、可重复性是否可接受,尚有待商榷,期待人工智能为子宫内膜波动提供更为客观、精细、量化的评估。

(六)子宫内膜-肌层结合带

子宫有别于人类体内绝大多数伴有黏膜层脏器的特征是子宫内膜下缺乏可以阻止黏膜侵犯毗邻肌层的黏膜下层,内膜外缘紧邻结合带。子宫内膜-肌层结合带由子宫肌层内侧1/3构成,是一层独特的、具有性激素依赖性的区域,由普通肌细胞构成,这部分肌细胞和子宫肌外层的平滑肌细胞相比,核-浆比例增加,血管密度更高,它管辖着许多至关重要的与生殖相关的功能,在胚胎种植和妊娠过程中扮演着多面的角色。近年来,3D-TVS的应用为子宫内膜-肌层结合带的评估提供了一个崭新的、无与伦比的视角。通过冠状切面可以显示2D-TVS难以获取的子宫内膜-肌层结合带侧面观和底部观。

1. 结合带的评估内容、观察方法和技巧

(1)评估内容

1)子宫内膜-肌层结合带厚度:①子宫内膜-肌层结合带最小厚度(JZmin)[a];②子宫内膜-肌层结合带最大厚度(JZmax)[b];③子宫肌层最大总厚度(MTmax)[c];④子宫内膜-肌层结

---

a 即从内膜基底层外缘到子宫肌外层内缘之间的最小距离。

b 即从内膜基底层外缘到子宫肌外层内缘之间的最大距离。

c 即在JZmax同一平面上从内膜基底层外缘到浆膜层之间的肌层厚度。

合带最大厚度与最小厚度的差值（JZdif）[a]；⑤子宫内膜-肌层结合带最大厚度与子宫肌层最大总厚度的比值（JZrat）[b]。

2）子宫内膜-肌层结合带回声和结构：正常的子宫内膜-肌层结合带在声像图上表现为围绕在子宫内膜周围的边界清楚、厚度较均一的薄层低回声声晕（图5-14）。子宫内膜-肌层结合带回声和结构的改变是指这一区域被高回声内膜组织浸润，表现为在低回声背景下出现局灶或弥漫分布的高回声，子宫内膜-肌层结合带结构扭曲、中断、毁损、边界不清（图5-15）。

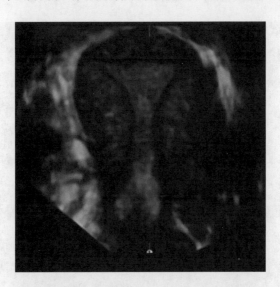

图5-14　3D-TVS显示包绕在子宫内膜周围的边界清楚的薄层低回声子宫内膜-肌层结合带

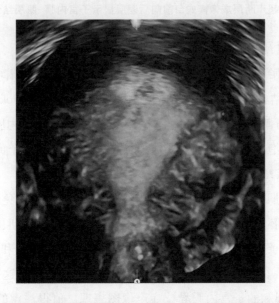

图5-15　3D-TVS显示子宫腺肌症的子宫内膜-肌层结合带回声弥漫性增强，结构毁损

a 即 JZmax-JZmin。
b 即 JZmax/MTmax。

（2）观察方法和技巧

选择 TVS 子宫正中矢状切面,启用 3D-VOCAL™ 技术(扇扫角度 180°,容积角度 120°),选择 Omni View 模式或 Render 模式,沿着宫腔线长轴描绘一条曲线,获取三维重建冠状切面,操纵视图直到获取满意的内膜外形,上缘抵达子宫底部,包络双侧子宫角,下缘以子宫颈内口为界,应用容积对比显示模式(volume contrast imaging,VCI),层距 2~4 mm,逐层显示子宫内膜-肌层结合带,也可以另选超声断层成像等模式观察(图 5-16)。

图 5-16　应用超声断层成像模式自前向后逐层显示子宫内膜-肌层结合带冠状切面

2. 子宫内膜-肌层结合带在生理状态下的变化

在生理状态下,年龄 20~50 岁,子宫内膜-肌层结合带厚度会随着年龄而增长。Kunz 等报道,30 岁之后,后壁结合带会逐渐增厚,34 岁之后显著增速。L. Jokubkiene 等研究显示,具备正常月经周期的育龄期女性,子宫内膜和内膜下区域(即子宫内膜-肌层结合带)容积的变化趋势相仿,在卵泡期显著增长,在围排卵期抵达平台期,在整个黄体期维持相对恒定。

3. 子宫内膜-肌层结合带的临床意义

异常的子宫内膜-肌层结合带以增厚、结构毁损为特征,不可避免地改变肌层的协调蠕动,影响精子的运输和胚胎的种植,导致妊娠概率降低。子宫内膜-肌层结合带越薄,胚胎种植率越高,反之亦然。子宫内膜-肌层结合带的自我损伤与自我修复和腺肌症的发生密切相关,它的毁损是腺肌症、盆腔子宫内膜异位症发生的主要初始事件,这一变化能够促使超声医师注意到一些微小温和的子宫内膜异位症声像图表现。值得注意的是,有时超声并不能精确测量子宫内膜-肌层结合带厚度,尤其是当它结构毁损,与内膜、肌层回声相仿时,建议在这种情况下厚度不作为必须获取的指标,重点在于确认子宫内膜-肌层结合带结构的改变。

（七）子宫动脉与螺旋动脉的脉冲多普勒超声评估

1. 子宫动脉与螺旋动脉的自然周期性变化[26]

子宫动脉与螺旋动脉受卵巢激素调节会发生周期性变化。增殖早期,由于雌、孕激素的撤退,子宫动脉和螺旋动脉呈高阻状态。增殖中晚期,在雌激素作用下,血管平滑肌的增殖被抑制,子宫动脉扩张,阻力呈降低趋势,且在优势卵泡侧明显;螺旋动脉走行趋于弯曲、壁略厚、内径增大。分泌期,在孕激素的作用下,血管平滑肌松弛,子宫动脉阻力进一步降低;螺旋动脉数量显著增加,到了分泌晚期,螺旋动脉迅速增长已超出内膜厚度,走行更弯曲,管腔明显扩张,低阻趋势较子宫动脉更明显。

2. 子宫动脉和螺旋动脉的解剖结构、测量方法

（1）解剖结构

1）子宫动脉为髂内动脉前干的分支,在腹膜后沿骨盆侧壁向下向前行,经阔韧带基底部、宫旁组织到达子宫外侧（相当子宫颈内口水平）约 2 cm 处横跨输尿管至子宫侧缘,此后分为上、下两支:上支较粗沿子宫侧缘迂曲上行,称子宫体支,至子宫角处又分为子宫底支、卵巢支及输卵管支;下支较细,称子宫颈-阴道支。

2）螺旋动脉是子宫体支的终末分支,起始于放射状动脉,垂直子宫腔线深入内膜。

（2）测量方法

1）子宫动脉:可以通过两种方法测量（图 5-17）。①应用 CDFI 显示子宫动脉与髂外动脉的交叉点,PW 取样容积放置于交叉点下方 1 cm 的子宫动脉内。少数病例子宫动脉分支位于髂外动脉交叉点之前,PW 取样容积放置于分叉之前的子宫动脉内。②在子宫颈管长轴切面上,PW 取样点位于子宫颈内口外侧缘的子宫动脉子宫体支内。血流参数的分析应建立在对频谱正确获取的前提下:避免在血管拐角处采样,将 PW 的取样容积设定为 2 mm,置于血管中央,探头声束与血管长轴夹角<60°,获取≥3 个连续稳定的心动周期后,对 PSV、RI、PI、S/D 进行评估。

2）螺旋动脉:螺旋动脉细小扭曲、流速低缓,宜将子宫内膜放大（约占屏幕面积的 2/3）,探头声束与宫腔线垂直,最小化二维图像的深度和扇面宽度、略降低二维增益,激活彩色多普勒,选择最小取样框、降低彩色量程、彩色余晖,并适当调高彩色增益、彩色分辨率、彩色线密度、彩色滤波,直到没有明显血流伪像且能让螺旋动脉良好显示的程度。将 PW 取样容积设定为 1 mm,获取≥3 个连续稳定的心动周期。由于血流速度和探头声束与血管长轴的夹角密切相关,螺旋动脉的这一夹角在实际工作中难以被调节至适宜范围内,故建议只对 RI、PI、S/D 进行评估。

3. 子宫动脉和螺旋动脉半定量血流参数的临床意义

内膜及内膜下血流灌注的缺失往往伴随着子宫动脉的高阻状态。子宫动脉阻力可以反映子宫内膜容受性并影响 ART 周期妊娠结局[27-29]。如果在 hCG 注射日或胚胎移植日,子宫动脉 RI<0.80、PI 为 2~3、S/D<12,会和较高的 CPR 有关;而当子宫动脉 RI>0.95、PI>3、

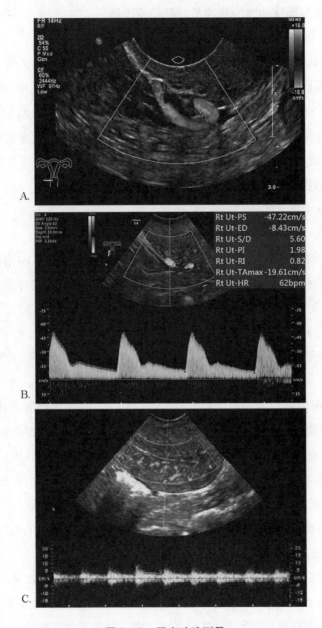

图 5-17 子宫动脉测量

A. CDFI 显示子宫动脉子宫体支；B. PW 测量子宫动脉子宫体支频谱；C. PW 测量螺旋动脉频谱

S/D≥15,则具有很高的阴性预测值。也有学者认为,尽管子宫动脉高阻力常与不良妊娠结局有关,但它不能直接反映内膜血供,对于评估子宫内膜容受性的价值有限,观察螺旋动脉更符合逻辑[7,28]。它的流速增加或阻力降低与良好的妊娠结局密切相关[30,31]。在接受短方案促排卵者的 hCG 注射日,螺旋动脉舒张末期血流速度(EDV)>2.34 cm/s 者的妊娠率明显高于 EDV≤2.34 cm/s 者;当螺旋动脉 RI>0.72、PI>1.6、S/D>3.6 时会影响胚胎种植;接受 IVF 周期并成功受孕者的螺旋动脉 S/D、PI、RI 显著低,当 RI>0.72、PI>1.6、S/D>3.6 时可能影响胚胎种植。也有研究结果与上述观点相悖,即在冻胚周期胚胎移植日,子宫动脉及螺旋动脉的 PI 和 RI 在获得与未获得临床妊娠的女性中差异无统计学意义[32]。

(八) 子宫内膜和内膜下区域血流的能量多普勒血流成像评估

子宫内膜和内膜下区域血流灌注在女性的不同生殖程序中扮演着重要角色,如内膜的生长和胚胎的种植[33]。整体评估子宫内膜和内膜下区域血供在指导临床改善子宫内膜容受性、支持胚胎着床发育的过程中,起到了至关重要的作用。较为常用的超声评估途径有以下两种:①应用 2D-TVS-PDA 或 3D-TVS-PDA 目测子宫内膜及内膜下区域血流灌注程度;②应用 3D-TVS-PDA VOCAL 程序、Shell 功能、血流直方图软件获取子宫内膜及内膜下区域定量血流参数,包括血管形成指数(vascularization index, VI)、血流指数(flow index, FI)、血管形成血流指数(vascularization flow index, VFI)。其中 VI 代表感兴趣区血管数量,FI 代表感兴趣区血流密度,VFI 代表感兴趣区血管信息和血流信息的结合。

1. 子宫内膜及内膜下区域血流灌注程度

(1) 子宫内膜及内膜下区域血流灌注程度的评估方法

嘱患者平静呼吸,选择 TVS 子宫正中矢状切面,局部放大子宫内膜与内膜下区域,约占屏幕面积的 2/3,启用二维能量多普勒血流成像,建议预设置调节为彩色增益-2.0 至 0,脉冲重复频率 0.6 kHz,壁滤波 Low 1。取样框覆盖子宫内膜与内膜下区域,在尽量避免内膜蠕动干扰的情形下,目测评估进入该区域的血管数量。在此基础上也可以同时应用三维重建冠状切面和超声断层成像技术(TUI)进行精细评估,步骤:启用三维能量多普勒血流成像 VOCAL™ 技术,建议预设置调节为彩色增益-2.0 至 0,脉冲重复频率 0.6 kHz,壁滤波 Low 1,扇扫角度 180°,容积角度 120°,扇扫速度中等。取样框覆盖子宫内膜与内膜下区域,在尽量避免内膜蠕动干扰的情形下获取容积数据,启用 TUI,逐层目测冠状切面上的血流灌注程度,以血管数量最多的平面作为评估平面(图 5-18)。

(2) 子宫内膜及内膜下区域血流灌注程度的分级

结合文献[34-36],将子宫内膜及内膜下区域血流灌注程度分为 4 级(每个级别以≥4 条血管数作为阳性界值)。0 级:血流灌注未抵达子宫内膜-肌层结合带;Ⅰ 级:血流灌注进入子宫内膜-肌层结合带,未进入内膜基底层;Ⅱ 级:血流灌注进入内膜,未超过内膜单层厚度 1/2;Ⅲ 级:血流灌注进入内膜,超过内膜单层厚度 1/2,临近或抵达中线。

(3) 子宫内膜及内膜下区域血流灌注程度的临床意义

目前,内膜血供与妊娠结局的相关性尚未达成共识。有研究显示,子宫内膜和内膜下区域血流存在者的 IR 和 CPR 显著高于子宫内膜和内膜下血流缺失者,后者或为高龄女性,或内膜较薄,或子宫动脉阻力高,且半数以上发生流产。Laurentiu Craciunas 认为,在 IVF 周期的 hCG 注射日,内膜血流的存在与较高的 CPR 相关;在 IVF 周期的 ET 日,内膜血流的存在与否与 CPR 无关。也有学者提出,内膜处于缺氧状态可能有助于胚胎植入,子宫内膜和内膜下区域血流缺失者的 IR、CPR 高于子宫内膜和内膜下区域血流存在者,尽管这一趋势并

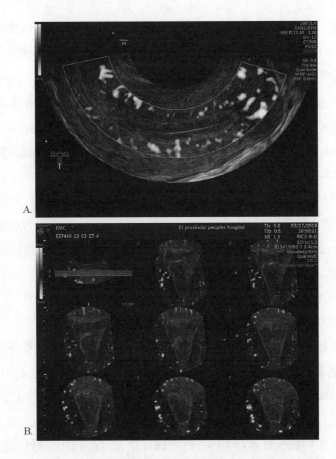

图 5-18 子宫内膜及内膜下区域血流灌注程度的超声评估

A. 应用 2D-TVS-PDA 显示子宫内膜及内膜下区域血流灌注程度；B. 应用 3D-TVS-PDA 超声断层成像模式显示子宫内膜及内膜下区域血流灌注程度

无统计学意义。

　　笔者认为,在实际工作中应用能量多普勒血流成像评估子宫内膜和内膜下区域的血流灌注程度,其方法论的几个环节尚待改进或者形成共识:①仪器预设置,如能量增益、信号功率、脉冲重复频率和三维容积声像图获取速度等参数的标准化。②子宫内膜和内膜下区域的血流灌注程度分级完全借助于目测,主观依赖性较大,观察者间和观察者内的可重复性有待增强。③在平位子宫、各种原因引起于受 TVS 探头的显示深度、角度等限制,难以清晰、完整评估子宫内膜和内膜下血流。如果改 TAS,血流敏感度又远远不及经阴道途径。④在应用三维能量多普勒血流成像获取三维容积数据时,如何去识别、消减由呼吸运动、肠道蠕动、内膜波动所导致的血流伪像。

　　2. 子宫内膜及内膜下区域的定量血流参数

　　(1) 子宫内膜及内膜下区域定量血流参数的测算方法

　　嘱患者平静呼吸,选择 TVS 子宫正中矢状切面,局部放大子宫内膜与内膜下区域区域,约占屏幕面积的 2/3,启用三维能量多普勒血流成像(3D-PDA) VOCAL™ 技术,建议预设置调节为彩色增益-2.0至0,脉冲重复频率0.6 kHz,壁滤波 Low 1,扇扫角度180°,容积角度120°,扇扫速度中等。取样框覆盖子宫内膜与内膜下区域,在尽量避免内膜蠕动干扰的情形下获取容积数据。以15°或30°旋转纵轴切面,手动勾画6层或12层内膜外缘后,自动获取内膜血流立体模型,启动血流直方图软件(histogram),得到子宫内膜的定量血流参数包括VI、FI、VFI。启用壳(Shell)功能,厚度选择2mm,自动获取平行于手动勾画的子宫内膜基底层外缘外侧宽为2mm处的“壳”区域。再次启动血流直方图软件,得到内膜下区域的定量血流参数(图5-19)。

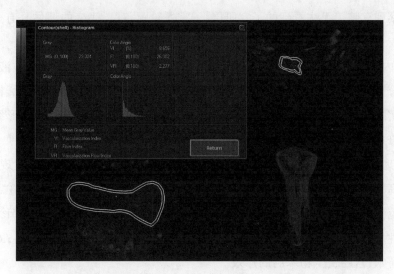

图 5-19　借助于经阴道 3D-PDA VOCAL 软件壳模式获取子宫内膜及内膜下区域定量血流参数 VI、FI、VFI

（2）子宫内膜和内膜下定量血流参数的临床意义[37,38]

通过经阴道 3D-PDA,能够得到子宫内膜及内膜下区域的定量血流参数 VI、FI、VFI,为量化评估血供提供新途径。但由于 3D-PDA 获取子宫内膜和内膜下血流参数受超声仪器、预设置、操作者技能、受检人群、检查时间窗等因素影响,其预测 ART 周期结局的价值尚存争议。

（九）宫腔水造影、子宫内膜静脉超声造影在子宫内膜容受性评估中的应用

需要借助子宫腔水造影、子宫内膜静脉超声造影作为辅助评估手段的情况是 2D-TVS 或 3D-TVS 能够满足子宫内膜容受性绝大部分指标的评估要求,但在以下情况下需深入检查以明确诊断:①对于复杂或模棱两可的子宫先天性畸形的定性诊断和亚型区分有难度者;②在前峡部宫腔没有积液的情形下,由于不能充分撑开子宫瘢痕缺陷,故难以精确评估缺陷累及范围者;③对于临床高度疑诊宫腔粘连或宫腔占位性病变,却因为潜在的病灶与子宫内膜之间的声阻抗差值小,导致没有阳性发现或不能确诊者;④发现宫腔占位性病变,如疑诊子宫内膜息肉或黏膜下肌瘤,难以对其进行鉴别诊断者;⑤3D-TVS 提供的定性和定量指标尚不能满足临床对于子宫内膜和内膜下区域血供评估要求者。近年来,为了解决上述情况

带来的诊断困境,宫腔水造影和子宫内膜静脉超声造影被引入子宫内膜容受性的超声标准化诊断程序,成为以 2D-TVS 或 3D-TVS 为基础的升级评估手段。

1. 宫腔水造影

宫腔水造影是将生理盐水注入宫腔,以观察子宫内膜和宫腔的一种成像模式[39,40]。正常的宫腔在被无回声液体充盈后,容积约 5 ml,在冠状切面上呈倒三角形,底部平坦或稍凹陷(凹陷最低点距双侧子宫角连线<5 mm),边缘光滑,子宫角清晰锐利。大量文献高度肯定了宫腔水造影的诊断价值,认为它对子宫腔的成像效果甚至可以媲美宫腔镜的诊断价值,与此同时能观察到宫腔镜无法看到的子宫肌层、子宫外轮廓,对于病变的评估具有全局观。而与 2D-TVS 或 3D-TVS 相比,宫腔水造影的成像优势如下。

1) 宫腔内正常或异常的腔室、管道结构在造影之前基本处于闭合状态,被液体充盈后,能够充分地分离和扩张,有助于:①精确诊断子宫先天性畸形并区分亚型[41];②精准测算子宫瘢痕缺陷实际累及范围和前峡部残余肌层厚度;③确切评估子宫先天性畸形纠形术或子宫瘢痕缺陷修补术的疗效。

2) 以生理盐水为透声窗,提高宫腔内实体病灶的显示程度,有助于:①发现粘连,尤其是大幅度提高膜性粘连、子宫角粘连的检出率;②鉴别膜性粘连和内膜碎片;③定位粘连的发生部位和范围;④提高子宫内膜多发性息肉、黏膜下肌瘤、内膜癌的检出率和诊断率;⑤观察宫腔占位性病变的生长方式和附着部位,显示病灶与子宫内膜、肌层的关系;⑥确切评估宫腔粘连松解术、宫腔赘生物术后的疗效。

2. 子宫内膜静脉超声造影

声学微泡造影剂(阳性造影剂),以六氟化硫微泡为例,由于微泡的直径显著小于红细胞,故即便在微血管直径<40 μm 的情形下仍然能够显著提高感兴趣区微循环的检出水平。子宫内膜静脉超声造影是指通过静脉团注声学微泡造影剂(阳性造影剂),实现对子宫内膜和内膜下区域微循环的实时动态可视化。在正常情况下,子宫超声造影的强化顺序为由外向内依次为肌外层、子宫内膜-肌层结合带、内膜。子宫内膜强度多数等于或稍低于子宫肌层,在强化早期或晚期,子宫内膜与肌层之间分界较为清晰[42]。在基于二维定性评估的基础上,可进一步借助于时间-强度曲线(time-intensity curve,TIC)进行相对客观的量化分析,以子宫肌层造影强化强度为参照物,观察子宫内膜的强化时相、强度和曲线形态。

五、子宫内膜容受性欠佳的临床处理策略

导致子宫内膜容受性欠佳的病因错综复杂,在同一个患者身上可能同时重叠存在多种问题或者是根本找不到问题。因此,改善子宫内膜容受性的临床策略是多种多样、因人而异的。临床医生会从以下几个角度思考如何改善子宫内膜容受性:①宫腔镜下手术,消除占位病变,改善宫腔环境;②尝试不同的促排卵方案或采用全胚冷冻策略,以消除或减少超促排卵对新鲜胚胎移植周期中子宫内膜容受性的影响[43];③结合子宫内膜电镜、子宫内膜容受

性检测芯片等技术个体化预测子宫内膜容受窗、精准移植时间[44];④宫腔局部治疗改善宫腔微环境,包括子宫内膜预损伤、宫腔局部灌注绒毛膜促性腺激素、粒细胞集落刺激因子、自体富血小板血浆等[45,46];⑤其他经验性治疗,如应用西地那非、阿司匹林等增加子宫动脉血流,应用低分子肝素预防胎盘部位血栓,应用皮质醇激素抑制母胎界面(maternal-fetal interface)的免疫反应等,也可以试用抗氧化剂、中药和针灸。随着对病因本质的进一步揭秘,更多精准治疗将为这些因子宫内膜容受性不佳而导致生育失败的患者带来新的希望。

(彭成忠、徐子宁)

第三节　子宫先天性发育异常

一、概述

女性生殖道畸形是苗勒管（Müller 管，也称副中肾管）发育、融合、中隔吸收过程中，不同节点发生异常而导致的输卵管、子宫体、子宫颈、阴道的多种多样的一大类先天性结构异常。子宫发育异常是女性生殖器官发育异常中最常见的畸形，是胚胎在发育过程中苗勒管偏离正常的发育过程所引起的，不同类型和不同程度解剖学异常都有相应的不同临床表现，导致原发性闭经、反复流产、不孕、周期性下腹痛、产科并发症等一系列临床症状。先天性子宫畸形常合并其他器官畸形如肾脏畸形、骨骼畸形、听力障碍等，严重影响女性患者的生理与身心健康。文献报道先天性子宫畸形在人群中患病率差异较大，为 0.16%～10%，在自然流产和不孕女性中可高达 24.5%[47,48]。

正常子宫发育最早可在妊娠 6 周左右苗勒管开始发育，边发育边融合，两侧苗勒管开始生长并向尾侧延伸，在正中线相互融合。约 12 周时，苗勒管的尾侧部融合形成子宫阴道管，随后两个苗勒管的内部分别腔道化，产生两个由隔膜分开的管道，隔膜从下而上被吸收；苗勒管未融合的头侧部分发育为输卵管，而尾端融合部分则形成子宫和阴道上段。女性生殖系统和泌尿系统在胚胎起源上均起源于胚胎中胚层，故生殖系统的发育异常合并泌尿系统的发育异常。

二、病因

可能与基因突变、遗传、疾病等多种因素共同导致的结果，主要由三种原因引起。

1. 苗勒管发育不良

因双侧苗勒管形成子宫段未融合，所致的是先天性无子宫；双侧苗勒管融合后不久即停止发育，形成始基子宫；双侧苗勒管融合形成子宫后发育停止，形成幼稚子宫；苗勒管缺如或发育不全导致不同程度的子宫发育异常合并无阴道，称为 MRKH（Mayer-Rokitansky-Küster-Hauser）综合征。

2. 苗勒管融合不良

融合缺陷导致器官发育呈对称性或非对称性，如双侧苗勒管未融合所致的双子宫；双侧苗勒管融合不良所致的双角子宫；单侧苗勒管部分或完全不发育可导致单角子宫，另一侧停止发育可形成残角子宫。

3. 苗勒管融合不良后中隔吸收不良

双侧苗勒管融合后，中隔吸收受阻所致的纵隔子宫。

三、分类

（一）AFS分类系统

由巴特拉姆（Buttram）和吉本斯（Gibbons）首先提出，后被美国生育协会（American Fertility Society，AFS）1988年进行修订，是基于苗勒管发育过程中异常进行分类，分为七类（图5-20）。

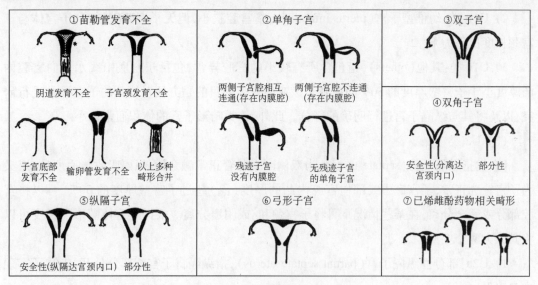

图5-20 AFS分类系统

（二）关于先天性女性生殖道发育异常的分类共识

依据2013年欧洲人类生殖与胚胎协会（The European Society of Human Reproduction and Embryology，ESHRE）和欧洲内镜协会（The European Society for Gynecological Endoscopy，ESGE）关于先天性女性生殖道发育异常的分类共识，以解剖、胚胎起源及程度为该分类法的基础，以子宫异常为基础将其分为不同的主型，再根据子宫异常的严重程度及临床意义将其进一步分为不同的亚型，分类系统中主型及亚型的分类根据其异常的严重程度从轻到重进行排序。子宫、子宫颈和阴道异常根据临床意义的不同划分为不同的亚分类，子宫发育异常分为U0~U6七个分类，子宫颈发育异常分为C0~C4五个分类，阴道发育异常分为V0~V4五个分类[49,50]。

1. 子宫体分类

（1）U0类

U0类指正常子宫（normal uterus），只要子宫底中线部向宫腔内突出的厚度不超过子宫壁厚度的50%，称为正常子宫。避免采用绝对的数值进行释义，这是因为不同的个体有不同的子宫形态和子宫壁厚度。该分类的划分方便对仅有子宫颈及阴道发育异常的患者进行独立分类。

（2）U1 类

U1 类指异形子宫（dysmorphic uterus），包含子宫外部轮廓形态正常且宫腔形态异常的子宫，纵隔子宫除外。该分类可进一步分为以下 3 个亚类。

1）U1a 类：T 型子宫（T-shaped uterus），指由于子宫侧壁增厚而导致的宫腔狭窄，子宫体与子宫颈长度比例为 2：1。该畸形形成的主要原因为胚胎发育受母体己烯雌酚影响所致。

2）U1b 类：幼稚型子宫（uterus infantilis），指宫腔狭小，但无子宫侧壁增厚，子宫体与子宫颈长度比例为 1：2。

3）U1c 类：其他（others），指包含所有较小的宫腔异常，包括子宫底中线水平向宫腔内凸厚度小于子宫壁厚度的 50% 的患者。该亚型分类的目的是方便对轻微的子宫异常进行研究，以及将其与纵隔子宫进行明确的区分。此外，该类畸形子宫的体积通常偏小。

（3）U2 类

U2 类指纵隔子宫（septate uterus）为双侧副中肾管正常融合后，纵隔吸收障碍所致，定义为子宫轮廓正常，子宫底中线部向宫腔内凸的厚度（隔）超过子宫壁厚度的 50%，可以将宫腔部分或完全分离，在某些情况下可将子宫颈和/或阴道分离。根据子宫体畸形的程度可以将其分为两个亚型。

1）U2a：部分性纵隔子宫（partial septate uterus），指纵隔将子宫腔部分分开，未达子宫颈内口水平。

2）U2b：完全性纵隔子宫（complete septate uterus），指纵隔将子宫腔完全分开，达到甚至超过子宫颈内口水平。完全性纵隔子宫患者可以有或无子宫颈（如纵隔子宫并双子宫颈异常）和/或阴道发育异常。

（4）U3 类

U3 类指双体子宫（bicorporal uterus）包括所有存在融合异常的子宫，定义为子宫底部轮廓异常，子宫底中线部外凹陷的厚度超过子宫壁厚度的 50%，将子宫体部分或完全分离，部分患者甚至也出现了子宫颈及阴道的分离。根据子宫体畸形的程度进一步将其分为三个亚型。

1）U3a 类：部分性双体子宫（partial bicorporal uterus），指子宫底中线部的凹陷部分分裂子宫体在子宫颈水平以上，将子宫体部分分开。

2）U3b 类：完全性双体子宫（complete bicorporal uterus），指子宫底中线部的凹陷完全分裂子宫体达子宫颈水平或以下，将两个子宫体完全分开。

3）U3c 类：双体纵隔子宫（bicorporal septate uterus），其产生的原因主要是在融合缺陷的基础上存在吸收缺陷，表现为外凹的子宫底在中线处内凸的宽度大于子宫壁厚度的 150%，部分患者可以通过宫腔镜对纵隔部分行横切术治疗，可同时合并或不合并子宫颈发育异常（如双子宫颈，即以前的双子宫）和（或）阴道发育异常（如阴道闭锁或隔）。

（5）U4 类

U4 类指单角子宫（hemi-uterus）为子宫形成异常，定义为单侧子宫的发育，对侧子宫可以是不完全形成或缺失，与发育不全子宫（U5 类）区别，是由于具有完全发育成形的半个子宫腔。根据是否存在功能性残腔进一步将其分为两个亚类。

1）U4a：单角子宫伴功能性残角宫腔（hemi-uterus with a rudimentary functional cavity），指单角子宫的对侧存在交通或不交通的功能性残角宫腔。对侧部分存在功能腔是并发症的唯一临床重要因素，如宫腔积血或异位妊娠，即使双侧子宫角相通，仍然建议治疗（推荐腹腔镜下切除对侧宫腔）。

2）U4b：单角子宫伴无功能性残角宫腔或部分发育不全（hemi-uterus without rudimentary functional cavity）。

（6）U5 类

U5 类指发育不全子宫（aplastic uterus），它是一种形成缺陷，其特征是子宫腔发育不充分，或单侧子宫宫腔缺如。需要注意的是子宫发育不全患者常存在其他畸形（如阴道形成不全或 MRHK 综合征）。根据发育不全子宫中是否存在功能腔进一步将其分为两个亚型。

1）U5a：子宫发育不全伴基本功能腔（aplastic uterus with rudimentary functional cavity），指存在双侧或单侧的功能腔。

2）U5b：子宫发育不全不伴基本功能腔（aplastic uterus without rudimentary functional cavity），是指始基子宫或完全性子宫发育不全。功能腔的存在在临床上是重要的，因其常导致健康问题（周期性腹痛和/或宫腔积血）并需治疗而被用作分类的标准。

（7）U6 类

U6 类指未分类型（unclassified cases），一些罕见、轻微或联合的异常并不能准确地归属于以上六型中的任何一种，为包含所有正常胚胎发育过程中因形成、融合及吸收障碍所导致的异常。该分类系统将这些异常都定义为了 U6 类子宫异常。

2. 子宫颈异常的分类

该分类系统中将子宫颈及阴道的异常以独立的并存分型形式进行补充，并根据其异常的严重程度分别将其分为 0~4 型五个分类。

C0：正常子宫颈（normal cervix）。

C1：纵隔子宫颈（septate cervix），包括所有的子宫颈吸收异常，特征是子宫颈外观呈正常的圆柱形，但其内存在一个隔。

C2：双子宫颈（double cervix），包括所有的子宫颈融合异常，特征是存在两个不同的外观呈圆柱形的子宫颈，其内可以完全分离，也可以部分融合。

C3：单子宫颈发育不全（unilateral cervical aplasia），包含所有单侧子宫颈形成。特征是单侧子宫颈发育，对侧子宫颈可能不完全形成或缺失。这种情况主要出现在 U4 型子宫异常中。

C4：子宫颈发育不全（cervical aplasia），包括所有的完全性子宫颈发育不全，还包括那些严重的子宫颈形成缺陷。特征表现为子宫颈组织的完全缺失或子宫颈组织的严重缺陷如条索状子宫颈、子宫颈闭塞及子宫颈分裂。这一亚类可以与一个正常的或一个有缺陷的子宫体结合。

3. 阴道异常的分类

V0：正常阴道（normal vagina）。

V1：非阻塞性阴道纵隔（longitudinal non-obstructing vaginal septum），这个亚类合并异常是明显的，可以使纵隔子宫或双体子宫合并纵隔子宫颈或双子宫颈的发育异常得到分类。

V2：阻塞性阴道纵隔（longitudinal obstructing vaginal septum），该分类的可以对因阴道缺陷引起的阻塞性异常畸形得到归类。

V3：阴道横隔和/或处女膜闭锁（transverse va-ginal septum and/or imperforate hymen）包含了明显不同的阴道异常及其变异（主要是阴道横隔）。这样分类避免了过于烦琐的亚分类，将这些阴道异常合并在一起是由于它们通常表现为孤立的阴道缺陷，并且具有相同的临床表现（阻塞异常）。

V4：阴道发育不全（vaginal aplasia）包括所有的完全性或部分性阴道发育不全。

四、临床表现

临床表现取决于潜在的畸形[51]。

1. 异常的子宫壁或宫腔形状异常

异常的子宫壁或宫腔形状异常导致不孕、习惯性流产、早产、胎儿宫内生长受限（intrauterine growth retardation，IUGR）、胎位和胎盘位置异常、死胎和异位妊娠等，如双角子宫会增加早产和分娩时畸形的风险，纵隔子宫会增加早期流产的风险，有纵隔子宫的妇女反复流产、早产，子宫颈功能不全的发病率也会增加。

2. 子宫流出道的完全或部分梗阻

子宫流出道的完全或部分梗阻会导致下腹部周期性疼痛、阴道或盆腔肿块，性交困难、性交痛、阴道痉挛等性功能异常，经血潴留（如宫腔积血、积脓和腹腔积血）。

3. 子宫发育不全导致其他畸形

子宫发育不全导致的其他畸形包括原发性闭经、月经失调、不孕等。

4. 常合并泌尿系统及骨骼系统畸形

泌尿系统畸形，如单侧肾发育不全、游走肾、马蹄肾、输尿管异常等；骨骼系统畸形，如脊柱侧弯、髋关节发育不良和椎骨尾部融合等。

五、常见子宫发育异常的超声诊断

子宫轮廓和宫腔形态异常是诊断子宫畸形的主要超声改变，超声可显示子宫形态和宫腔病变,特别是近年来兴起的新技术经阴道三维超声可重建子宫体及子宫颈的冠状切面图像,能清晰直观地显示子宫底的轮廓和内膜形态,对子宫畸形的诊断具有绝对的优势。虽然宫腔三维超声技术为子宫发育畸形的诊断及鉴别诊断提供准确的诊断信息[52-54],但仍需重视子宫畸形的二维超声的扫查技巧及诊断,因为部分基层医院并不具备宫腔三维成像设备,二维超声扫查时需重点观察横断面子宫底部外轮廓及宫腔形态。

(一)纵隔子宫

纵隔子宫是由双侧苗勒管融合后,纵隔吸收障碍所致。临床表现为易发早产、不孕、产后胎盘可能粘在纵隔上引起胎盘残留。

1. 二维超声

因纵隔子宫外形正常,在日常二维超声扫查中易被忽视。纵切面不易发现宫腔形态异常,横断面扫查才是发现问题并做出诊断的主要切面,横断面逐层由子宫底向子宫颈扫查发现子宫底横断面增宽,子宫体中部见低回声肌性分隔与子宫底肌层相延续,将宫腔分为左右两部分(图 5-21),两个宫腔融合(低回声肌性分隔消失处即为两侧宫腔融合处)。在子宫颈内口以上的为部分性纵隔子宫;融合在子宫颈内口或以下的为完全性纵隔子宫。

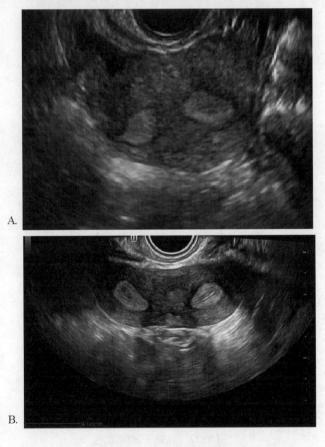

图 5-21　纵隔子宫声像图

二维超声子宫底及子宫体水平横切面显示两个内膜回声

2. 三维超声

子宫冠状切面显示子宫外形、轮廓正常，子宫底较宽，子宫体中央可见与宫壁回声一致的自子宫底向子宫颈延伸的纵隔回声，纵隔长度＞子宫壁厚度的50%，将宫腔分割开来，部分性纵隔子宫显示宫腔呈Y形（图5-22A），双侧宫腔融合在子宫颈内口以上；完全性纵隔子宫显示宫腔呈V形，双侧宫腔融合在子宫颈内口及以下，纵隔可以一直延续到子宫颈管为双子宫颈管完全性纵隔子宫（图5-22B）。

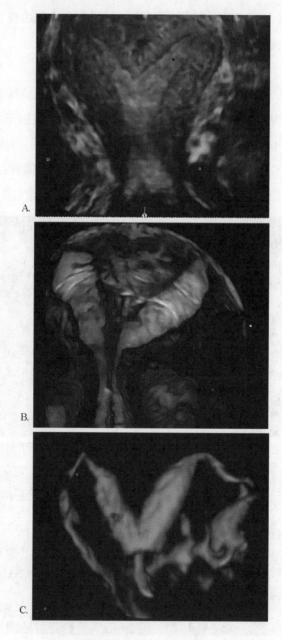

图5-22 纵隔子宫声像图

A. 三维超声显示部分性纵隔子宫宫腔呈Y形，子宫颈内口上方融合为一个宫腔；B. 三维成像完全性纵隔子宫外形正常，可见两个宫腔、两个宫颈管；C. 子宫输卵管超声造影部分性纵隔子宫显示宫腔形态呈Y形

3. 子宫输卵管超声造影

子宫输卵管超声造影显示宫腔底部凹陷,宫腔形态呈 Y 形或 V 形(图 5-22C)。

(二) 双角子宫

双侧苗勒管部分融合而子宫底不完全融合导致。临床表现为一般无症状,可有月经量较多伴有程度不等的痛经,部分可出现反复流产、早产。

1. 二维超声

子宫底部轮廓异常,纵切面不能显示子宫底外轮廓的异常,横切面是二维超声发现该畸形的主要切面。横断面由子宫底向子宫颈逐层连续扫查发现子宫底明显凹陷,两子宫角间距较宽,两子宫角分离呈分叶状,扫查过程中发现子宫体部分或完全分离,分离的子宫体内可见独立的子宫内膜回声(图 5-23A)。子宫底部凹陷深度达子宫颈内口以上水平为部分性双角子宫;子宫底部凹陷深度达到子宫颈内口或以下水平为完全性双角子宫。

2. 三维超声

三维超声显示子宫冠状切面,可直观地呈现子宫底的凹陷,且凹陷深度>子宫壁厚度的50%,两子宫角间距较宽,子宫体部分或完全分离。部分性双角子宫显示子宫底凹陷深度达子宫颈内口以上水平;完全性双角子宫显示子宫底凹陷深度达到子宫颈内口或以下水平;双角纵隔子宫表现为外凹的子宫底在中线处内凸的深度大于子宫壁厚度的 150%(图 5-23B)。

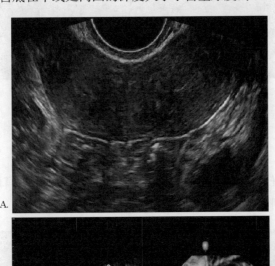

图 5-23 双角纵隔子宫声像图

A. 子宫二维超声横切面显示子宫底部凹陷,双子宫角呈分叶状,可见
两侧内膜回声;B. 子宫三维超声显示外凹的子宫底部在中线处内凸

3. 子宫输卵管超声造影

子宫输卵管超声造影不能评估子宫的外轮廓。诊断双角子宫需结合宫腔三维超声,可显示宫腔形态,分离的宫腔,子宫角部向外延伸至输卵管。

(三) 双子宫

双侧苗勒管完全未融合,各自发育形成了两个子宫体、子宫颈,各有一个输卵管和卵巢,双侧子宫颈可分开或相连,常伴阴道纵隔,临床上大多数常无症状,可出现月经量过多、痛经、性交痛、不孕、流产、早产、死胎及产后出血等。

1. 二维超声

纵切面从一侧向另一侧连续扫查发现一个子宫体出现再消失后又出现另一子宫体,两个子宫均呈狭长形,两侧子宫体内分别见子宫内膜回声,可伴两个子宫颈、一个阴道,或每个子宫体有各自的子宫颈和阴道;横切面从子宫底向子宫颈连续扫查显示分离至子宫颈内口的两个子宫体回声,每个子宫的宫腔呈单角样(图5-24)。

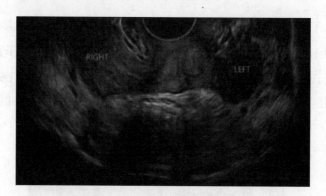

图5-24 双子宫二维超声图

两个分离的子宫体和两个子宫颈回声

2. 三维超声

冠状切面显示左右两个独立的子宫体,各自有独立的内膜,双宫腔呈双"香蕉形",两个子宫之间可见间隙(图5-25)。

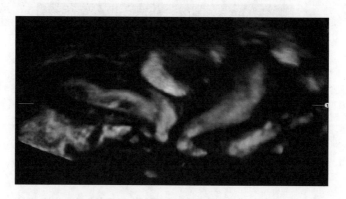

图5-25 双子宫三维超声图

双子宫体、双子宫颈

3. 子宫输卵管超声造影

如果两个子宫颈同时被识别并成功插管,则表现为两个独立的宫腔及子宫颈管,每个宫腔有一个单独的输卵管相连(图5-26),但是两侧子宫颈管同时显示并被同时插管是非常困难的,可先后对两侧子宫颈管进行置管,两侧子宫可先后在置管成功后显影。

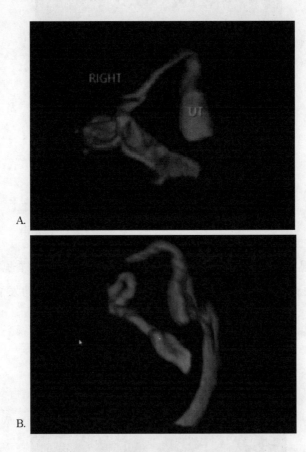

图5-26　双子宫输卵管超声造影图

单独的宫腔、子宫颈管及单独的输卵管,左右各一

(四) 单角子宫

一侧苗勒管正常发育形成单角子宫,另一侧苗勒管部分或完全不发育形成残角子宫或无残角。临床表现为单角子宫常无临床症状,若伴有功能性残角宫腔,宫腔与单角宫腔不相通者,常因宫腔积血或经血倒退引起内膜异位而出现痛经;宫腔与单角宫腔相通者可能会发生残角子宫妊娠。

1. 二维超声

纵切面连续扫查时显示子宫大小正常或略小,形态狭长;横切面连续扫查显示子宫底横断面变窄,仅显示一侧子宫角,另一侧子宫角未显示,其旁可见实性条状物,其回声与子宫肌层回声相似,内部可有或无内膜回声,该实性条状物可与子宫腔相通或不通(图5-27)。若

147

残角子宫内有积血时,内可见无回声或低回声区。

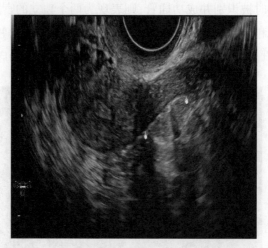

图 5-27 单角子宫二维超声图

子宫左侧残角子宫与子宫相连,内未见内膜回声

2. 三维超声

子宫冠状切面显示子宫外形呈梭形,宫腔内膜呈"管状"或"香蕉形"的单角样,偏向一侧,若伴相通性有功能性残角子宫时可显示其旁与之相连的发育不全的残角(图5-28)。

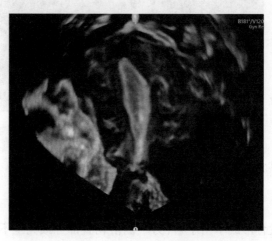

图 5-28 单角子宫三维超声图

仅见右侧子宫角,未见左侧子宫角,宫腔呈香蕉形

3. 子宫输卵管超声造影

造影显示宫腔略小,呈"管状",如果残角与单角不相通,仅见一条输卵管与其相通,残角及残角侧相连的输卵管不能显影(图5-29)。

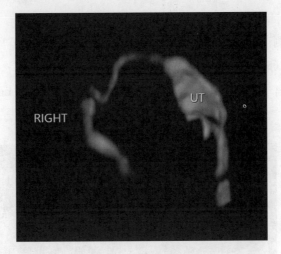

图 5-29 单角子宫的子宫输卵管超声造影图

宫腔呈管状偏向右侧,仅见右侧输卵管与其相通

(五) 幼稚子宫

幼稚子宫是由双侧苗勒管融合形成子宫后发育停止所致。子宫体较小,子宫颈较长。临床表现为月经稀少、初潮延迟、痛经、不孕等。

二维超声显示子宫轮廓及回声正常,子宫体较正常小,子宫颈较长,子宫体与子宫颈之比为1:1或2:3,可见内膜及宫腔线回声,内膜较薄,卵巢发育偏小或正常(图5-30)。

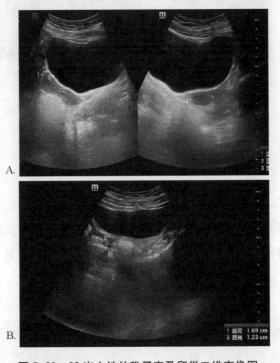

图 5-30 23岁女性幼稚子宫及卵巢二维声像图

A. TAS 子矢状切面及横切面显示宫体较小,内膜薄,宫颈较长;B. 卵巢偏小

（六）始基子宫

始基子宫是由双侧苗勒管融合后短时间内即停止发育所致。子宫极小，多无宫腔或为一实体肌性子宫，可有卵巢。临床表现为无月经。

二维超声显示子宫非常小似一条索状结构，子宫体前后径<1.0 cm，无宫腔线和内膜回声（图5-31）。

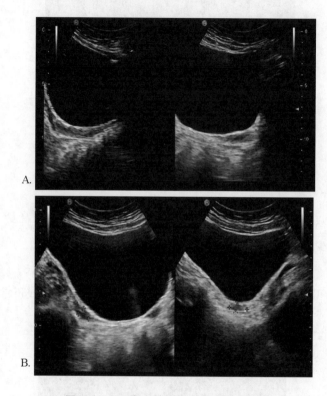

图5-31　30岁女性子宫卵巢二维声像图

A. TAS显示子宫小，无内膜回声；B. TAS显示双侧卵巢小

六、临床治疗

先天性女性生殖道畸形的治疗原则应从畸形类型和患者意愿两方面考虑。对于没有临床症状或无生育要求的患者可不进行治疗。大部分生殖道畸形的患者采用手术治疗，其原则为解除梗阻、恢复解剖、促进生育和提高生活质量，同时注意对共存的泌尿道畸形进行矫治[55]。

1. 矫治子宫发育畸形

矫治子宫发育畸形包括子宫纵隔切除术，子宫成形术，残角子宫切除术，阴道纵隔、横隔切除成形术等。若纵隔子宫影响生育时，可通过宫腔镜切除纵隔[56]；若双角子宫出现反复流产时，应行子宫整形术；U2a类残角子宫确诊后应切除，残角子宫妊娠诊断明确后应及时切除妊娠的残角子宫,避免子宫破裂。阴道发育不全患者可进行阴道成形术或阴道扩张术治疗。

2. 促进生殖器官发育

促进生殖器官发育的治疗包括性激素周期疗法、促排卵、甲状腺激素和催乳素抑制剂治疗。

3. 补肾调经中医治疗

补肾调经方药如嗣宝散、八珍汤加味等。

(林欣)

第四节　子宫肌瘤

一、概述

子宫肌瘤(uterine myoma)是子宫平滑肌组织增生而形成的良性肿瘤,主要由平滑肌和纤维结缔组织构成,是女性生殖系统最常见的良性肿瘤[57],多见于生育期和围绝经期女性。子宫肌瘤是性激素依赖性肿瘤,较小的肌壁间及浆膜下肌瘤对妊娠影响不大,较大肌瘤和子宫黏膜下肌瘤可引起不孕和流产。

二、病因

确切病因尚不明确,但发病机制是多因素的,可能与体细胞突变、性激素及局部生长因子间的相互作用有关,对雌激素高敏感性是子宫肌瘤发生的重要因素之一。其危险因素包括年龄>40岁、初潮年龄小、肥胖、多囊卵巢综合征、晚育、未生育、激素补充治疗及子宫肌瘤家族史等,均与子宫肌瘤的发病风险增加密切相关。

三、病理

1. 子宫肌瘤的基本病理

由梭形平滑肌呈漩涡状排列间以纤维结缔组织构成,周围的肌纤维被压迫形成假包膜,血管由外穿入假包膜供给肌瘤营养,子宫肌瘤不合并变性时呈实质性肿物,可呈球形或不规则形。较大的肌瘤可发生变性,如囊性变、玻璃样变、脂肪变、钙化,较少见的变性有红色样变性及肉瘤样变。

2. 子宫肌瘤变性

(1)玻璃样变

玻璃样变又称透明变性,最常见。子宫肌瘤剖面的漩涡状结构消失,被均匀透明样物质所取代,镜下可见病变区肌细胞结构消失,为均匀透明无结构区。

(2)囊性变

囊性变继发于玻璃样变,肌细胞坏死液化即发生囊性变,肌瘤内出现大小不等的囊腔,腔内可以是清亮无色液体,也可以是凝固成胶冻状结构。镜下可见囊腔为玻璃样变的肌瘤组织,内壁无上皮细胞覆盖。

(3)红色样变

红色样变多见于妊娠或产褥期,为子宫肌瘤的一种特殊类型坏死,可能与子宫肌瘤内小血管退行性变而引起血栓及溶血,血红蛋白渗入子宫肌瘤内有关。检查时发现子宫肌瘤迅速增大伴压痛。显微镜检查可见肌瘤组织高度水肿,假包膜内大静脉及瘤体内小静脉血栓形成,广泛出血伴溶血,肌细胞减少。

（4）钙化

钙化多见于蒂部细小、血供不足的浆膜下肌瘤和绝经后妇女的子宫肌瘤;常在脂肪变性后进一步分解为甘油三酯,再与钙盐结合沉积在子宫肌瘤内;镜下可见钙化区为层状沉积。

（5）肉瘤样变

肉瘤样变少见,多见于绝经后妇女。子宫肌瘤在短时间内迅速长大或伴有不规则阴道出血者应考虑恶变。子宫肌瘤恶变后,切面呈灰黄色,似生鱼肉状,与周围组织分界不清。镜下可见平滑肌细胞增生,排列紊乱,细胞有异型性。

四、分类

（一）按生长部位分类

按生长部位分类,子宫肌瘤可分为子宫体肌瘤和子宫颈肌瘤,前者约占90%,后者约占10%。

（二）依据肌瘤与子宫肌壁的关系分类

依据肌瘤与子宫肌壁的关系分类,子宫肌瘤可分为三类:子宫肌壁间肌瘤（intramural myoma）、子宫黏膜下肌瘤（submucous myoma）、子宫浆膜下肌瘤（subserous myoma）,见图5-32。

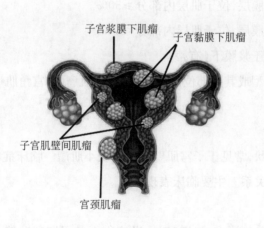

图5-32 子宫肌瘤分类

1. 子宫肌壁间肌瘤

肌瘤位于子宫肌壁间,最常见,占60%~70%。

2. 子宫浆膜下肌瘤

肌瘤向子宫浆膜面生长,并突出于子宫表面,约占20%;当肌瘤位于子宫体侧壁并向子宫旁生长突出于阔韧带两叶之间,仅有一细蒂与子宫相连,称为阔韧带肌瘤。

3. 子宫黏膜下肌瘤

突入至子宫腔内的肌瘤,约占10%。根据子宫肌瘤体积在肌壁内的比例分为三个亚型。0型:带蒂的黏膜下肌瘤,肌瘤完全位于宫腔内未向肌层扩展;1型:黏膜下无蒂肌瘤,向肌层扩展<50%;2型:黏膜下无蒂肌瘤,侵占肌层≥50%。子宫黏膜下肌瘤形成的蒂在宫腔内生长犹如异物,常引起子宫收缩,肌瘤可被挤出子宫颈外口而进入阴道内。

还有一种特殊类型的子宫肌瘤,为子宫静脉内平滑肌瘤病,是一种罕见的子宫良性肿瘤,组织学上起源于子宫平滑肌或子宫血管壁平滑肌向脉管腔内生长。脉管内平滑肌瘤虽为良性肿瘤但具有恶性肿瘤的生长特性,常生长至盆腔静脉内、下腔静脉内,偶可见生长至右心房及左心内。

(三) 按国际妇产科联盟分类

国际妇产科联盟(The International Federation of Gynecology and Obstetrics,FIGO)基于肌瘤与子宫肌壁的关系,将其分为九型[58],具体如下:

0型:有蒂黏膜下肌瘤,完全位于宫腔内。

1型:无蒂黏膜下肌瘤,向肌层扩展<50%。

2型:无蒂黏膜下肌瘤,向肌层扩展≥50%。

3型:肌瘤完全位于肌壁间,但紧贴子宫内膜。

4型:肌瘤完全位于肌壁间,没有延伸到子宫内膜表面或浆膜面。

5型:肌瘤突向浆膜层,位于肌层内部分≥50%。

6型:肌瘤突向浆膜层,位于肌层内部分<50%。

7型:肌瘤完全位于浆膜下(有蒂)。

8型:其他特殊类型或其他部位的肌瘤(子宫颈肌瘤、子宫角肌瘤、阔韧带肌瘤)。

五、临床表现

临床可无明显症状,常见于子宫肌壁间肌瘤及小肌瘤。临床症状与子宫肌瘤的部位、大小及肌瘤变性有密切关系。主要临床表现如下。

1. 月经失调

月经失调表现为月经增多、经期延长、淋漓出血及周期紊乱等,月经改变与子宫肌瘤部位密切相关,以子宫黏膜下肌瘤明显,子宫黏膜下肌瘤如伴感染、坏死及出血,分泌物可呈脓性、血性、脓血性,甚至伴有恶臭。

2. 疼痛

疼痛表现为下腹坠痛、腰背痛、痛经和性交痛,如子宫浆膜下肌瘤蒂扭转时可出现急腹痛。

3. 不孕及流产

子宫肌瘤可影响宫腔形态及输卵管解剖位置,阻塞输卵管开口或压迫输卵管使之扭曲,妊娠率和胚胎植入率降低,包括早期妊娠流产、习惯性流产、异位妊娠、早产、胎盘位置异常等。文献报道及目前的临床证据强调子宫黏膜下肌瘤对生育能力的不利影响[59]。

4. 腹盆腔内肿块

腹盆腔内肿块见于巨大子宫肌瘤或浆膜下肌瘤,可引起局部压迫症状和体征,包括膀胱刺激症状,压迫输尿管可引起输尿管积水和肾盂积水。

5. 继发性贫血

继发性贫血多见于子宫肌瘤导致的长期月经过多的患者。

六、超声诊断

TVS 检查是最常用检查方法,TAS 检查适用于对盆腔巨大肿块、肥胖、无性生活女性,TRS 检查适用于不宜行经阴道超声检查的患者(如阴道出血、阴道畸形、阴道脱垂及无性生活的女性),三维超声能明确肌瘤与宫腔及肌壁的关系,对较小的黏膜下肌瘤诊断敏感性更好[60,61]。

(一)二维超声表现

1. 子宫肌壁间肌瘤

子宫大小正常或增大,可出现局限性隆起致子宫形态失常,轮廓线不规则,肌瘤结节可单个或多个,多呈类圆形或椭圆形低回声或等回声的实性结节,回声较均匀,边界清楚,周围肌层受压形成假包膜(图 5-33);肌瘤较大,内部呈漩涡状,可见栅栏样声影(由不同走向的平滑肌边缘折射所致),继发变性时内部回声不均匀,内可见片状强回声、无回声或高回声,钙化可以呈曲线状的、环绕周边的或簇状的,后方伴有声影(图 5-34)。肌瘤较大时可压迫和推挤宫腔,使子宫内膜回声移位或变形;当压迫膀胱时,可使之产生压迹与变形。

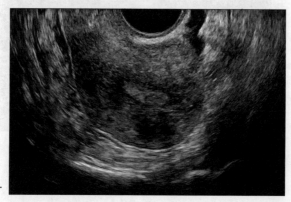

A.

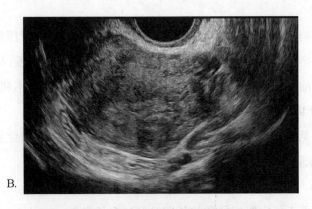

图 5-33　子宫肌壁间肌瘤声像图

A. 子宫矢状切面显示子宫底部肌层见低回声肌瘤；B. 子宫横切面显示子宫底部肌层见低回声肌瘤

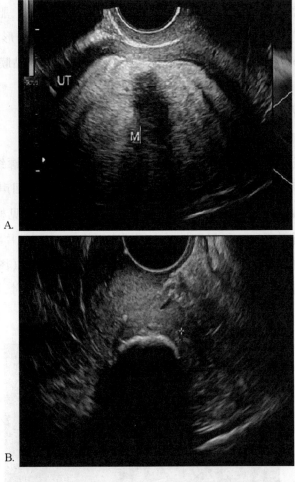

图 5-34　子宫肌瘤变性

A. 子宫肌瘤脂肪变；B. 子宫肌瘤钙化

2. 子宫黏膜下肌瘤

子宫大小正常或增大,肌瘤完全位于宫腔内时表现为宫腔内实性结节,内部多呈低回声,圆形或椭圆形,表面覆盖子宫内膜回声(图5-35),不完全位于宫腔的黏膜下肌瘤显示为团块突入宫腔,该处内膜受压变形。若子宫黏膜下肌瘤蒂过长可脱入到子宫颈管内或外口[61](图5-36)。

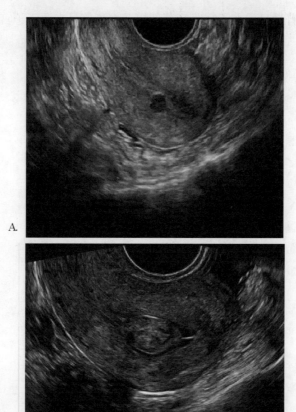

图5-35 子宫黏膜下肌瘤矢状切面声像图

子宫矢状切面显示宫腔内实性结节

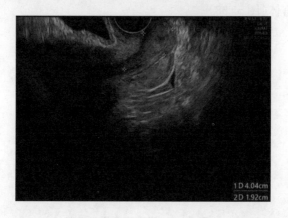

图5-36 子宫黏膜下肌瘤突入子宫颈管内声像图

3. 子宫浆膜下肌瘤

子宫增大,形态失常,浆膜层呈圆形或半圆形突出,可呈低回声或不均匀回声,合并肌瘤变性时,可呈现相应声像图表现,边界清晰,有蒂的浆膜下肌瘤部分切面显示有蒂与子宫相连(图5-37)。阔韧带肌瘤超声显示为子宫一侧实质性肿物,多呈圆形或类圆形,同侧卵巢常常可探及,彩色多普勒显示在子宫肌瘤蒂部探及血流信号来源于子宫。

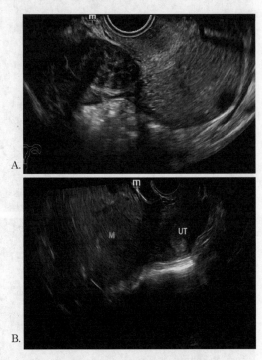

图5-37 子宫浆膜下肌瘤声像图

二维超声显示肌瘤完全位于浆膜下(A. 低回声,B. 等回声)

4. 子宫颈肌瘤

子宫颈部实性结节,边界清晰,多为圆形或类圆形,以低回声者为多。有时体积可较大,向后壁生长可达子宫体(图5-38)。

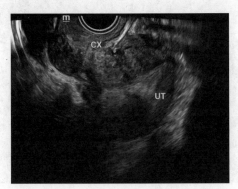

图5-38 子宫颈肌瘤声像图

二维超声显示宫颈前壁低回声团,边界清晰,形态规则

（二）彩色多普勒血流成像

典型的子宫肌瘤周围有较清晰的环状或半环状血流信号,实质内可有稀疏或丰富点状、细条状、短线状和小分支血流或无血流信号(图 5-39A、B),血流频谱多为高速中等阻力的血流频谱,阻力指数(RI)多在 0.6 左右。子宫黏膜下肌瘤作为一种特殊类型子宫肌瘤,除具备子宫肌瘤的彩色多普勒血流特征外,还可在肌瘤基底部探及来自子宫肌层的血流信号(图 5-39C)。

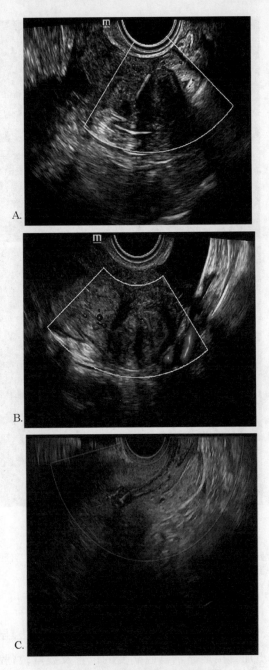

图 5-39　子宫肌瘤彩色血流图像

A. 肌瘤周围见半环状血流信号;B. 肌瘤内部见细条状血流信号;C. 子宫黏膜下肌瘤血流来源于子宫肌层

（三）三维超声成像

宫腔三维超声成像可完整清晰地显示肌瘤的大小、与宫腔及肌层的位置关系,对黏膜下肌瘤的分型诊断具有较高的准确率[62],宫腔内见圆形或类圆形低回声或不均匀回声团块,或见凸向宫腔的团块使内膜受压变形,可完整清晰地显示肌瘤的大小、凸入宫腔的程度及与周围肌层的空间解剖位置关系[63](图5-40)。

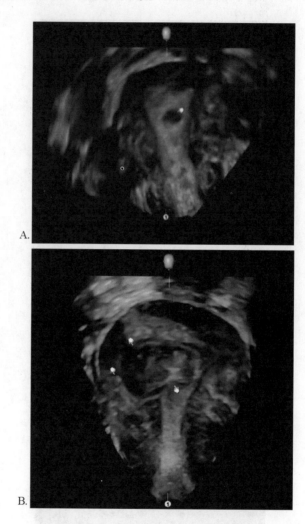

图5-40　子宫黏膜下肌瘤三维成像

A. 宫腔三维超声显示低回声肌瘤完全位于宫腔内；B. 宫腔三维超声显示低回声肌瘤部分位于宫腔内,部分突向肌层小于50%,清晰显示肌瘤位置及凸入宫腔程度

（四）宫腔水造影

宫腔水造影是检测子宫黏膜下肌瘤凸入宫腔程度的最佳方法,显示宫腔内膜面低回声凸起,来源于子宫肌层,更加直接地显示宫腔病变的位置及数量,宫腔水造影三维成像所获得的冠状切面在显示子宫黏膜下肌瘤与宫腔位置关系上具有很高的应用价值。

（五）静脉超声造影

早期：假包膜先呈环状高增强，分支进入瘤体后呈高增强（图5-41）。

晚期：消退早于肌层，假包膜消退慢（图5-42）。

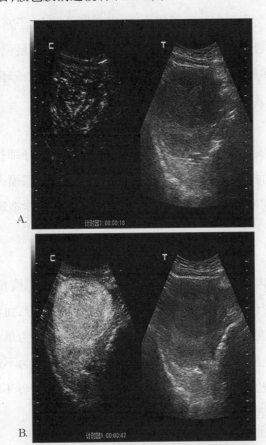

图 5-41　子宫肌瘤早期静脉造影超声图像

子宫肌瘤假包膜先呈环状高增强，分支进入瘤体后呈高增强

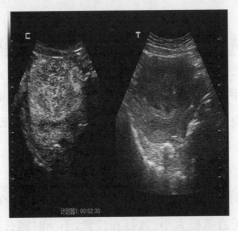

图 5-42　子宫肌瘤晚期静脉造影超声图像

肌瘤内造影剂消退早于肌层，假包膜消退慢

七、鉴别诊断

1. 子宫腺肌病

局限型子宫腺肌病类似子宫肌壁间肌瘤,亦可有经量增多、子宫增大等症状及体征,但子宫腺肌病有渐进性痛经史,子宫呈对称性或不对称性增大,肌层回声粗糙不均匀,未见子宫肌瘤的假包膜,彩色多普勒血流成像子宫肌瘤常为周边半环状或环状血流信号,而子宫腺肌病的病灶内显示较为紊乱的血流信号。

2. 卵巢肿瘤

阔韧带肌瘤与卵巢实性肿瘤相鉴别,尤其当蒂较细长时,需仔细扫查可发现阔韧带肌瘤与子宫间的关系,常常可探及同侧卵巢,彩色多普勒显示在子宫肌瘤蒂部探及血流信号来源于子宫时,可考虑为阔韧带肌瘤。当鉴别诊断困难时,经静脉声学造影可显示肌瘤与子宫的关系,有助于鉴别诊断。

3. 子宫内膜病变

较大的子宫内膜息肉、局灶性子宫内膜癌等与子宫黏膜下肌瘤相鉴别。子宫黏膜下肌瘤常呈圆形或椭圆形,彩色多普勒血流成像常显示周边血流信号,血流来源于子宫肌层,子宫内膜息肉常呈长圆形高回声,边界清晰,彩色多普勒血流成像为单一血管进入;子宫内膜癌常发生于绝经后,以绝经后阴道流血为主要症状,病灶形态多为不规则或扁平斑块状,呈菜花或锯齿状,基底多较宽,侵及子宫肌层时,子宫内膜与肌层分界不清,彩色血流显示血流丰富、紊乱,频谱多呈低阻力。

4. 盆腔炎性包块

炎性包块与子宫粘连时可误诊为子宫浆膜下肌瘤,炎性包块常位于盆腔后部,形态常不规则,内部回声不均匀可呈囊实性,无包膜,包块与周围组织粘连严重。

5. 子宫畸形

双角子宫及残角子宫可误为子宫肌瘤,宫腔三维超声则能鉴别。

6. 子宫肉瘤

子宫肉瘤好发于老年妇女,生长迅速,多有不规则阴道流血,超声显示肿块大,内部回声不均匀,边界不清,彩色血流显示血流丰富、紊乱,频谱多呈高速低阻力型。

八、临床治疗

子宫肌瘤的治疗以手术为主,药物治疗为辅,治疗必须遵循个体化原则,应结合患者年龄,有无其他不孕因素,子宫肌瘤大小、数目和位置,不孕时间长短选择适当的手术方式和方法[57,64]。

（一）手术治疗

1. 手术适应证

1）子宫肌瘤合并月经量过多或异常出血导致贫血，或压迫消化系统、泌尿系统等出现相关症状，经药物治疗无效。

2）子宫肌瘤合并不孕，特别是不孕症合并引起宫腔形态改变的黏膜下子宫肌瘤的患者、肌壁间无症状子宫肌瘤合并不孕的患者如肌瘤引起宫腔形态改变者。

3）绝经后未行激素补充治疗但子宫肌瘤仍在生长。

2. 手术途径

（1）经腹手术

该手术包括腹腔镜和开腹两种术式。

有生育要求、期望保留子宫者可行子宫肌瘤剔除术；对于子宫肌瘤数目多、肌瘤直径大、特殊部位的肌瘤、盆腔严重粘连手术难度增大或可能增加未来妊娠时子宫破裂风险者宜行开腹手术；无生育要求、不需保留子宫者可行子宫全切除术；对于年轻人群希望保留子宫颈者也可行子宫次全切除术，术前应注意子宫颈癌的筛查，以减少子宫颈残端癌的发生。

（2）宫腔镜手术

该手术适合于子宫黏膜下肌瘤；术中需注意保护子宫内膜，并谨防术后宫腔粘连的发生。

（3）微创手术治疗

1）子宫动脉栓塞术（uterine artery embolization, UAE）：适用于要求保留子宫者，特别适合于子宫肌瘤剔除术后复发、无生育要求的症状性子宫肌瘤、不能耐受或不愿意手术治疗者，但治疗不孕症合并子宫肌瘤仍存在争议。

2）高强度超声聚焦消融术（high intensity focused ultrasound ablation, HIFUA）是在超声或 MRI 引导下，将体外低强度的超声波聚焦于体内的目标区域，形成高能量密度的焦点，致焦点区域的组织快速升温，在很短时间内发生凝固性坏死。该手术适用于要求保留子宫者，尤其适用于不能耐受或不愿意手术治疗者，几乎是一种无创的治疗方法，但对较大的肌瘤治疗效果不佳。

3）微波消融术（microwave ablation, MWA）在超声等影像技术的引导下将微波消融针精准的置入肌瘤内部，利用微波加热使组织局部温度瞬间升高而发生凝固性坏死，从而达到治疗的目的。利用超声造影可以即刻进行消融范围的评估，以观察灭活的效果。微波消融术是一种精准、安全、微创、有效的治疗方法（图 5-43）。

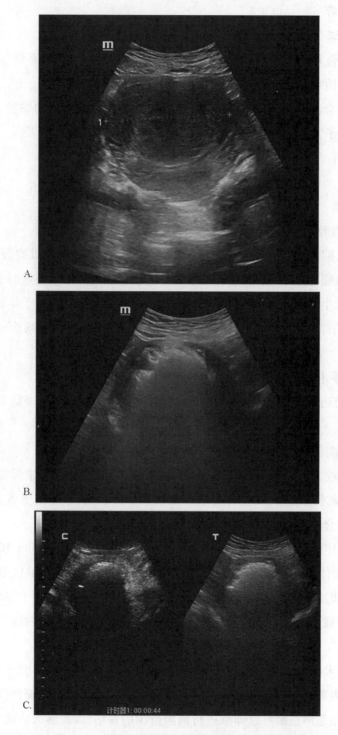

图 5-43 子宫肌瘤微波消融术前及术后声像图

A. 子宫肌瘤术前二维声像图；B. 子宫肌瘤消融术后二维声像图；C. 子宫肌瘤消融术后静脉造影声像图

（二）药物治疗

药物治疗为子宫肌瘤性不孕妇女的辅助治疗，可以分为两类：一类是改善月经过多的症状，不能缩小肌瘤体积，如激素避孕药、非甾体类抗炎药、氨甲环酸等；另一类是既可改善贫血症状又可缩小肌瘤体积，如米非司酮及促性腺激素释放激素激动剂（GnRH-a）等。药物治疗适用于年轻（年龄<35 岁）、肌瘤体积较小及数量较少、肌瘤生长缓慢、希望生育、双侧输卵管通畅的患者。

1. 促性腺激素释放激素激动剂

该药间接地减少垂体分泌促性腺激素、减少子宫出血量、改善贫血、快速缩小肌瘤和减少术中出血。

2. 米非司酮

该药具有抗孕激素、抗糖皮质激素、非竞争性抗雌激素、类孕激素和类雄激素作用。Meta 分析显示，米非司酮可明显缩小子宫及肌瘤的体积、改善月经过多及贫血症状、减轻痛经及盆腔痛及缓解盆腔压迫症状。

（三）中医药治疗

中医药治疗子宫肌瘤以化瘀消癥为主，辨证论治，药方众多。文献报道中药治疗子宫肌瘤多以症状改善为疗效指标。Meta 分析表明，桂枝茯苓胶囊配伍米非司酮治疗子宫肌瘤可获得明显的疗效，米非司酮联合宫瘤清也可以有效治疗子宫肌瘤，降低复发率。

（林欣）

第五节　子宫腺肌病

一、概述

子宫腺肌病(adenomyosis)是子宫内膜腺体和间质对子宫肌层的弥漫性或局灶性侵入引起的一种良性疾病,在激素的影响下发生出血、肌纤维结缔组织增生,形成弥漫性或局限性病变。主要临床症状包括月经过多、严重痛经和不孕,会对患者身心健康造成严重影响。子宫腺肌病好发于生育年龄妇女,发病率为7%~23%。

二、发病机制

子宫腺肌病的发病机制尚不清楚,主要有如下发病机制。

(1) 子宫内膜基底部内陷入子宫肌层

由于子宫基底膜的损伤和缺失(多次分娩、剖宫产、人工流产刮宫术、宫腔镜手术及宫腔感染等导致),破坏局部肌层的防御能力,使基底层内膜入侵肌层并生长,解释了子宫腺肌病常见于有宫腔操作史的女性。

(2) 炎症刺激因素

子宫腺肌病病灶中高表达炎症因子及神经源性介质子,它们共同参与腺肌病的发生及进展,解释了子宫腺肌病的疼痛和异常出血的机制。

(3) 苗勒管遗迹化生及成体细胞分化因素

子宫腺肌病起源于子宫肌层内胚胎多能干细胞化生,解释了子宫腺肌病见于年轻、无婚育史、无宫腔操作史及深部浸润型子宫内膜异位结节的女性。

三、组织病理及分型

(一) 病理

子宫腺肌病分为弥漫型和局限型两种类型。弥漫型表现为子宫呈均匀增大,质较硬,增生的平滑肌束呈小梁状或编织样结构,边界不清;局限型表现为子宫内膜在肌层内呈局灶性浸润生长,形成结节,但无包膜,结节内可见含陈旧性出血的小腔隙。镜下可见子宫肌层内有岛状分布的子宫内膜腺体与间质,其周围平滑肌纤维呈不同程度增生。子宫内膜侵入肌层的深度不一,严重者可达肌层全层,甚至穿透子宫浆膜层,引起子宫表面粘连及盆腔子宫内膜种植。

(二) 分型

1. 2014 年格里姆比齐斯(Grimbizis)等阐述了临床组织学分类[65]

①弥漫性腺肌病;②局灶性腺肌病,包括腺肌瘤和囊性腺肌病;③息肉样腺肌瘤,包括典

型和非典型形式;④一些特殊类型,如子宫颈内膜腺肌瘤和腹膜后腺肌瘤。

2. 2020 年子宫腺肌病诊治专家共识按影像学表现分类[66]

①弥漫性子宫腺肌病;②局灶性子宫腺肌病;③息肉样子宫腺肌病。

四、临床表现

1. 痛经

不同程度的痛经,常呈进行性加重,一般认为痛经系子宫肌层内膜组织出血和肿胀,或腺肌病组织内前列腺素生成增加,刺激子宫平滑肌产生痉挛性收缩引起的。

2. 月经异常

月经异常包括月经过多、经期延长或不规则出血,其中月经过多是常见的症状,可能是由于子宫内膜总体积增加或异位内膜腺体肌层血管分布增加、雌激素水平的升高。

3. 不孕及妊娠并发症增加

病变弥漫及痛经较明显者,会增加不孕的风险[67,68]。

4. 子宫增大

子宫增大常呈球形增大或局限性结节样隆起,可伴有压痛。

五、超声诊断

子宫腺肌病的影像学诊断最早追溯至 20 世纪中期使用的子宫造影术,研究中发现造影剂从子宫内膜腔延伸到子宫肌层内扩张的子宫内膜腺体,由于其敏感性低,子宫造影术未被用作子宫腺肌病的主要诊断工具。基于超声检查的安全性高、便捷成本低、能广泛应用临床等特点,TVS 被认为是诊断子宫腺肌病的首选影像学检查方法[69-74],子宫腺肌病的超声特征与其组织病理学的表现密切相关[75]。

(一) 二维超声

1. 子宫大小及形态改变

子宫呈球形或不规则增大,子宫肌层对称性或不对称性增厚,以后壁及子宫底为主。子宫增大主要是由于异位至子宫肌层的内膜周期性出血导致子宫肌层平滑肌纤维的增生和肥大。

1) 弥漫型子宫腺肌病的子宫增大表现为子宫体增大(不包括子宫颈)(图 5-44A)。

2) 局限型子宫腺肌病的子宫增大表现为子宫肌壁局部增厚,与子宫肌瘤的超声表现相似,但病灶显示边界不清、内部回声不均匀有助于子宫腺肌病超声诊断(图 5-44B)。

3) 囊性子宫腺肌病是一种少见类型的子宫腺肌病[76],病灶多位于子宫后壁与子宫角处,超声表现为子宫肌层或邻近位置见无回声区或低回声区(充满出血液的囊肿),不与子宫腔相通,有较厚的低回声或中等回声包绕,回声不均匀,病灶边界不清(图 5-45),临床及超声检查均易误诊为残角子宫积血或子宫肌瘤囊性变。

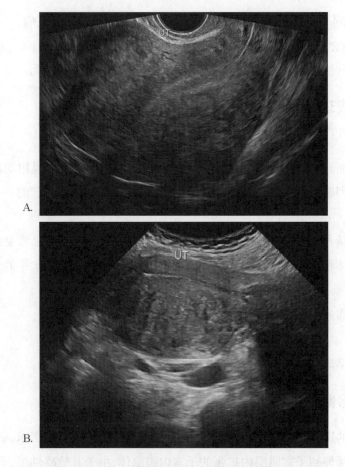

图 5-44 子宫腺肌病二维超声声像图

A. TVS 显示子宫球形增大,前后壁肌层增厚,肌层回声粗糙不均;B. TAS 显示子宫增大,前后壁肌层不对称,后壁回声增粗不均

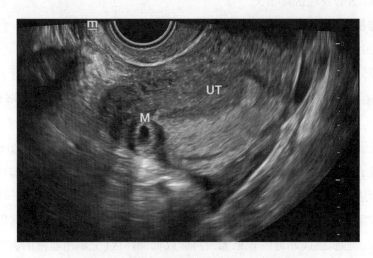

图 5-45 囊性子宫腺肌病二维超声声像图

右侧子宫角肌层内壁厚无回声区,不与宫腔相通

2. 内部回声改变

肌层回声粗糙不均匀,或局部回声稍减低,肌壁间可有不均匀的低回声区或大小不等的无回声区(子宫肌层内异位的子宫内膜腺体发生周期性出血,导致子宫肌层内的小囊肿形成,囊肿直径常为 1~5 mm),见图 5-46A。

3. 特殊征象

(1)子宫内膜下的线状回声或岛状结节,说明子宫内膜组织直接延伸到子宫肌层内的病理变化。

(2)子宫内见多条垂直且细,呈放射状排列的扇形声影,称百叶窗帘征或铅笔状声影(图 5-46B)。

(3)子宫内膜-肌层结合带显示不清、不规则或中断(图 5-46C)。

(4)超声子宫滑动征阴性说明子宫腺肌病可能累及子宫浆膜层。超声子宫滑动征的重要性在于对整个子宫及盆腔粘连的判断,以及对子宫腺肌病是否同时合并深部子宫内膜异位症的判断。

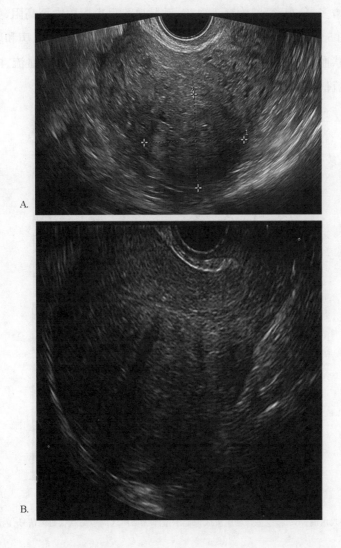

A.

B.

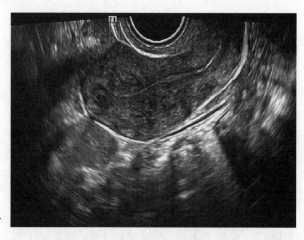

图 5-46 子宫腺肌病二维超声表现

A. 子宫肌层内见多个小囊区；B. 子宫后壁肌层内栅栏样声影；C. 子宫前壁内膜-肌层结合带显示不清

（二）彩色多普勒超声

病灶区血流增多、分布紊乱，为穿入血流，动脉血流阻力指数中至高阻，无肿块周围环状血流环绕现象（图 5-47A），与子宫肌瘤的血流分布不同。局灶型腺肌病和腺肌瘤表现为病灶内稀疏的星点状血流信号。囊性子宫腺肌病可见病灶周围无环绕血流，内部实性区域可见稀疏星点状血流信号，中心囊性区域无血流信号[76]（图 5-47B）。

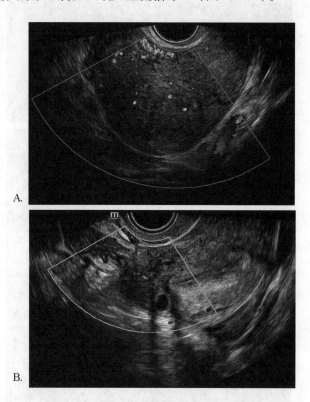

图 5-47 子宫腺肌病彩色多普勒血流图像

A. 病变区可见穿入血流；B. 彩色多普勒血流成像显示壁厚无回声区周边见点状血流信号，内部未见血流信号

(三) 经阴道宫腔三维超声

在三维超声冠状面上,子宫内膜-肌层结合带是围绕子宫内膜的低回声环,子宫内膜-肌层结合带的增厚或显示不清是子宫腺肌病的典型超声表现(图 5-48A)。有文献报道,当子宫内膜-肌层结合带增厚(最大厚度 ≥8 mm)、厚度不均匀、中断时,高度提示子宫腺肌病,结合带显示不清对子宫腺肌病的诊断具有较高的特异度[75]。囊性子宫腺肌病三维显示右侧子宫角肌层内壁厚无回声区,不与宫腔相通(图 5-48B)。

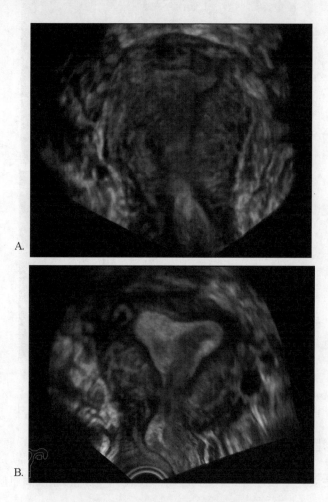

图 5-48 子宫腺肌病三维超声图像

A. 子宫腺肌病宫腔三维超声显示右侧壁子宫内膜结合带显示不清;B. 囊性子宫腺肌病宫腔三维超声显示右侧宫角肌层内壁厚无回声区,不与宫腔相通

(四) 宫腔水造影

将生理盐水注入子宫腔进行超声检查显示子宫内膜下囊性腔和子宫内膜腔之间的连续性,可显示出从子宫内膜层延伸到子宫肌层的火焰状或棒状憩室。该技术不能显示整个子宫状况,故不被认为是子宫腺肌病的一种单一完整的诊断方法。

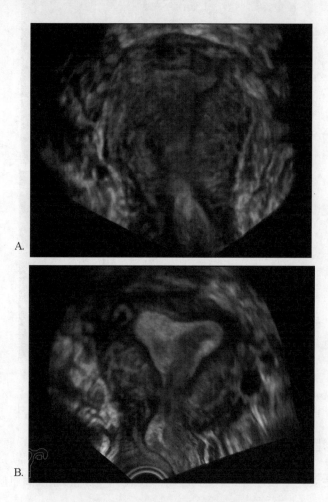

（五）静脉超声造影

早期:多条血管分支进入病灶,增强早于正常子宫肌层呈不均匀高增强,与正常肌层分界不清(图5-49)。

晚期:病灶消退与肌层同步。

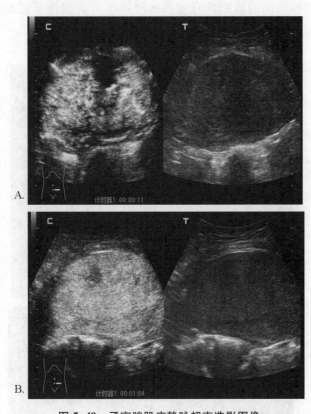

图5-49　子宫腺肌病静脉超声造影图像

A、B.病灶增强早于肌层呈不均匀性高增强

六、鉴别诊断

子宫腺肌病主要与子宫肌瘤、子宫肌层局部收缩、子宫内膜癌浸润肌层等鉴别。

1. 子宫肌瘤

局限型子宫腺肌病与子宫肌瘤的鉴别主要通过病灶边界是否清晰、有无小囊肿和内部回声的特征及CDFI的表现,子宫肌瘤有假包膜通常边界清楚,内部回声均匀或不均匀的低回声、等回声或高回声等,彩色多普勒显示子宫肌瘤为周边型环状血流,局限型子宫腺肌病病灶边界不清楚,内可见小无回声区,彩色多普勒显示为穿入血流。

2. 子宫肌层收缩

子宫肌层局部收缩可表现为子宫肌层内局限性低回声肿块,可能误为子宫肌瘤或局限型子宫腺肌病,子宫肌层的局部收缩可以通过一段时间复查与真正的子宫肌层病变进行区分。

3. 子宫内膜癌浸润肌层

类似于子宫腺肌病的方式消除子宫内膜-肌层结合带界面,子宫内膜癌通常会导致子宫内膜增厚,彩色多普勒超声显示局部血流丰富、紊乱,频谱呈低阻;子宫腺肌病时,子宫内膜的厚度和血流信号正常,子宫腺肌病肌层内可见线状和岛状回声结节,而子宫内膜癌向肌层的延伸通常呈分叶状和肿块状,由于有时很难区分子宫内膜癌和子宫腺肌病,进一步鉴别需要 MRI 及子宫内膜活检。

七、临床治疗

根据患者不同的症状、疾病的严重程度、患者的年龄及有无生育要求而定,可选择药物、手术或其他综合治疗[77]。

1. 药物治疗

药物治疗的目的是缓解疼痛症状,提高子宫内膜容受性改善生育能力,术后长期管理,目前可供选择的药物主要有非甾体类抗炎药、高效孕激素、复方口服避孕药、GnRH-a、雄激素衍生物,对于年轻、希望保留子宫、症状较轻者使用口服避孕药、GnRH-a、吲哚美辛;子宫增大明显、疼痛症状严重者,可应用 GnRH-a 治疗,并在治疗 3~6 个月后,再用口服避孕药或左炔诺孕酮宫内节育(LNG-IUS)。一些中药对痛经有明显的缓解作用,因为子宫内膜异位的周期性出血为离经之血,治疗以活血化瘀,消瘀散结为主。

2. 手术治疗

(1) 保守子宫手术治疗

对于无法耐受长期药物治疗、药物治疗失败的生育年龄患者,可以选择保留子宫的手术。子宫腺肌病保留子宫的手术分为局灶性子宫腺肌病的腺肌瘤切除术、弥漫性子宫腺肌病的病灶减少术及子宫内膜消融或切除术。由于子宫腺肌病的病灶边界不清又无包膜,故不易将其全部切除,虽然病灶切除可缓解其症状,提高妊娠率,但复发率仍较高。

(2) 介入微创手术治疗

介入微创手术治疗包括子宫动脉栓塞术(uterine artery embolization,UAE)、高强度聚焦超声消融术(high intensity focused ultrasound,HIFU)、微波消融术(microwave ablation,MWA)等微创手术治疗。

UAE:通过栓塞双侧子宫动脉,导致异位内膜缺血、缺氧,发生坏死、吸收,从而达到减小病灶,减轻临床症状的治疗作用。该手术适用于子宫腺肌病导致大量急性子宫出血时;非手术治疗失败,或拒绝手术治疗,或有多次手术史而再次手术治疗难度大,或患者难以耐受手术治疗时,但对于有生育要求的子宫腺肌病患者应慎重采用 UAE 治疗。

HIFU:该手术将超声波自体外聚焦于体内靶区域,使组织温度骤升上产生热效应,导致病变局部组织细胞发生凝固性坏死,同时产生空化效应及机械效应,以达到不损伤周围组织但破坏病灶的效果。适应证:有症状的子宫腺肌病、病变处肌壁厚度>3 cm、绝经前妇女、患者要求 HIFU 治疗。

MWA:是指使用微波辐射器把某个频率的电磁波能量转换成微波的辐射能,后者被组织吸收而转换成热能,致使被作用组织局部温度瞬间升高而发生凝固、坏死。不排除造成子宫内膜热损伤的可能,对于有生育要求的患者应慎重选择。

3. 根治性手术

症状较严重且年龄较大无生育要求者,应行子宫全切除术。全子宫切除术是目前唯一确认有效的治疗方法。

4. 合并不孕的治疗

对于有生育要求的子宫腺肌病患者,可选择药物(GnRH-α)治疗或保守性手术加药物联合治疗。

（林欣）

第六节 子宫内膜息肉

一、概述

子宫内膜息肉(endometrial polyps,EP)是子宫腔内膜腺体和间质的增生性过度生长所致的具有息肉样、局限性的良性病变,可单发或多发,直径从数毫米到数厘米,可以是无蒂或带蒂的,息肉的最大横径大于基底部径线,则被认为是带蒂息肉,带蒂息肉具有血管的纤维蒂,最常见于子宫角或子宫底。孕龄期、绝经期及绝境后妇女均可发生,临床症状主要有异常子宫出血及不孕。大多数息肉是良性的,但存在恶变的可能[78]。

二、病因

子宫内膜息肉的确切病因尚不清楚,可能是由于雌激素受体在子宫内膜中的表达发生改变,导致局部子宫内膜在雌激素的作用下过度生长,他莫昔芬作为雌激素受体(estrogen receptor,ER)阳性的乳腺癌内分泌治疗的常用辅助药物,可选择性作用于子宫内膜 ER,在子宫内膜产生雌激素效应。子宫内膜息肉发生发展与遗传因素、免疫炎症因素、内分泌因素、细胞增殖/凋亡失衡因素及血管生成因素等密切相关。年龄、高血压、糖尿病、肥胖等是导致子宫内膜息肉发生的独立危险因素[79, 80]。

三、病理

子宫内膜息肉是由过度增生的内膜组织及其表面的上皮组织构成,内部有不等量的内膜腺体、间质与血管。息肉可无蒂、有蒂或脱垂,可有基底较宽的蒂,也可有较长的蒂,息肉可脱出至子宫颈外口,脱垂的息肉可能包含鳞状化生、感染或溃疡区域。

四、临床表现

1. 异常子宫出血

表现为月经过多、经期延长、经间期出血等。

2. 不孕

不孕主要与子宫内膜容受能力缺陷有关,EP 可诱导局部炎症改变,导致宫腔微环境的变化,干扰精子运输和胚胎的植入[80]。

五、超声诊断

TVS 或 TRS 检查是诊断子宫内膜息肉的首选检查方法。

1. 二维超声

子宫大小正常或略增大,内膜呈弥漫性或局灶性增厚,宫腔内见单个或多个实性结节,以高回声为主,形态常呈椭圆形、带形,内部回声均匀,边界较清晰,宫腔线扭曲变形,息肉较大时内部回声可不均匀,其内常可见无回声区(由腺体扩张所致),基底部内膜连续,子宫内膜与肌层界限完整(图5-50)。

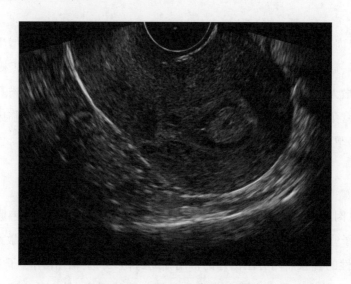

图5-50 子宫内膜息肉声像图

二维超声显示宫腔内高回声结节,境界清晰

2. 彩色多普勒成像

在较大的内膜息肉蒂部可探及单根滋养血管(图5-51A、B),呈中等或高阻力的动脉血流,一部分息肉内未见血流信号(图5-51C)。

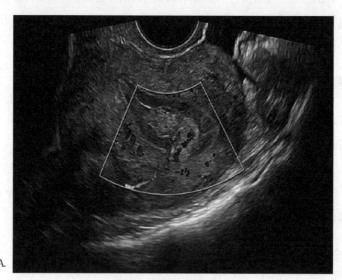

A.

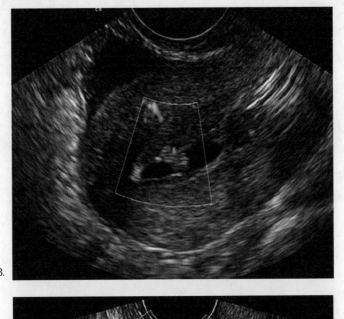

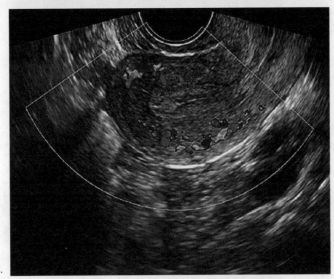

图 5-51　子宫内膜息肉彩色多普勒超声图像

A、B. 可见单条滋养血管；C. 息肉内部未见明显血流

3. 宫腔三维超声

宫腔内可见单个或多发高回声结节，常呈水滴状，界限清楚，子宫内膜基底层与肌层分界清楚，宫腔三维超声能直观地显示息肉位置、数目、形态、边界（图 5-52）。

4. 宫腔水造影超声

宫腔是潜在的腔隙，正常情况下子宫腔处于闭合状态，不同宫腔病变在常规超声上表现类似，无回声的生理盐水撑开宫腔，形成良好的透声窗，使病灶被清晰显示，宫腔内可见实性结节凸向宫腔，与肌层分界清楚（图 5-53）。对于较小的子宫内膜息肉，宫腔水造影对诊断很有帮助[81,82]。

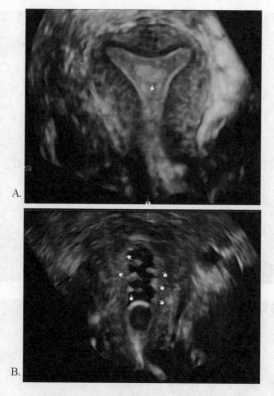

A.

B.

图 5-52 子宫内膜息肉三维成像

A. 宫腔三维超声显示宫腔内多个实性结节;B. 宫腔水造影+三维超声显示宫腔内多发实性结节,更直观观察息肉的数量及位置

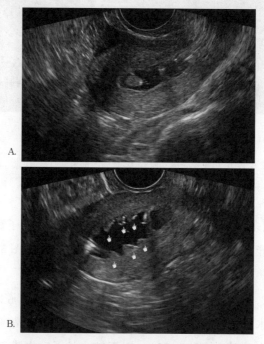

A.

B.

图 5-53 子宫内膜息肉宫腔水造影声像图

造影显示宫腔内实性结节凸向宫腔(A. 单个病灶结节,B. 多病灶结节)

5. 子宫输卵管超声造影(声诺维)

宫腔内可见高回声实性结节,并可见充盈缺损(图5-54)。

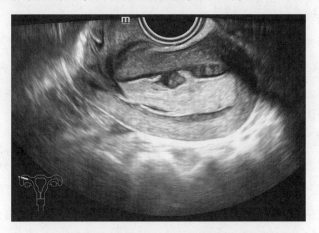

图5-54 子宫内膜息肉宫腔造影(声诺维)

宫腔内膜息肉处可见充盈缺损

6. 静脉超声造影

早期:肌层血管进入病灶内,呈分支状,增强晚于肌层,强度稍高于肌层;晚期:消退与肌层同步(图5-55)。

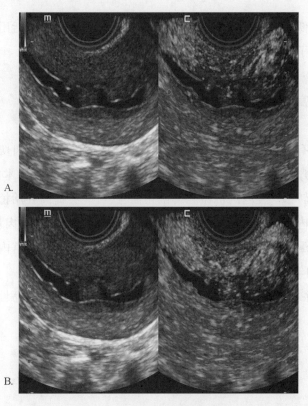

图5-55 子宫内膜息肉静脉造影

A、B均为早期:肌层血管进入病灶内,呈分支状,增强晚于肌层,强度稍高于肌层

六、鉴别诊断

1. 子宫黏膜下肌瘤

宫腔内见圆形或椭圆形低回声团,内部回声欠均匀,边界清晰,病灶处子宫内膜基底层回声不连续,彩色多普勒血流成像显示周边环状血流信号来自子宫肌层,子宫内膜息肉显示宫腔内高回声结节,边界清晰,病灶处子宫内膜基底层回声连续,彩色多普勒血流成像可见单条血管进入病灶内。

2. 子宫内膜癌

子宫内膜呈弥漫性不规则增厚或子宫内膜团块状回声,团块形态不规则,内部回声不均匀,子宫内膜与肌层分界不清时,应考虑子宫肌层浸润的发生,彩色多普勒血流成像显示内部可见丰富的血流信号,频谱呈低阻。息肉样团块附着于子宫内膜表面,边界清晰,彩色多普勒血流成像可见单条血管。如果阴道流血的绝经后女性宫腔内息肉样团状较大,内膜显示不清,与子宫内膜癌不易鉴别,可使用静脉超声造影进行鉴别。

七、临床治疗

子宫内膜息肉治疗主要包括保守治疗、药物治疗及手术治疗。

1. 保守治疗

对于无症状和低危患者,可以选择观察保守治疗。保守治疗包括用超声定期评估息肉大小及血供。小型子宫内膜息肉可自发消退,一般也不影响妊娠。

2. 药物治疗

药物治疗对子宫内膜息肉的作用有限。

3. 手术治疗

手术治疗主要有刮宫术、宫腔镜下内膜息肉切除术。宫腔镜息肉切除术被认为是子宫内膜息肉的标准治疗方法,不孕症和异常子宫出血是宫腔镜息肉切除术的两个主要适应证。息肉切除术可以逆转子宫腔内的机械和解剖扭曲,这可能会提高胚胎植入的机会和成功的妊娠的结果。由于内膜息肉易复发,对于正在进行节育的患者,经息肉切除术后,口服避孕药和放置左炔诺孕酮宫内节育器可能会更好,因为它们可以抑制子宫内膜过度生长并降低内膜息肉复发的风险。

另外,子宫切除术是一种根治性手术,可消除息肉复发的风险和恶性肿瘤的可能性。

(林欣)

第七节 宫腔粘连

一、概述

宫腔粘连是妇科常见的对生育功能严重危害的宫腔疾病,其本质是各种原因引起的子宫内膜基底层损伤,导致子宫壁粘连、内膜纤维化。随着人工流产、药物流产、引产、诊断性刮宫、内膜息肉摘除、宫腔镜手术等宫腔操作的增加,以及急性或慢性子宫内膜炎等感染因素,宫腔粘连呈逐年增长趋势,已经成为月经量减少、继发不孕的主要原因[83]。

二、病因

引起宫腔粘连的最主要因素为宫腔操作和感染[84]。

1. 与宫腔操作相关的子宫内膜损伤

宫腔操作包括与妊娠相关的宫腔操作和与妊娠无关的宫腔操作。前者如人工流产、药物流产、引产、顺产、剖宫产、胎盘残留等;后者如诊断性刮宫、子宫肌瘤剔除术、息肉摘除、宫腔镜手术等。

2. 与感染有关的子宫内膜损伤

与感染有关的子宫内膜损伤,如急性或慢性子宫内膜炎、子宫内膜结核、产褥期感染等。

3. 其他因素

其他因素,如苗勒管发育异常等。

三、病理与分型

根据粘连性质,宫腔粘连可分为膜性粘连、肌性粘连和结缔组织性粘连。根据粘连部位分为以下三种。①中央型粘连:粘连带位于宫腔区域的子宫前后壁之间,多为膜性粘连,少数为肌性粘连或结缔组织性粘连;②周围型粘连:粘连带局限于子宫底或子宫一侧壁或两侧壁,若粘连靠近子宫角则易导致子宫角闭塞,以结缔组织性粘连为主;③混合型粘连:粘连部位广泛,即周围型粘连合并中央型粘连,严重者宫腔呈试管状,甚至呈实性,无法插入探针[85]。

宫腔粘连由于部位、性质、程度的不同在超声上有不同的表现,需要应用多种技术进行综合评估。肌性或结缔组织性粘连、中央型粘连或中重度粘连在二维超声或三维超声上相对容易识别,而膜性粘连、周围型粘连、轻度粘连或特别严重的广泛性粘连,在常规二维超声或三维超声上则较难显示,需要借助宫腔水造影才能比较明确地进行评估[86-88]。

四、临床表现

宫腔粘连主要临床表现有月经异常、腹痛、生育功能障碍、子宫压痛等。

1. 月经异常

月经异常是最常见的临床表现,主要表现为月经量减少或闭经,常发生在刮宫等宫腔操作史或宫腔感染之后。

2. 腹痛

部分患者还可伴有周期性的下腹疼痛,这可能与子宫颈管或子宫内口粘连,经血引流不畅,反射性地刺激子宫收缩而导致下腹疼痛有关。

3. 生育功能障碍

生育功能障碍主要表现为不孕或习惯性流产。据统计,子宫粘连的患者中约50%有继发性不孕或习惯性流产的病史。另有报道称在不孕症患者中,宫腔粘连的检出率为20%。

4. 子宫压痛

宫腔粘连若无宫腔积血,查体多无异常体征或轻压痛。若合并宫腔积血,查体可发现子宫增大饱满,或合并子宫颈举痛等。

五、超声诊断

(一)检查前准备

宫腔粘连超声评估一般建议 TVS 检查,根据超声技术的区别有不同的检查前准备。二维超声和三维超声一般无须特别准备,检查前排空膀胱即可,但在时间上有一定要求,原则上以月经周期的增殖晚期或分泌期检查为佳,此时子宫内膜较厚,子宫内膜与粘连带之间容易形成较好的对比。宫腔水造影则一般选择在月经周期的增殖早中期,即月经干净后的第3~7天,进行检查。

(二)子宫二维超声

根据宫腔粘连的部位、性质和程度不同,二维超声常有以下表现。

1. 子宫内膜外形改变

中央型宫腔粘连子宫内膜外形常无明显改变;周围型宫腔粘连可表现为子宫内膜两侧边缘毛糙、模糊,子宫角变钝或缺失等。

2. 子宫内膜厚度改变

子宫内膜变薄或厚薄不均匀,严重者呈线状,形态僵硬,或内膜显示不清,内膜厚度不随月经周期改变而改变。

3. 子宫内膜回声改变

子宫内膜回声不均匀,局部子宫内膜回声中断,表现为单发或多发、形态不规则、厚薄不均、宽窄不一的低回声带,连接于前后壁之间,局部区域宫腔线模糊不清,与肌层分界不清,局部回声不随月经周期改变而改变(图 5-56)。

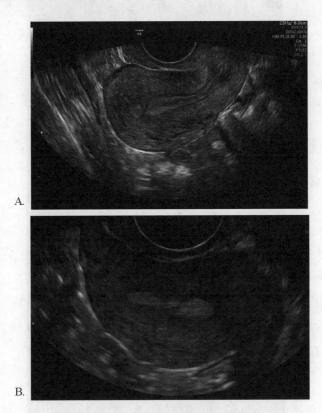

图 5-56 宫腔粘连二维超声表现

A. 子宫纵切面;B. 子宫横切面

4. 宫腔积液

粘连带的物理障碍容易造成经血排出受阻而在宫腔内积聚,表现为宫腔内液性无回声区,并在液性回声区内可见低回声带。

(三)子宫三维超声

子宫三维超声提供的子宫冠状面和连续断层等切面,对宫腔形态、粘连部位、粘连性质、粘连范围等的判断能提供更多的信息。

1. 宫腔形态改变

中央型宫腔粘连的宫腔形态一般无明显改变;周围型宫腔粘连可表现为宫腔边缘毛糙、不清晰,当病变处在子宫角时,则表现为病变侧子宫角变钝或缺失(图 5-57A)。重度周围型宫腔粘连子宫内膜不能显示正常倒三角形,或完整内膜形态显示困难,或宫腔形态失常。

2. 子宫内膜回声改变

子宫内膜回声不均匀,粘连处内膜回声缺失。中央型宫腔粘连可在高回声的内膜区域

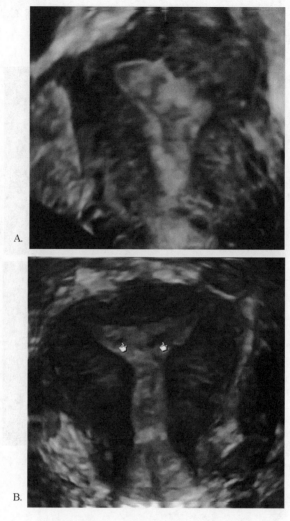

图 5-57 宫腔粘连三维超声表现

A. 左侧宫角消失;B. 宫腔内多个低回声区(手指处为宫腔粘连处)

内出现局限性回声缺损,呈不规则低回声区(图 5-57B)。周围型宫腔粘连可在宫腔边缘区域出现回声缺损,表现为局部变钝、边缘不光整等。

(四) 宫腔水造影

部分宫腔粘连的患者在常规超声上缺乏特异性,如膜性粘连或是轻度周围型粘连在二维超声和三维超声上很难做出明确诊断,此时需要借助宫腔水造影技术,通过向宫腔内注入生理盐水,以二维或三维的形式,全面评估宫腔内粘连的部位、范围、性质等,在宫腔粘连的评估中具有重要价值。

1. 宫腔水造影二维超声

在宫腔内无回声水的衬托下,粘连带表现为条带状或片状低回声,或高回声,两端黏附于子宫壁(图 5-58A~C)。宫腔水造影时还应特别注意两侧子宫角,子宫角膜性粘连带常引

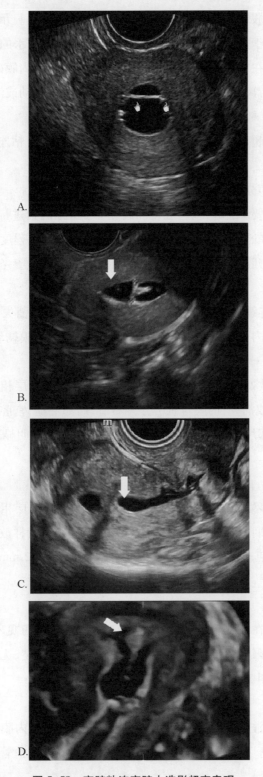

图 5-58 宫腔粘连宫腔水造影超声表现

A、B. 二维超声显示膜性粘连带;C. 二维超声显示肌性粘连带;D. 三维超声显示宫腔内粘连带回声的部位和范围
手指及箭头均为宫腔粘连带

起一侧输卵管不通畅的假象,而常规二维超声和三维超声常难以显示,宫腔水造影成为最佳的影像学诊断手段。对于宫腔内的膜性回声可以通过造影管注水的抽吸动作进行鉴别,宫腔粘连带由于两端固定在宫壁,抽吸动作时光带无明显飘动;而内膜碎片等由于一般仅一端附着于子宫壁,另一端游离,故通过注水的抽吸动作可见光带飘动或消失。

2. 宫腔水造影三维超声

在宫腔水造影二维超声基础上进一步行三维成像,可以获得粘连部位、范围等更准确的信息(图5-58D)。

(五)宫腔粘连超声分级体系

宫腔粘连的分级需要综合超声、宫腔镜和病史等多方面因素进行综合分析判断,仅从超声上很难精确判断粘连的严重程度。但不同的超声表现与严重程度之间有一定的关联性,二维超声、三维超声和宫腔水造影上的粗略分级标准可供临床做参考。

1. 轻度

宫腔线模糊,局部连续性不佳;内膜回声中断,局部三线征消失;内膜与肌层分界欠清楚,局部毛糙;内膜区域内不规则低回声,范围小于1/3宫腔;内膜蠕动波无明显影响。

2. 中度

内膜厚薄不均匀,数处回声中断,可见不规则低回声带与肌层相连,局部内膜三线征消失,内膜"蠕动波"减弱或消失;内膜与肌层分界不清,局部毛糙;宫腔内局限积液,内可见稍强回声带;三维显示局部片状低回声区,占宫腔1/3至2/3;月经明显减少。内膜有周期性变化,厚度2~5 mm。

3. 重度

内膜厚薄不均匀,多处回声中断,可见不规则低回声带与肌层相连;内膜与肌层的分界不清、连续性差;非绝经期内膜线样、模糊不清、形态僵硬、小锯齿样改变;三维显示局部回声缺损,范围大于2/3宫腔。继发闭经,内膜无周期性变化,厚度<2 mm。

(六)鉴别诊断

1. 子宫内膜息肉

典型子宫内膜息肉在二维超声或三维超声上表现为宫腔内可见不均匀回声或偏高回声团,常呈水滴状,一般界限清楚,子宫内膜基底层与肌层分界清楚,无变形。CDFI显示内部常探及点状血流信号(图5-59)。

2. 子宫黏膜下肌瘤

子宫黏膜下肌瘤在常规二维超声或三维超声上表现为子宫内膜区域低回声结节,向宫腔突起,与肌壁关系较密切,CDFI显示在肌瘤附着处常可见供血血管(图5-60)。

3. 妊娠残留物

妊娠残留物多见于流产早期,表现为宫腔内不规则、不均匀偏高回声团,团块与子宫内膜分界不清晰,CDFI显示其内有较丰富的血流信号(图5-61)。

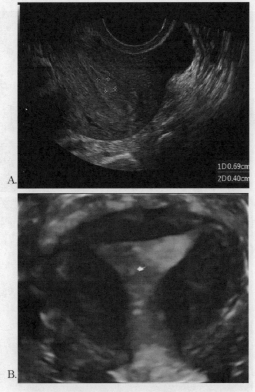

图 5-59　子宫内膜息肉

A. 二维超声显示宫腔内偏高回声结节,呈水滴形;B. 三维超声显示宫腔内可见一枚强回声结节

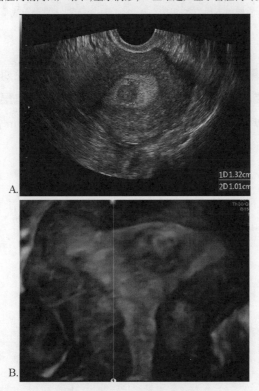

图 5-60　子宫黏膜下肌瘤

A. 二维超声显示宫腔内低回声结;B. 三维超声显示宫腔内可见稍高回声球形团块

187

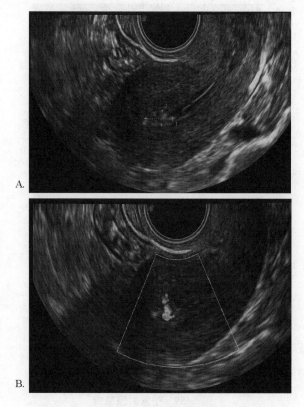

A.

B.

图 5-61　宫腔妊娠残留物

A. 宫腔内不均匀高回声区;B. 高回声区内可见丰富的血流信号

4. 子宫内膜癌

子宫内膜癌以中老年人多见,子宫轮廓早期可无明显改变,晚期子宫可增大,轮廓模糊;内膜不规则增厚,可见菜花状回声突起。当侵犯肌层时,内膜与肌层分界不清,CDFI 显示较丰富的低阻血流信号,$RI>0.4$。一般情况在绝经后内膜厚度 >5 mm 需引起重视。

(彭成忠、徐子宁)

第八节　剖宫产术后子宫切口憩室

一、概述

剖宫产术后子宫切口憩室(previous cesarean scar delivery,PCSD)是指剖宫产术后子宫下段切口由于愈合不良,切口处瘢痕组织形成的、与子宫腔相连且突向浆膜层的凹陷。经血积聚于憩室凹陷内,导致经期延长、经间期阴道淋漓不尽流血、痛经、盆腔痛、继发性不孕等临床症状。若发生子宫切口处妊娠可导致大出血、子宫穿孔等危及生命的严重并发症。目前,PCSD 的定义、分类和分级还没有统一的标准,曾有剖宫产子宫瘢痕缺损或憩室等名称[89,90]。

二、病因

子宫切口愈合不良是剖宫产术后子宫切口憩室形成的主要原因,可能与下列因素有关:①子宫颈与子宫体缝合时切口肌肉组织厚度不同,切口上下缘收缩力不同造成组织复位不良,当切口缝合过密时,切口部位血供减少,造成缺血坏死而形成潜在的腔隙。②免疫及炎症因素:胎膜早破、产程异常、先兆子痫、高血压、糖尿病、感染等原因导致剖宫产术后机体抵抗力低下,引起炎症反应,易导致切口感染及愈合不良,增加剖宫产子宫切口憩室形成的概率。③多次剖宫产史是剖宫产术后子宫切口憩室的主要危险因素,有文献报道多次剖宫产史与憩室的形成存在正相关。④子宫后位是憩室形成的潜在危险因素,因为后位子宫的下段机械张力可能损害愈合组织的血液灌注,从而影响切口的愈合[91]。

三、临床表现

1. 异常阴道出血

表现为月经期延长、淋漓不尽出血,其可能的原因是憩室周围的子宫肌层因瘢痕组织形成而收缩能力下降,减缓子宫排出经血的能力,憩室内膜周期性脱落出血,经血积聚在该处,经宫腔排出不畅或延期排出,憩室越大,症状越明显[92,93]。

2. 痛经和慢性盆腔痛

剖宫产子宫瘢痕部位内膜异位可引起痛经。子宫下段切口变形可能引起慢性盆腔痛。

3. 继发性不孕

继发性不孕可能是持续的异常阴道出血导致子宫切口憩室处及子宫颈管积血,影响子宫颈黏液性状,增加局部炎症反应,妨碍精子迁移及受精卵着床,特别是后倾子宫易有经血反流并积聚在宫腔内,最终导致不孕。在相关研究的 Meta 分析中发现,剖宫产术后妊娠率减低。

4. 剖宫产子宫切口瘢痕妊娠

剖宫产子宫切口瘢痕妊娠是指有剖宫产史的女性再次妊娠后,胚囊着床于既往剖宫产切口瘢痕处,若继续妊娠会导致子宫破裂,是剖宫产术后的严重并发症。

四、超声表现

最常用的诊断方法是 TVS,观察子宫前壁下段切口处异常声像,记录切口憩室的形态、大小、内部回声,并观察憩室与宫腔、子宫颈管及子宫肌层之间的关系,测量残存肌层厚度[94]。

1. 经阴道二维灰阶超声

经阴道二维灰阶超声显示子宫下段前壁剖宫产切口处局部呈楔形、三角形或不规则形无回声或低回声,且与宫腔相通,有经血残留于憩室内时,局部残余肌层回声变薄或缺失甚至断裂达浆膜层,浆膜层平整或向外凸出。憩室裂隙形状主要有裂缝状、囊状、楔形,可对憩室长度、深度、宽度及残存肌层厚度进行测量(图 5-62)。

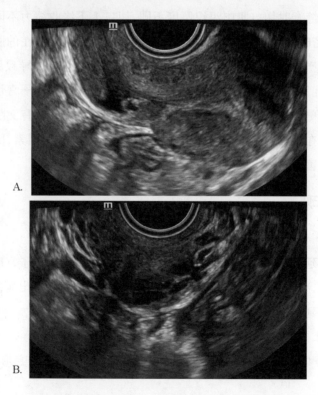

图 5-62　剖宫产术后子宫切口憩室二维超声图像

A. 子宫矢状切面的子宫切口处见三角形无回声区;B. 子宫横切面的子宫切口处见长条状无回声区

2. 宫腔三维超声

利用三维成像技术,能够显示憩室冠状面图像,弥补了二维超声只能显示矢状切面和横切面的不足,可确定病变的形态、大小及容积,提供憩室立体形态结构的完整信息图像(图 5-63)。

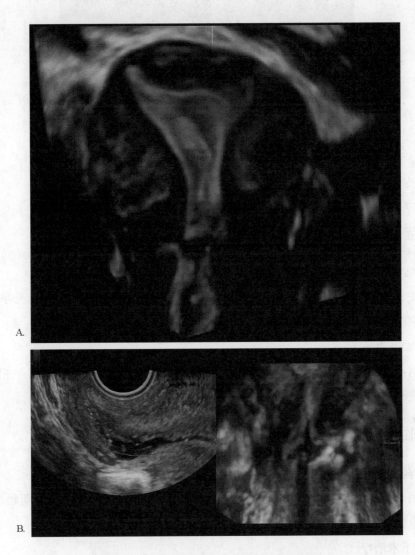

A.

B.

图 5-63　剖宫产术后子宫切口憩室三维成像
宫腔三维冠状切面显示子宫切口处不规则无回声区

3. 宫腔水造影

宫腔水造影表现为生理盐水进入憩室使处于闭合或半闭合状态的憩室张开,可观察到与宫腔及子宫颈管相通的凹陷,更清晰地了解憩室的轮廓、形态、大小及内部情况,憩室处的残存肌层清晰可见[95](图 5-64)。据文献报道,宫腔水造影对憩室诊断具有更高的敏感性和特异性,但要注意感染的风险可能会小幅度增加。

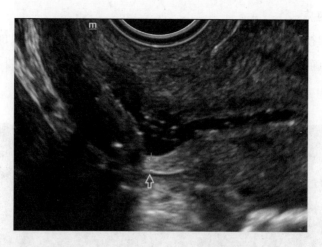

图 5-64　剖宫产术后子宫切口憩室宫腔水造影

宫腔水造影的子宫切口处见三角形凹陷（箭头所示残余肌层浆膜面）

五、鉴别诊断

1. 剖宫产子宫切口瘢痕妊娠

停经史，尿或血 hCG 阳性，宫腔内未探及明显孕囊回声，于子宫切口处见孕囊样无回声，彩色多普勒血流成像显示其周围探及滋养血管。

2. 子宫颈囊肿

近剖宫产切口处的囊肿，要观察无回声是否与宫腔想通，若与宫腔、子宫颈相通时考虑剖宫产子宫切口憩室。

六、临床治疗

（一）药物保守治疗

目前用于药物保守治疗有口服避孕药或雌、孕激素联合治疗，是缓解经期延长、淋漓出血症状的主要非手术治疗。

（二）手术治疗

对于有典型的临床症状者，应予以积极手术治疗。手术治疗方法包括经阴道憩室修复、宫腔镜、宫腹腔镜检查修补术。月经期正常时，手术时间选择在月经干净 2~3 天后；月经淋漓不尽时，手术时间选择在月经来潮后的 7~9 天，避免手术操作损伤增殖晚期或分泌期的子宫内膜。

1. 宫腔镜修补术

对于表现为异常子宫出血的剖宫产术后子宫切口憩室患者，宫腔镜下常表现为剖宫产切口愈合不良、丝线残留、内膜息肉。有文献报道当子宫肌壁缺损小于 80% 的憩室，可以在宫腔镜下电切憩室顶部,并电灼憩室内部内膜。该治疗方法具有手术时间短、创伤小的优点,但是只有约一半患者术后症状明显好转。

2. 腹腔镜修补术

腹腔镜术中可全面探查盆腔情况,手术操作便利、出血少、手术时间短、微创、术后恢复快。

3. 宫腹腔镜联合修补术

腹腔镜直视下找到突出于子宫浆膜外的病灶,宫腔镜进一步观察子宫内该病灶的部位和大小,当腹腔镜下切除并缝合憩室后,再通过宫腔镜明确手术效果,具有对周围组织损伤小、安全、疗效确切等优点,尤其对于剖宫产术后子宫切口憩室合并盆腔粘连患者的治疗更为适用。

4. 全子宫切除术

如果患者并合有需手术治疗的子宫其他疾病,如子宫肌瘤、子宫内膜病变等,或对生育没有要求、保守治疗及多次修复手术治疗无效,可选择全子宫切除术。

(林欣)

参 考 文 献

[1] Mary E. Norton. Callen 妇产科超声学[M]. 2 版. 杨芳,栗河舟,宋文龄,译. 北京:人民卫生出版社,2019.

[2] Lambalk CB, Banga FR, Huirne JA, et al. GnRH antagonist versus long agonist protocols in IVF: a systematic review and meta-analy accounting for patient type[J]. Hum Reprod Update, 2017,23(5):560-579.

[3] Shapiro BS,Daneshmand ST,Garner FC,et al. Evidence of impaired endometrial receptivity after ovarian stimulation for in vitro fertilization: a prospective randomized trial comparing fresh and frozen-thawed embryo transfer in normal responders[J]. Fertil Steril,2011,96(2):344-348.

[4] Shi Y, Sun Y, Hao C, et al. Transfer of Fresh versus Frozen Embryos in Ovulatory Women[J]. N Engl J Med, 2018,378(2):126-136.

[5] Achache H,Revel A. Endometrial receptivity markers, the journey to successful embryo implantation[J]. Hum Reprod Update, 2006,12(6):731-46.

[6] Bonilla-Musoles F, Raga F, Osborne NG, et al. Endometrial Receptivity Evaluation With Ultrasound[J]. Ultrasound Quarterly, 2013,29(1):3-20.

[7] Craciunas L, Gallos I, Chu J, et al. Conventional and modern markers of endometrial receptivity: a systematic review and meta-analysis[J]. Human Reprod Update,2019,25(2):202-223.

[8] 赵静,黄国宁,孙海翔,等.辅助生殖技术中异常子宫内膜诊疗的中国专家共识[J]. 生殖医学杂志, 2018,27(11):1057-1064.

[9] Susan R. Stephenson. 超声诊断学:妇科与产科[M]. 罗红,杨帆,译. 北京:人民卫生出版社,2018.

[10] Momeni M, Rahbar MH, Kovanci E. A meta-analy of the relationship between endometrial thickness and outcome of in vitro fertilization cycles[J]. J Hum Reprod Sci, 2011,4(3):130-137.

[11] Lebovitz O, Orvieto R. Treating patients with "thin" endometrium—an ongoing challenge[J]. Gynecol Endocrinol, 2014,30(6):409-414.

[12] Raine-Fenning NJ, Campbell BK, Clewes JS, et al. Defining endometrial growth during the menstrual cycle with three-dimensional ultrasound[J]. BJOG, 2004,111(9):944-949.

[13] 中国医师协会超声医师分会.中国妇科超声检查指南[M].北京:人民卫生出版社,2007.

[14] Kim A, Young Lee J, Li Ji Y, et al. Do endometrial movements affect the achievement of pregnancy during intrauterine insemination[J]. Int J Fertil Steril, 2015,8(4):399-408.

[15] American Institute of Ultrasound in Medicine. AIUM Practice Guideline for the performance of pelvic ultrasound examinations[J].J Ultrasound Med, 2010,29(1):166-172.

[16] Jokubkiene L, Sladkevicius P, Rovas L, et al. Assessment of changes in endometrial and subendometrial volume and vascularity during the normal menstrual cycle using three-dimensional power Doppler ultrasound[J]. Ultrasound Obstet Gynecol, 2006,27(6): 672-679.

[17] Ahmadi F, Akhbari F, Zamani M, et al. Value of endometrial echopattern at HCG administration day in

predicting IVF outcome[J]. Arch Iran Med, 2017,20(2):101-104.

[18] Grimbizis GF, Di Spiezio Sardo A, Saravelos SH, et al. The Thessaloniki ESHRE/ESGE consensus on diagnosis of female genital anomalies[J]. Hum Reprod, 2016,31(1):2-7.

[19] He RH, Gao HJ, Li YQ, et al. The associated factors to endometrial cavity fluid and the relevant impact on the IVF-ET outcome[J]. Reprod Biol Endocrinol, 2010,8:46.

[20] Liu S, Shi L, Shi J. Impact of endometrial cavity fluid on assisted reproductive technology outcomes[J]. Int J Gynaecol Obstet, 2016,132(3):278-283.

[21] Akman MA, Erden HF, Bahceici M. Endometrial fluid visualized through ultrasonography during ovarian stimulation in IVF cycles impairs the outcome in tubal factor, but not PCOS, patients[J]. Hum Reprod, 2005,20(4):906-909.

[22] He RH, Zhu XM. How to deal with fluid in the endometrial cavity during assisted reproductive techniques [J]. Curr Opin Obstet Gynecol,2011,23(3):190-194.

[23] Seshadri S, El-Toukhy T, Douiri A, et al. Diagnostic accuracy of saline infusion sonography in the evaluation of uterine cavity abnormalities prior to assisted reproductive techniques: a systematic review and meta-analyses[J]. Hum Reprod Update, 2015,21(2):262-274.

[24] Marjolein Bij de Vaate AJ, Linskens IH, van der Voet LF, et al. Reproducibility of three-dimensional ultrasound for the measurement of a niche in a caesarean scar and assessment of its shape[J]. Eur J Obstet Gynecol Reprod Biol, 2015,188:39-44.

[25] Baranov A, Gunnarsson G, Salvesen KA, et al. Assessment of cesarean hysterotomy scar in non-pregnant women: reliability of transvaginal sonography with and without contrast enhancement[J]. Ultrasound Obstet Gynecol, 2016,47(4):499-505.

[26] Saravelos SH,Jayaprakasan K,Ojha K,et al. Assessment of the uterus with three dimensional ultrasound in women undergoing ART[J]. Human Reproduction Update,2017,23(2):188-210.

[27] Ivanovski M. The role of ultrasound in the evaluation of endometrial receptivity following assisted reproductive treatments[M]. 2012.

[28] Ng EH, Chan CC, Tang OS, et al. Relationship between uterine blood flow and endometrial and subendometrial blood flows during stimulated and natural cycles[J]. Fertil Steril, 2006,85(3):721-727.

[29] Basir GS, Lam TP, Chau MT, et al. Colour Doppler analysis of peri-implantation utero-ovarian haemodynamics in women with excessively high oestradiol concentrations after ovarian stimulation[J]. Hum Reprod, 2001,16(10):2114-2117.

[30] Uysal S,Ozbay EP,Ekinci T,et al. Endometrial spiral artery Doppler parameters in unexplained infertility patients: is endometrial perfusion an important factor in the etiopathogenesis[J]. J Turk Ger Gynecol Assoc, 2012,13(3):169-71.

[31] Wang L,Qiao J,Li R,et al. Role of endometrial blood flow assessment with color Doppler energy in predicting pregnancy outcome of IVF-ET cycles[J]. Reprod Biol Endocrinol, 2010,8:122.

[32] Son JB, Jeong JE, Joo JK, et al. Measurement of endometrial and uterine vascularity by transvaginal ultrasonography in predicting pregnancy outcome during frozen-thawed embryo transfer cycles[J]. J

Obstet Gynaecol Res, 2014,40(6):1661-1667.

[33] Smith SK. Regulation of angiogenesis in the endometrium[J]. Trends Endocrinol Metab,2001,12(4): 147-151.

[34] Chien LW, Au HK, Chen PL, et al. Assessment of uterine receptivity by the endometrial-subendometrial blood flow distribution pattern in women undergoing in vitro fertilization-embryo transfer[J]. Fertil Steril, 2002,78(2):245-251.

[35] Merce LT, Barco MJ, Bau S, et al. Are endometrial parameters by three-dimensional ultrasound and power doppler angiography related to in vitro fertilization/embryo transfer outcome[J]. Fertil Steril, 2008, 89(1):111-117.

[36] Salle B, Bied-Damon V, Benchaib M, et al. Preliminary report of an ultrasonography and color Doppler uterine score to predict uterine receptivity in an in-vitro fer-tilization programme[J]. Hum Reprod, 1998, 13(6):1669-1673.

[37] Schild RL, Holthaus S, d'Alquen J, et al. Quantitative assessment of subendometrial blood flow by three-dimensional-ultrasound is an important predictive factor of implantation in an in-vitro fertilization programme[J]. Hum Reprod, 2000,15(1):89-94.

[38] Kim A, Jung H, Choi WJ, et al. Dectction of endometrial and subendometrial vasculature on the day of embryo transfer and prediction of pregnancy during fresh in vitro fertilization cycles[J]. Taiwan J Obstet Gynecol, 2014,53(3):360-365.

[39] Saravelos SH,Jayaprakasan K,Ojha K,et al. Assessment of the uterus with three-dimensional ultrasound in women undergoing ART[J]. Hum Reprod Update,2017,23(2):188-210.

[40] Wall DJ, Javitt MC, Glanc P, et al. Appropriateness Criteria Infertility[J]. Ultrasound Q,2015, 31(1): 37-44.

[41] 孙红梅,邹凌霄,黄欢,等.2013 年 ESHRE/ESGE 关于纵隔子宫分类共识的临床实践解读[J].国际妇产科学杂志,2017,44(3):268-270.

[42] Liu Y, Tian JW, Xu Y, et al. Role of transvaginal contrast-enhanced ultrasound in the early diagnosis of endometrial carcinoma[J]. Chin Med J (Engl), 2012,125(3):416-421.

[43] Lambalk CB, Banga FR, Huirne JA, et al. GnRH antagonist versus long agonist protocols in IVF: a systematic review and meta-analysis accounting for patient type[J]. Hum reprod update, 2017,23(5): 560-579.

[44] Shapiro BS, Daneshmand ST, Garner FC, et al. Evidence of impaired endometrial receptivity after ovarian stimulation for in vitro fertilization: a prospective randomized trial comparing fresh and frozen-thawed embryo transfer in normal responders[J]. Fertil Steril, 2011,96(2):344-348.

[45] Zeyneloglu HB, Onalan G. Remedies for recurrent implantation failure[J]. Semin Reprod Med, 2014, 32(4):297-305.

[46] Lensen S, Wilkinson J, Sadler L, et al. A randomized trial of endometrial scratching before In vitro fertilization[J]. N Engl J Med, 2019,380(4):325-334.

[47] Chan YY, Jayaprakasan K, Zamora J, et al. The prevalence of congenital uterine anomalies in unselected

女性不孕症超声诊断学

and high-risk：a systematic review[J]. Hum Reprod Update, 2011,17(6)：761-771.

[48] Prior M, Richardson A, Asif S, et al. Outcome of assisted repro duction in women with congenital uterine anomalies：a prospective observational study[J]. Ultrasound Obstet Gynecol, 2018,51(1)：110-117.

[49] Grimbizis GF, Gordts S, Sardo D S, et al. The ESHRE-ESGE consensus on the classification of female genital tract congenital anomalies[J]. Gynecol Surg, 2013,10(3)：199-212.

[50] 梁炎春.ESHRE/ESGE 关于先天性女性生殖道发育异常的分类共识[J].国际生殖健康/计划生育杂志,2014,33(1)：68-71.

[51] 罗丽兰.不孕与不育[M].第 2 版.北京：人民卫生出版社,2009.

[52] Kougioumtsidou A, Mikos T, Grimbizis GF, et al. Three-dimensional ultrasound in the diagnosis and the classification of congenital uterine anomalies using the ESHRE/ESGE classification：a diagnostic accuracy study[J]. Arch Gynecol Obstet,2019,299(3)：779-789.

[53] 鲁红.先天性子宫畸形临床表现与超声诊断[J].浙江医学,2021,43(3)：233-237.

[54] Bhagavath B, Ellie G, Griffiths KM, et al . Uterine malformations：an update of diagnosis, management, and outcomes[J].Obstet Gynecol Surv, 2017,72(6)：377-392.

[55] Passos IMPE, Britto RL. Diagnosis andtreatment of müllerian malformations [J]. Taiwan J Obstet Gynecol, 2020,59(2)：183-188.

[56] Grimbizis GF, Camus M, Tarlatzis BC, et al. Clinical implications of uterine malformations and hysteroscopic treatment results [J]. Hum Reprod Update, 2001,7(2)：161-174.

[57] 子宫肌瘤的诊治中国专家共识专家组.子宫肌瘤的诊治中国专家共识[J].中华妇产科杂志,2017,52(12)：793-800.

[58] Munro MG, Critchley HO, Fraser IS, et al. The FIGO classification of causes of abnormal uterine bleeding in the reproductive years[J]. Fertil Steril, 2011,95(7)：2204-2208.

[59] Casini ML, Rossi F, Agostini R, et al. Effects of the position of fibroids on fertility [J]. Gynecol Endocrinol, 2006,22(2)：106-109.

[60] Van den Bosch T, Dueholm M, Leone FP, et al. Terms, definitions and measurements to describe sonographic features of myometrium and uterine masses：a consensus opinion from the Morphological Uterus Sonographic Assessment (MUSA) group[J]. Ultrasound Obstet Gynecol, 2015,46(3)：284-98.

[61] Fascilla FD, Cramarossa P, Cannone R, et al. Ultrasound diagnosis of uterine myomas[J]. Minerva Ginecol, 2016,68(3)：297-312.

[62] 王李娜,于冰.黏膜下子宫肌瘤的超声诊断进展[J].临床医药实践,2016,25(4)：303-306.

[63] Vlahos NF, Theodoridis TD, Partsinevelos GA. Myomas and adenomyosis：impact on reproductive outcome[J]. Biomed Research International, 2017,2017:5926470.

[64] De La Cruz MS, Buchanan EM. Uterine Fibroids：diagnosis and treatment [J]. American Family Physician, 2017,95(2):100-107.

[65] Grimbizis GF, Mikos T, Tarlatzis B. Uterus-sparing operative treatment for adenomyosis[J]. Fertility & Sterility, 2014,101(2):472-487.

[66] 中国医师协会妇产科医师分会子宫内膜异位症专业委员会.子宫腺肌病诊治中国专家共识[J].中华

197

妇产科杂志,2020,55(6):376-383.

[67] Horton J, Sterrenburg M, Lane S, et al. Reproductive, obstetric, and perinatal outcomes of women with adenomyosis and endometriosis: a systematic review and meta-analysis[J]. Hum Reproduction Update, 2019,25(5): 592-632.

[68] Hur C, Rehmer J, Flyckt R, et al. Uterine factor infertility: a clinical review[J]. Clinical Obstetrics and Gynecology, 2019,62(2): 257-270.

[69] Cunningham RK, Horrow MM, Smith RJ, et al. Adenomyosis: a sonographic diagnosis [J]. Radiographics, 2018,38(5): 1576-1589.

[70] Van den Bosch T, Van Schoubroeck D. Ultrasound diagnosis of endometriosis and adenomyosis: State of the art[J]. Best Pract Res Clin Obstet Gynaecol, 2018,51:16-24.

[71] Chapron C, Vannuccini S, Santulli P, et al. Diagnosing adenomyosis: an integrated clinical and imaging approach[J]. Hum Reprod Update, 2020,26(3): 392-411.

[72] Bluhm M, Dueholm M. Imaging for adenomyosis: making the diagnosis by sonography[J]. Journal of Minimally Invasive Gynecology, 2020,27(2): 267.

[73] Lazzeri L, Morosetti G, Centini G, et al. A sonographic classification of adenomyosis: interobserver reproducibility in the evaluation of type and degree of the myometrial involvement[J]. Fertil Steril, 2018, 110(6): 1154-1161.

[74] 戴晴,郑宇觐.子宫腺肌病的超声诊断及进展[J].中国实用妇科与产科杂志,2019,35(5): 501-505.

[75] Sakhel K, Abuhamad A. Sonography of adenomyosis[J]. J Ultrasound Med,2012,31(5): 805-808.

[76] Van den Bosch T, Dueholm M, Leone FP, et al. Terms, definitions and measurements to describe sonographic features of myometrium and uterine masses: a consensus opinion fromthe Morphological Uterus Sonographic Assessment(MUSA) group[J]. Ultrasound Obstet Gynecol, 2015,46(3): 284-298.

[77] Mikos T, Lioupis M, Anthoulakis C, et al. The outcome of fertility-sparing and nonfertility-sparing surgery for the treatment of adenomyosis. A systematic review and meta-analysis[J]. J Minim Invasive Gynecol, 2020,27(2): 309-331.

[78] Munro MG. Uterine polyps, adenomyosis, leiomyomas, and endometrial receptivity[J]. Fertil Steril,2019, 111(4): 629-640.

[79] 刘晓玉,沈媛.子宫内膜息肉的发病机制[J].广东医学,2020,41(17): 1824-1827.

[80] 夏美琪,桂涛,黄美华,等.子宫内膜息肉发病机制研究进展[J].广西医学,2019,41(15): 1958-1961.

[81] Nieuwenhuis LL, Hermans FJ, Bij de Vaate AJM, et al. Three-dimensional saline infusion sonography compared to two-dimensional saline infusion sonography for the diagnosis of focal intracavitary lesions [J]. Cochrane Database Syst Rev, 2017,5(5):CD011126.

[82] Bittencourt CA, Dos Santos Simões R, Bernardo WM, et al. Accuracy of saline contrast sonohysterography in detection of endometrial polyps and submucosal leiomyomas in women of reproductive age with abnormal uterine bleeding: systematic review and meta-analysis[J]. Ultrasound Obstet Gynecol, 2017, 50(1): 32-39.

[83] 中华医学会妇产科学分会.宫腔粘连临床诊疗中国专家共识[J].中华妇产科杂志, 2015,50(12):

881-887.

[84] Salazar CA, Isaacson K, Morris S. A comprehensive review of Asherman's syndrome: causes, symptoms and treatment options[J]. Curr Opin Obstet Gynecol,2017,29(4):249-256.

[85] 吴青青,李国正.超声医学专科能力建设专用初级教材妇产和计划生育分册[M].北京:人民卫生出版社,2016.

[86] Amin TN,Saridogan E,Jurkovic D. Ultrasound and intrauterine adhesions: a novel structured approach to diagnosis and management[J]. Ultrasound Obstet Gynecol, 2015,46(2):131-139.

[87] Sylvestre C, Child T J, Tulandi T, et al. A prospective study to evaluate the efficacy of two-and three dimensional sonohysterography in women with intrauterine lesions[J].Fertil Steril,2003,79(5:1222-1225.

[88] 翟林,张丹,孟焱.宫腔粘连宫腔形态的三维超声观察[J].中国超声医学杂志,2017,33(2):157-159.

[89] Bij D, Van D, Naji O, et al. Prevalence, potential risk factors for development and symptoms related to the presence of uterine niches following Cesarean section: systematic review[J].Ultrasound Obstet Gynecol, 2014,43(4): 372-382.

[90] Tower AM,Frishman GN. Cesarean scar defects: an underrecognized cause of abnormal uterine bleeding and other gynecologic complications[J]. J Minim Invasive Gynecol,2013,20(5): 562-572.

[91] Zou Z,Xiao S,Xue M. Clinical analysis of the preoperative condition and operative prognosis of post-cesarean section scar diverticulum: a case series[J].J Perinat Med,2020,48(8):803-810.

[92] Fabres C, Aviles G, De La Jars C, et al. The cesarean delivery scar pouch: clinical implications and diagnostic correlation between transvagihal senography and hysteroscopy[J]. Journal of Ultrasound in Medicine, 2003,22(7): 695-700.

[93] Tulandi T,Cohen A. Emerging manifestations of cesarean scar defect in reproductive-aged women[J]. J Minim Invasive Gynecol, 2016,23(6):893-902.

[94] Uppal T, Lanzarone V, Mongelli M, et al. Sonographieally detected caesarean section scar defects and menstrual irregularity[J]. J Obstet Gynaecol, 2011,3l(5): 413-416.

[95] 朱兆领,袁建军,王睿丽,等.宫腔声学造影诊断断剖宫产术后子宫切口憩室的价值[J].中国医学影像技术,2017,33(4):558-561.

第六章

外阴、阴道、宫颈性不孕超声检查

女性生殖器官胚胎学最初来源于副中肾管、泌尿生殖窦及阴道板。在胚胎5周内,男女都存在副中肾管与中肾管,在其形成与分化过程中,由于某些外源性因素(性激素类药物的使用)或者内源性因素(如核型异常、嵌合体、生殖细胞染色体不分离等)的影响,原始性腺的分化、发育、内生殖器始基的融合、管道腔化和发育,以及外生殖器的演变可能会发生各种改变,导致各种发育的异常影响受孕,部分因后天获得性疾病也会影响性生活及精子的运行而不孕。

第一节　外生殖器发育异常

女性外生殖器官为女性生殖器官的外露部分,包括阴阜、大阴唇、小阴唇、阴道前庭、阴蒂、前庭球、前庭大腺、阴道口、处女膜。外生殖器发育异常中对女性不孕影响较大的疾病为处女膜闭锁。关于处女膜闭锁的论述具体如下。

一、概述

处女膜是位于阴道外口和会阴的交界处的膜性组织,正常处女膜分为有孔形、半月形、筛状、隔状、微孔形。如完全无孔隙,则为处女膜闭锁[1-3],又称无孔处女膜,是女性生殖器官发育异常中较常见的类型,发病率为1/2 000~1/1 000。

二、病因

处女膜闭锁系泌尿生殖窦上皮未能贯穿前庭部所致。

三、临床表现

(一)腹痛

月经初潮的经血或阴道分泌物因处女膜发育异常排出受阻,积聚在阴道内,表现为周期性、进行性加重为特点的下腹部坠痛。严重者可引起肛门或阴道胀痛、尿频等症状。

(二)腹部坠胀感

有时经血可经输卵管倒流至腹腔。若不及时切排,反复多次的月经来潮使积血增多,致子宫腔积血,积血可经输卵管流至腹腔或输卵管伞端可因积血粘连而闭锁;后续可能继发盆腔子宫内膜异位症或慢性盆腔炎症,患者即可出现腹部坠胀感。

四、超声诊断

处女膜闭锁的直接证据难以显示,原因有二:一是由于耻骨遮挡;二是由于位置太低。经会阴高频超声(transperined high-frequency ultrasound)可显示典型的间接声像:阴道、子宫、输卵管积血而形成无回声区,无回声区内布满稀疏细小光点回声,阴道积血无回声区的纵切面呈圆柱状、横切面则呈圆形,上端与宫腔内无回声区相接,宫腔内积血纵切面呈椭圆形、横切面亦呈圆形。彩色多普勒血流成像显示无回声区内未见明显血流信号。阴道积血形成的暗区下端呈圆柱形,张力高,阴道出口端圆隆向外膨凸,颇具特征(图 6-1A)。

五、其他检查

1. 妇科检查

阴道口处见呈膨出状、蓝紫色处女膜;直肠指检可扪及阴道膨隆,凸向直肠;并可扪及盆腔肿块,用手指按压肿块处可见处女膜向外膨隆更明显。偶有幼女因阴道内潴留大量黏液,导致处女膜向外凸出而确诊(图 6-1B)。

2. 影像学检查

超声等检查不能诊断时,可进一步辅助盆腔磁共振检查用以评估阴道积血、处女膜开口情况等(图 6-1C)。

六、鉴别诊断

根据上述典型病史特点,结合妇科检查与超声报告,可初步诊断,尤其当腹痛最剧烈时检查见阴道口膨隆,处女膜呈紫蓝色外凸,则可基本确诊,需与以下疾病鉴别。

(一) 阴道闭锁

阴道闭锁为泌尿生殖窦未参与阴道下段形成所致。阴道闭锁时可表现为周期性下腹痛或腹部坠胀感,但由于闭锁的阴道厚度一般为 2~3 cm,阴道膨隆不明显,经直肠指检可扪及闭锁上方张力高的囊性块物(阴道积血),阴道积血形成的暗区下端呈漏斗状,张力低。但当积血量大致阴道及子宫颈明显扩张近似椭圆形,张力高时,此时声像图特征与处女膜闭锁相似,扩张的子宫颈与阴道上段连续,形成椭圆形暗区,而 TPS 可测量会阴与积液下缘距离,处女膜闭锁较阴道闭锁距离短。结合妇科检查,处女膜闭锁时处女膜向外膨出,张力高,呈紫蓝色,阴道闭锁时无此表现,有助于鉴别。诊断困难时可辅助磁共振检查。

(二) MRKH 综合征

既往被称为先天性无阴道综合征,是胚胎时期苗勒管发育异常,导致全腹部或部分阴道、子宫发育异常,但是染色体核型正常(46,XY)的一类罕见先天性疾病[4]。该病主要包括两型:Ⅰ 型为单纯型,仅子宫、阴道发育异常,机体其余结构发育正常,该型较常见;Ⅱ 型为复杂型,为非经典型,除子宫阴道发育异常外,可伴卵巢、泌尿系或骨骼系统发育畸形。超声表现患者先天性无子宫、无阴道结构,无阴道积血,妇科检查前庭发育正常,患者无周期性腹痛等表现可作为鉴别要点。

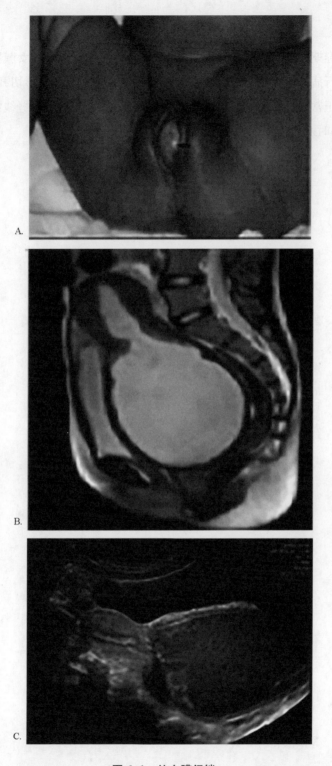

图 6-1 处女膜闭锁

A. 处女膜闭锁外观；B. 处女膜闭锁磁共振图像；C. 处女膜闭锁经腹超声图像

七、治疗

患者多在青春期发病,一经确诊应尽快手术治疗。先用粗针于处女膜膨隆部进行穿刺,抽出积血后送检行病原微生物培养及抗生素敏感试验,而后再以 X 形切开,排出积血,常规检查子宫颈是否正常,切除多余的处女膜瓣,修剪处女膜,再用可吸收缝线缝合切口边缘,使切口成圆形,必要时术后给予抗感染药物。

（李燕）

第二节　阴道发育异常

一、概述

阴道由副中肾管(又称苗勒管)和泌尿生殖窦发育而来[5]。在胚胎发育过程中,双侧副中肾管发育并融合形成子宫和部分阴道。而泌尿生殖窦上端细胞增生,形成实质性的窦-阴道球,并进一步增殖形成阴道板,而后阴道板腔化,形成阴道。来自于副中肾管与来自于泌尿生殖窦的阴道部分融合形成完整的阴道。按照阴道异常的临床表型来分,阴道发育异常分为先天性无阴道、阴道部分闭锁、阴道横隔、阴道纵隔及阴道斜隔。

二、病因

1. 副中肾管发育不良

副中肾管发育不良包括先天性子宫或子宫颈缺失、MRKH 综合征,是一种没有生殖潜力特征的生殖系统功能缺陷。

2. 泌尿生殖窦发育不良

泌尿生殖窦未参与形成阴道下端,典型的患者表现为部分阴道闭锁,闭锁处可以很厚,占阴道长度的一半以上,多位于阴道下段,其上段阴道发育可以正常。本病发生率低,1/5 000~1/4 000。

3. 副中肾管融合异常

(1) 副中肾管垂直融合异常

起源于泌尿生殖窦的阴道占 1/4,如果这部分增多,来源于副中肾管的阴道部分就会减少。副中肾管垂直融合异常可看作是向下生长融合的副中肾管尾端与向上生长的泌尿生殖窦相接处未贯通或部分贯通所致,分为阻塞性和非阻塞性两种,也称为完全性阴道横隔和不完全性阴道横隔。据报道阴道横隔的发病率为 1/72 000~1/2 100。横隔可位于阴道的任何部位,但更常见于阴道中、上段交界部,其厚度为 1 cm,阴道横隔很少伴有泌尿系统和其他器官的异常。

(2) 副中肾管侧面融合异常

两侧副中肾管完全融合异常导致双阴道畸形或称完全性阴道纵隔,以对称性阻塞为特点;两侧副中肾管部分融合异常导致单侧阴道阻塞、阴道斜隔,以非对称性阻塞为特点;下端副中肾管融合失败导致部分性阴道纵隔,阴道纵隔常伴有双子宫、双子宫颈、同侧肾脏发育不良。

(3) 副中肾管垂直-侧面融合异常

表现为垂直、侧面异常同时存在,也可以合并泌尿道发育异常,该类畸形不属于前述任何一种分类,如阴道纵隔合并不完全性阴道横隔。

(4) 副中肾管无效抑制引起的异常

性腺发育异常合并副中肾管无效抑制时,表现为外生殖器模糊,如雄激素不敏感综合征。患者虽然存在男性性腺,但其雄激素敏感细胞质受体蛋白基因缺失,雄激素未能发挥正常的功能,副中肾管抑制因子水平低下,生殖器向副中肾管方向分化,形成女性外阴及阴道发育不全,使基因型为男性的患者出现女性表型。

三、临床表现

阴道发育异常的患者常因原发性闭经、周期性腹痛、性生活困难及不孕而就医。畸形的存在严重影响患者的身心健康,影响正常的婚姻生活,严重的畸形甚至影响患者的生命。患者的预后与能否早期诊断、及时治疗有密切关系。

四、超声诊断

根据阴道发育异常不同、超声表现不同,临床上较常见以下几种阴道发育异常。

(一) 阴道横隔

超声难以观察到直接征象,但可显示间接征象,常表现为横隔以上生殖道的扩张,宫腔内及阴道中上段扩张、积液。MRI 可显示阴道下段横形条样异常信号,T_2WI 呈低信号影,MRI 还可显示并测量阴道横隔的长度。

(二) 阴道纵隔

超声难以观察到直接征象,MRI 常表现为阴道内的纵行肌性信号分隔影。

(三) 阴道斜隔

超声难以观察到直接征象,但可显示间接征象。解剖基本特点是双子宫体、双子宫颈、双阴道,一侧阴道为完全或不完全闭锁的先天性畸形,多伴闭锁阴道侧泌尿系统畸形,以肾缺如多见,又可分为三型。

1. Ⅰ型

Ⅰ型斜隔上无孔,导致隔后子宫与外界及对侧子宫完全隔开(图6-2),超声图像显示间接征象为一侧宫腔、阴道内充满积液、透声差,另一侧宫腔未见异常。

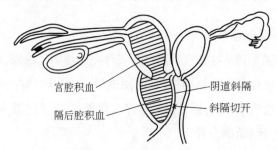

图6-2　Ⅰ型阴道斜隔示意图

2. Ⅱ型

Ⅱ型斜隔上有小孔,隔后子宫与对侧隔绝(图6-3),但阴道分泌物或经血可引流,或因引流不畅而发生感染积脓,发热而就诊。

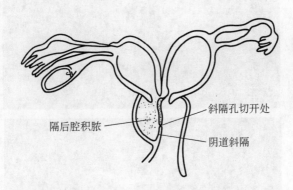

隔后腔积脓

斜隔孔切开处

阴道斜隔

图6-3　Ⅱ型阴道斜隔示意图

3. Ⅲ型

Ⅲ型斜隔无孔,但2个子宫间有通道(图6-4)。Ⅲ型斜隔主要是无孔斜隔合并子宫颈瘘管,双侧子宫颈之间或隔后腔与对侧子宫颈之间有瘘管形成,亦会有引流不畅(超声见图6-5)。Ⅲ型较少见。

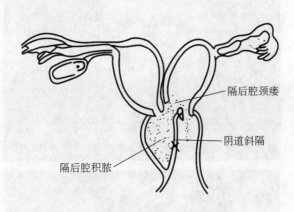

隔后腔颈瘘

阴道斜隔

隔后腔积脓

图6-4　Ⅲ型阴道斜隔示意图

五、其他检查

MRI能精确地显示泌尿生殖系统各个层面的解剖结构,准确区分子宫畸形,有条件者可行MRI检查。

六、治疗

治疗总的原则:解除梗阻、缓解痛经、尽量保留生育功能。

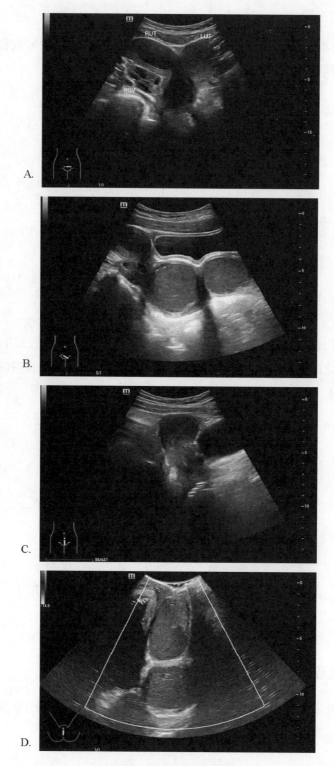

图 6-5　阴道斜隔综合征

　　A. TVS 显示双子宫声像；B. 右侧子宫腔、宫颈管及阴道上段见大片无回声区，透声差；C. 左侧子宫未见明显异常；D. 阴道中上段见大片无回声区、透声差

（一）先天性无阴道

在治疗前应明确有无子宫及其功能,是否合并有泌尿系发育异常,并且治疗前应让患者明白治疗的目的和结果,以取得积极配合。先天性无阴道的治疗时机一般选在患者近期有性生活意愿时。理想的阴道再造,是安全、简单地,为患者再造一个在解剖上和功能上都接近正常的阴道,除了具有适当的深度、宽度和轴向外,还要柔软、润滑、术后无须长期放置阴道扩张器,但至今尚无一种方法完全达到上述标准。目前常用的方法有模具顶压法及阴道成形术。

（二）阴道闭锁

一旦明确诊断,应尽早手术切除。

（三）阴道横隔

1. 完全性阴道横隔治疗原则

青春期建立月经周期后一旦明确诊断,尽早手术治疗。手术方法必须根据阴道横隔位置、横隔厚度而定。手术应尽可能切除横隔。

2. 不完全性阴道横隔治疗原则

若生育前出现临床症状,则需要行阴道横隔切开手术;分娩时,若横隔较薄,可于胎先露部下降压迫横隔时,切开横隔,胎儿娩出后再切除横隔。若横隔较厚,则行选择性剖宫产手术。

（四）阴道纵隔

1. 完全性阴道纵隔

该类畸形常常不需要立即治疗。双子宫伴阴道纵隔的患者,一侧子宫体发育常优于另一侧,如果性交总是在发育不良的子宫体侧阴道内发生,则可能引起不孕或反复流产,该类患者非孕期应予阴道纵隔切除。

2. 阴道不全纵隔

若阴道不全纵隔影响性生活,应行纵隔切除。若分娩过程中发现,可于胎先露部下降压迫阴道纵隔时切断纵隔,待胎儿娩出后再切除纵隔。

（五）阴道斜隔

经阴道斜隔切除术是最理想的手术方式,也是解除生殖道梗阻最有效而且简易的方法。

（李燕）

第三节 子宫颈病变

一、子宫颈畸形

(一) 概述

子宫颈是女性连接阴道和子宫的重要通道,对于女性的生育能力有着非常重要的意义,同时子宫颈还要负责为精子提供二次获能,从而保证精子能够顺利到达目的地与卵子汇合。故子宫颈畸形可能会导致女性出现怀孕困难、流产,以及不孕等症状。女性生殖系统发育异常中,子宫颈畸形发病率低,且常与子宫或阴道畸形相伴出现。对子宫颈胚胎发育过程的探究,无疑有助于正确诊断子宫颈畸形和探索更有效的矫治方法。相反,对于各种子宫颈畸形的分类分析也是研究子宫颈胚胎发育的重要手段。

(二) 病因

子宫颈畸形少见、复杂多样,目前对于该病的病因尚不明确,主要有以下针对子宫颈畸形形成的理论。

1. 传统子宫颈胚胎发育理论

传统的胚胎发育理论认为,两侧苗勒管远端于中线部融合,最先融合部位即发育成子宫颈,其后融合的苗勒管最末端膨大形成苗勒管结节,后者再与泌尿生殖窦后壁的窦阴道球融合形成阴道板。与此同时,两侧苗勒管上段由融合处向头端逐渐似剪刀融合直至形成子宫体和子宫底,未融合部分即发育成两侧输卵管,单向进行,融合形成的纵隔随后沿同一方向从子宫颈水平向头端进行重吸收。该假说能较合理地解释以下临床现象:子宫颈由两侧苗勒管末端融合形成,阴道为其尾端的苗勒管结节发育而来,两者关系非常密切,子宫颈阴道畸形常相伴出现。

2. 新子宫颈胚胎发育理论

随着宫腔三维超声、MRI、CT,以及腔镜技术的广泛应用,对女性生殖道畸形的诊断更加准确。近来有研究者提出的女性生殖道发育假说却在相当程度上适用于各种畸形。妊娠 10 周,两侧苗勒管下端在子宫颈峡部与泌尿生殖窦之间的部分开始融合,该融合的部位即形成子宫颈和峡部的管腔。该部位上端的两侧苗勒管分别向两端继续融合,由此形成纵隔的重吸收也始于子宫颈峡部水平,再向两端进展,苗勒管上部和下部的融合是两个独立的过程,即苗勒管融合始于中部,随后融合和重吸收向两端同时进展。若继初始部位融合后,上端和下端两部分苗勒管的融合和重吸收出现停滞或不均衡所导致的畸形可表现为从双角子宫合并双子宫颈到正常子宫合并子宫颈和阴道纵隔的一系列生殖道异常。其中,文献报道最多的双子宫颈、双阴道伴子宫纵隔,即可能由于苗勒管完成向头端的融合后,该方向的重吸收却未能继续进行,而尾端苗勒管的融合和重吸收均未进行。

综上所述,子宫颈发育新假说如下:苗勒管的融合始于子宫颈峡部,内聚部苗勒管完成融合和间隔重吸收形成子宫体;而外分部的上端为子宫颈内口,下端为子宫颈外口。随后的融合和重吸收向头端和尾端分别进展,同时子宫颈尾端的苗勒管结节参与形成阴道。

子宫颈发育在整个女性生殖道发育过程中起着极为关键的作用。了解子宫颈胚胎发育机制,对于发现、理解子宫颈,甚至其他女性生殖道畸形有重要的意义。

(三) 临床表现

1)子宫颈畸形不易受孕。伴有子宫畸形的女性,尤其是伴有单角子宫的女性,无论是自然怀孕的,还是通过辅助生殖技术怀孕的,与具有正常形态子宫的女性相比,都更容易发生妊娠和分娩期间的一些并发疾病。

2)子宫颈畸形可造成难产。

3)子宫颈畸形常伴子宫体腔的畸形,易导致习惯性流畅。

(四) 超声表现

2013 年欧洲人类生殖与胚胎学会和欧洲妇科内镜学会(European Society of Human Reproduction and Embryology, ESHRE/European Society for Gynaecological Endoscopy, ESGE)的女性生殖道先天性畸形分类法(表 6-1)是以女性生殖道解剖为基础并结合临床实用性及胚胎学理论的一种分类方法[6,7]。

表 6-1　ESHRE/ESGE 子宫颈畸形分类

C0	正常子宫颈
C1	纵隔子宫颈
C2	双子宫颈
C3	一侧子宫颈不发育
C4	(单个)子宫颈发育不良
	子宫颈未发育
	子宫颈完全闭锁
	子宫颈外口闭塞
	条索状子宫颈
	子宫颈残迹

1. 双子宫颈畸形(图 6-6)

(1) 双子宫颈双子宫畸形

双子宫颈双阴道双子宫,不伴/伴子宫颈峡部交通(图 6-6A、B)。

双子宫颈双阴道双子宫,一侧阴道闭锁伴子宫颈峡部交通(阴道斜隔Ⅲ型)(图 6-6C)。

（2）双子宫颈单子宫畸形

双子宫颈双阴道伴纵隔子宫,不伴/伴子宫颈峡部交通(图6-6D、E)。

双子宫颈双阴道伴单子宫(图6-6F)。

（3）子宫颈纵隔畸形

子宫颈阴道纵隔子宫纵隔,不伴/伴子宫颈峡部交通(图6-6G、H)。

子宫颈纵隔伴双子宫(图6-6I)。

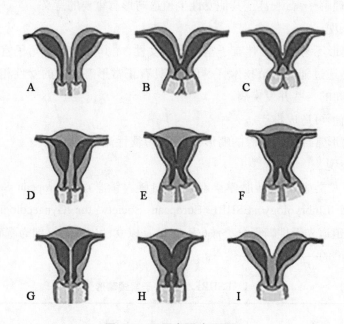

图6-6　双子宫颈畸形图示

摘自王姝,郎景和.子宫颈畸形的胚胎发育机制及临床分类新观点(2017年)

2. 单子宫颈畸形

（1）子宫颈未发育

子宫颈未发育又被称为"先天性无子宫颈""子宫颈缺如"(图6-7A)。

（2）子宫颈完全闭锁

子宫颈完全闭锁的曾用名为"子宫颈发育不良"。阴道检查可见或可触及正常或发育不良的子宫颈阴道部结构(图6-7B1~B3)。

（3）子宫颈管口闭塞

子宫颈外口闭塞,但子宫颈管腔存在,子宫颈管内膜发育正常,子宫颈内口发育正常(图6-7C)。

（4）条索状子宫颈

阴道检查不可见子宫颈外口,但可触及子宫颈阴道部结构,子宫颈为一实性无管腔的条索,顶端与子宫腔相通(图6-7D1~D3)。

（5）子宫颈残迹

妇科查体类似于条索状子宫颈，超声或 MRI 提示子宫颈缺如，局部可见不规则肌性结节（图 6-7E1、E2）。

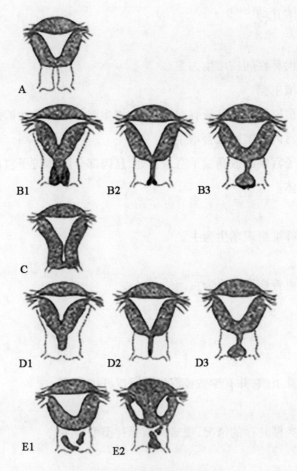

图 6-7　单子宫颈畸形图示

摘自王姝，郎景和. 子宫颈畸形的胚胎发育机制及临床分类新观点（2017 年）

（五）治疗

治疗可根据不同畸形分类进行矫正术。

二、子宫颈息肉

（一）概述

子宫颈息肉是子宫颈常见的疾病。常见于已婚妇女。子宫颈息肉若没有及时发现与治疗，会引发不孕、性交出血等症状，病情严重者可并发阴道炎、不孕不育等并发症。凡是突出子宫颈内膜表面带蒂状肿物均称为息肉。

（二）病因

子宫颈息肉是慢性子宫颈炎症状之一。由于慢性炎症长时间的刺激，导致子宫颈管出

子宫颈息肉
超声动态图

第六章　外阴、阴道、宫颈性不孕超声检查

215

现局部的黏膜增生,加上子宫内有排除异物倾向,导致的子宫颈管局部黏膜增生从底部向子宫颈外突出[8, 9]。

(三) 病理

病理类型分为以下几种[10-15]。

(1) 炎症型

炎症型以炎症性肉芽性间质增生为主。

(2) 子宫颈腺性增生型

子宫颈腺性增生型以子宫颈黏液腺增生为主,增生腺体可有囊性扩张。

(3) 子宫颈与子宫内膜型腺混合增生型

部分息肉生长于子宫峡部或高位子宫颈管处,息肉部分腺体与子宫内膜腺体相似,部分则为子宫颈管内膜腺体。

(4) 纤维型

纤维型以较成熟纤维组织增生为主。

(5) 血管型

血管型以肉芽性血管瘤样增生为主。

(6) 假蜕膜型

间质明显蜕膜变。

(7) 假肉瘤型

间质为疏松的结缔组织,并有少数核深染的巨成纤维细胞。

(8) 混合型

两种或两种以上类型并存的情况,很难判断哪种类型为主。

(四) 临床表现

子宫颈息肉可单发也可多发,大小不同。较大的息肉可能会出现白带异常、阴道出血等临床症状;较小的息肉通常情况无任何症状,不被人发觉。少部分患者会出现少量出血、绝经后阴道出血。

(五) 超声诊断

若子宫颈管内无积液,子宫颈息肉常规超声显示效果欠佳。宫腔水造影尤其对常规超声难明确的病变诊断具有绝对优势,宫腔及子宫颈管正常时闭合状态,是一潜在的腔隙,以生理盐水撑开宫腔,形成良好透声窗,可更清晰地观察子宫颈管息肉情况。安徽中医药大学第一附属医院超声医学科在使用自主研发的一次性锥形管置管进行的宫腔水造影后对宫腔下段及子宫颈管息肉的显示较传统造影管显示效果明显提高,因传统造影管需要借助球囊进行封堵,球囊需占据宫腔的1/2~1/3,影响子宫颈管的显示;而新型造影管无球囊结构,不会对宫腔下段及子宫颈管造成遮挡,宫腔下段及子宫颈管占位病变可充分暴露。子宫颈管息肉可有以下超声表现(图6-8)。

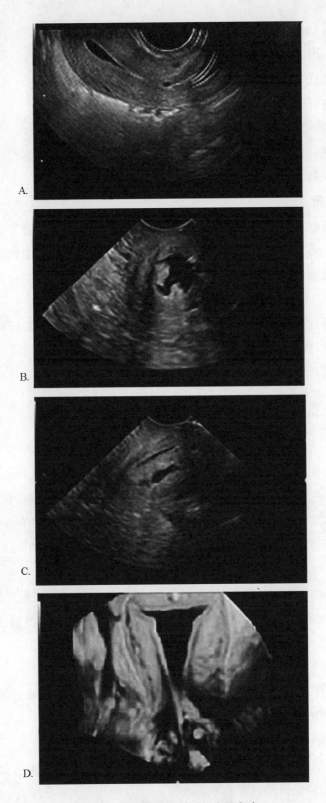

图 6-8　新型造影管显示子宫颈息肉

A. 新型宫腔造影管将子宫体部宫腔及子宫颈管无遮挡地全部显示；B. 子宫颈息肉横切面；C. 子宫颈息肉纵切面；D. 宫腔三维显示子宫颈管息肉

217

1）子宫颈管内单个或多个低回声、中低或稍高回声。

2）边界清晰,形态规则,内回声均匀或欠均匀。

3）有蒂与子宫颈管或峡部黏膜相连。

4）较小的息肉在子宫颈内可呈吊坠征。

5）较大的肿物可经子宫颈外口突入阴道内或凸出阴道外。

6）彩色多普勒血流成像可见较丰富的长条状彩色血流信号自蒂部深入息肉内,脉冲多普勒频谱形态为动脉,RI>0.6。

（六）其他检查

阴道镜对子宫颈息肉的诊断,只能根据镜下息肉颜色分析息肉的类型,息肉为红色、有光泽、单发有细蒂、多发则呈簇拥状,属于子宫颈黏膜过度堆积形成、息肉为粉色、基底较宽、质地较韧属于阴道表面被覆鳞状上皮的息肉。

（七）治疗

子宫颈息肉可行息肉摘除术或电切术,以防因治疗不彻底而复发。药物只是辅助治疗。由于息肉易于复发,摘掉后还可再长,故应定期复查,并应积极治疗阴道炎。不可忽略的是应定期做子宫颈刮片检查,以除外恶性变。

三、子宫颈肌瘤

（一）概述

子宫肌瘤为女性生殖器官最常见的良性肿瘤,子宫颈肌瘤较少见,子宫颈肌瘤与子宫体肌瘤之比为 1:12。子宫颈肌瘤由于解剖位置特殊,位于子宫下部,盆腔深部,紧靠盆腔临近脏器、输尿管,手术操作空间小,且靠近子宫动静脉,血供丰富,手术具有一定挑战性,手术不当会造成患者痛苦,且可导致生育功能丧失,故子宫颈肌瘤的诊断应引起重视[16-18]。

（二）病因

子宫肌瘤确切病因不明,可能与体内雌激素水平过高,长期受雌激素刺激有关,卵巢颗粒细胞瘤、卵泡膜细胞瘤可分泌雌激素。该类患者常合并子宫肌瘤,外源性雌激素也可导致子宫肌瘤的生长。

（三）病理

子宫颈肌瘤属于平滑肌瘤,由平滑肌细胞和不同数量的纤维结缔组织组成。周围的基层可能受压形成假包膜,当平滑肌瘤迅速生长,可造成中央区域的血供不足而导致变性。

（四）临床表现

子宫颈肌瘤尽管为良性肿瘤,大部分生长速度较慢,但肌瘤较大时可能会引起一系列症状,包括痛经、盆腔疼痛、月经过多和不孕症等。

（五）超声诊断

二维超声显示子宫颈肌瘤呈实性低回声团,与周围组织界限清晰,形态规则,表面光滑,肌瘤钙化时有强回声斑块,肌瘤有液化时内可见无回声区;彩色多普勒血流成像显示肌瘤周边出现条状、星点状或不见血流信号,频谱多普勒超声为低速高阻(图6-9)。

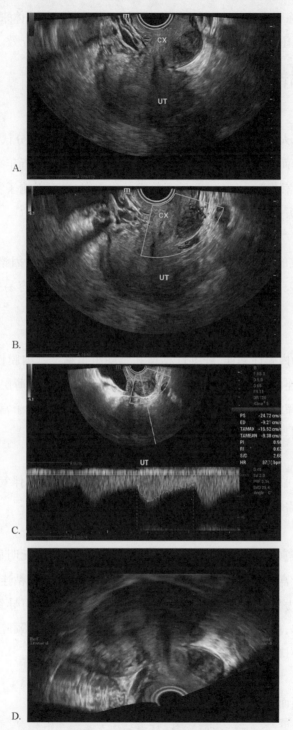

图6-9　子宫颈肌瘤的超声表现

A.二维超声显示宫颈后壁低回声团,边界清晰,形态规则;B.彩色多普勒血流成像显示团块周边见条索状、星点状血流;C.频谱多普勒超声显示为低速高阻,RI=0.63;D.三维超声

（六）治疗

对于<5 cm 的子宫颈肌瘤,其切除术适宜选择宫腔镜而非腹腔镜;对于>5 cm 的子宫颈肌瘤,在腹腔镜下切除子宫肌瘤,术后患者恢复更快,预后更好。总体来说,根据子宫颈肌瘤的大小、年龄、生育愿望,实施合适的手术方案,往往能取得较好的疗效。

四、子宫颈粘连

（一）概述

子宫颈粘连随着人工流产人数的增多,发生率有增高趋势,充分认识本病,及时给予治疗,可避免误诊、漏诊而引起闭经、继发不孕等并发症。另外,由于近年来子宫输卵管超声造影术的临床应用,子宫颈管粘连影响宫腔置管术的成功率,进而影响子宫输卵管超声造影术的顺利进行,故超声医生应更加重视对子宫颈管粘连的诊断。

（二）病因

子宫颈粘连形成的主要原因为损伤,其次是感染和患者自身因素。损伤主要是人工流产吸宫时子宫颈扩张不充分,或吸管带着负压进出子宫颈管,容易损伤子宫颈黏膜,造成创面粘连。

（三）病理

宫腔粘连可分为内膜性粘连、纤维性粘连和结缔组织粘连。内膜性粘连多位于子宫颈黏膜表面;肌纤维粘连由平滑肌和纤维组织形成,其特征为表面有薄层的黏膜覆盖;因粘连时间较长,粘连带结缔组织纤维化,形成肥厚且致密的瘢痕,表面无子宫内膜覆盖,故与周围正常组织有明显区别。

（四）临床表现

此症早期无明显临床症状,时间较长后会出现人工流产后闭经伴发周期性腹痛,应考虑子宫颈粘连的可能,需要进行超声检查进行排查。

（五）超声诊断

对于发现轻度子宫颈粘连的超声显示其直接征象较困难,可无明显异常改变。典型子宫颈粘连可表现为子宫颈黏膜厚薄不均匀,局部子宫颈黏膜消失,粘连以外黏膜回声正常。若为广泛粘连,表现为黏膜薄,呈线状不规则强回声,粘连严重者可导致闭经、宫腔积液;若积液仅局限在子宫体,粘连大致位于子宫颈内口;若子宫体及子宫颈腔同时扩张积液,则粘连可能位于子宫颈外口(图6-10)。

（六）治疗

宫腔镜切段瘢痕而不破坏子宫内膜,有利于术后恢复。

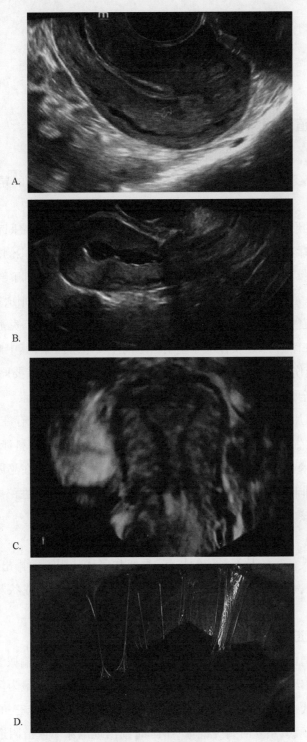

图 6-10　宫腔粘连

A. 二维超声显示子宫底部宫腔部分粘连；B. 宫腔粘连并宫腔积液；C. 三维超声显示子宫体及子宫
颈管粘连；D. 宫腔镜下子宫颈管内呈条索状的粘连带

（李燕）

第四节　生殖道瘘管

一、泌尿生殖道瘘

(一)概述

泌尿生殖道瘘又称尿瘘、粪瘘,指泌尿系统及生殖系统之间存在的异常通道。

(二)病因

泌尿生殖道瘘的形成有其解剖学基础。女性泌尿系统与内生殖器之间有着密切的联系。尿道与阴道毗邻,输尿管在子宫颈侧方 2.5 cm 处子宫动脉下方走行,斜向内侧,经阴道前宫旁组织,最后入膀胱内,膀胱壁与阴道上 1/3 相连,膀胱底部与子宫颈及子宫峡部解剖结构位置关系密切。阴式分娩及盆腔手术尤其是伴有粘连的复杂盆腔手术易导致泌尿系统损伤,造成尿瘘[19, 20]。

女性泌尿生殖道瘘主要由分娩、手术损伤、先天发育异常、盆腔炎症疾病及肿瘤造成。在我国阴道分娩及妇科手术是女性泌尿生殖道瘘的主要危险因素,其中阴道分娩比例更多。在发达国家,手术损伤替代了分娩损伤,成为导致泌尿生殖道瘘的重要原因。其中妇科手术尤其是经腹或阴式全子宫切除术成为发生泌尿生殖道瘘的重要因素[21, 22]。随着女性盆底学科的兴起,置入网片的全盆底重建手术及抗压力性尿失禁手术也存在造成泌尿生殖道瘘的可能,尤其易于发生在既往存在盆腔手术史的女性患者之中。外科涉及盆腔的相关手术诸如胃肠道相关手术、内镜手术、肾脏移植手术或尿道下裂手术存在泌尿道损伤,造成瘘孔的可能。其他一些非医源性的原因亦可导致泌尿生殖道瘘,如先天性泌尿生殖道异常、恶性肿瘤、异物置入、结核、黄曲霉病或血吸虫病感染等。

(三)临床表现

临床可表现为大便失禁及不能控制排气,粪便和气体从阴道内排出。漏孔较大或大便稀薄时,症状更明显;瘘孔较小,大便干燥时,可无自觉症状。根据症状及阴道检查,直肠指检即可诊断。

(四)泌尿生殖道瘘的分类

根据泌尿生殖道的发生部位,可分为膀胱阴道瘘、尿道阴道瘘、输尿管阴道瘘、膀胱尿道阴道瘘、膀胱子宫颈瘘及膀胱子宫颈阴道瘘。临床上以膀胱阴道瘘最为多见。

漏尿的表现与瘘孔的大小及类型有一定关系。如瘘孔位于膀胱三角区以上的高位膀胱阴道瘘或膀胱子宫颈瘘,站立时暂无漏尿,平卧时则出现漏尿。尿道阴道瘘者,站立时漏尿而平卧时无漏尿。在尿道下 1/3 的尿道阴道瘘,一般可控制排尿,一侧输尿管阴道瘘在漏尿的同时仍有自主排尿。

1. 膀胱阴道瘘

膀胱阴道瘘主要由产伤导致,主要分为坏死型和损伤型两大类。坏死型尿瘘主要由于头盆不称、胎位异常、先天性阴道畸形及产妇精神紧张或助产不力导致的滞产,尤其是第二产程延长,对尿瘘的形成影响极大。滞产发生后,膀胱阴道前壁、尿道等软组织受压于耻骨联合及胎儿先露部,进而出现组织水肿、缺血坏死,以致形成尿瘘。损伤型尿瘘与手术助产、多次剖宫产术、子宫破裂、产科性子宫切除术有关。难产助产时子宫颈及阴道侧穹隆的重度裂伤可损伤输尿管而致尿瘘。子宫下段破裂剖宫产术时,子宫下段在盆腔深处组织脆、收缩性差,出血渗血多,术野暴露不良,修补破裂处困难,缝合时操作深度过大,缝合针穿透膀胱,缝合线拉紧后留有针孔,尿液注入针孔,影响愈合形成尿瘘。

2. 输尿管阴道瘘

输尿管阴道瘘多由于妇科手术引起,特别是全子宫切除或广泛全子宫切除。在腹腔镜技术越来越普及的今天,电凝子宫动脉过程也是易于导致输尿管损伤的危险因素。损伤部位多见于子宫动脉、主韧带、阴道侧穹隆或骨盆漏斗韧带等部位。损伤的方式包括钳夹、结扎、切开、切断、扭曲成角、缺血坏死、烧灼伤。在需要清除盆腔淋巴结的手术中,输尿管过于广泛的游离会可能会破坏输尿管的血供,导致缺血性输尿管瘘。

3. 尿道阴道瘘

阴式手术有造成尿道阴道间出现异常通道可能。表现为经阴道不自主尿液流出。近年来,随着抗压力性尿失禁手术及抗脱垂手术植入物的普及,尿道侵蚀、缺血、坏死,造成尿道阴道瘘成为该手术的潜在风险与并发症之一。导致其出现的常见原因多为局部瘢痕形成,泌尿生殖道黏膜萎缩菲薄,雌激素水平下降,以及医源性原因(如尿道穿孔、吊带压力过大或吊带置入平面与尿道过近等)。

4. 膀胱子宫瘘

膀胱子宫瘘在泌尿生殖道瘘中并不十分常见,其发生率为1%~4%。主要原因与产科手术相关,其余原因多与外科或妇科手术术中感染相关。未充分游离膀胱,缝线穿透膀胱黏膜,感染、局部血肿形成都是膀胱子宫瘘形成的潜在诱因。膀胱子宫瘘不自主漏尿为主要症状,有些患者可能会合并周期性血尿或不自主阴道排液。该类症状需与盆底功能障碍导致的压力性尿失禁及可造成血尿的泌尿系统疾病进行鉴别。膀胱镜检查及肾盂逆行造影检查对膀胱子宫瘘来说具有重要的意义。亚甲蓝试验或口服苯基偶氮二氨基吡啶可以对该病的诊断起到辅助检查的作用。患有该类疾病的患者可选择保守治疗或手术治疗。若瘘口新鲜,长期留置尿管,适当应用消炎药物预防感染可使部分瘘口自发性闭合。若瘘口复杂,或合并坏死感染组织,在控制好感染,炎症水肿消退后,可选用手术治疗的方法,效果良好。

(五)超声诊断

超声对泌尿生殖道瘘的超声显示效果不佳,主要依赖静脉肾盂造影或泌尿系统增强CT及三维重建或膀胱镜诊断。①膀胱阴道瘘的影像学诊断首选静脉肾盂造影或泌尿系统增强CT及三维重建,通过造影剂的外泄部位来明确诊断,同时可鉴别输尿管阴道瘘;膀胱亚甲蓝试验也有助于膀胱阴道瘘的诊断,在注水试验中需注意牵拉导尿管,避免亚甲蓝从尿道口溢出导致疑似阳性。膀胱镜检查的目的是进一步明确瘘口的数量、位置、大小,以及与输尿管开口的距离、瘘口周同组织条件等,同时通过亚甲蓝试验也有助于鉴别膀胱阴道瘘与输尿管阴道瘘。此外,建议同时行阴道镜检查,了解阴道内瘘口位置、大小及阴道内组织情况,观察是否有阴道结石、阴道狭窄等,有助于治疗方案的确定。②输尿管阴道瘘常规 B 超检查可显示间接征象:患侧有肾盂积水,进一步通过静脉肾盂造影或泌尿系统增强 CT 及三维重建诊断,如发现输尿管显影后有造影剂外溢或输尿管膀胱连续性中断,将有助于输尿管阴道瘘的明确诊断。此外,可选择性检查肾小球滤过率以了解患侧肾功能的损伤程度,为进一步处理提供依据。膀胱镜检查对阴道瘘的诊断尤为重要,通过膀胱镜检查,可达到以下目的:①观察膀胱内情况,部分输尿管阴道瘘患者同时伴有膀胱阴道瘘;②观察双侧输尿管开口排尿情况,结合亚甲蓝试验可鉴别膀胱阴道瘘与输尿管阴道瘘;③膀胱镜下可尝试性进行患侧输尿管置管。

(六) 治疗

治疗以手术为主。器械损伤引起的新鲜清洁瘘孔应立即修补。瘘管形成不久的病例,可置保留导尿管。瘘孔小者尚有自然愈合可能,瘘孔较大或不能自然愈合者,应在 2~3 个月后,待局部炎症、水肿充分消退后再行修补。术后护理是保证手术成功的主要环节,应用抗生素防止感染。留置导尿管 2~3 周或耻骨上膀胱造瘘,保证膀胱引流通畅。

二、阴道直肠瘘

(一) 概述

直肠阴道瘘是指直肠与阴道之间的病理性通道,又称粪瘘。表现为粪便积于阴道内,经阴道排出,稀便时更明显,也有极小瘘孔虽未见粪便自阴道排出,但有阴道排气存在。由于病变部位局部解剖的特殊性和复杂性,直肠阴道瘘往往导致患者病痛难言,生活质量下降,阴道内不洁也易感染。

(二) 病因

长期以来均认为直肠阴道瘘的发生与产科分娩关系密切,曾有报道每 20 500 次阴道分娩就有 25 例直肠阴道瘘发生,其发生率为 0.1%。但近年直肠阴道瘘的病因有所变化,如直肠手术中吻合器高频率使用等原因,手术损伤所致直肠阴道瘘有增加趋势。而因目前较少应用子宫托,子宫托托盘导致的阴道压迫坏死性瘘的产生已鲜见报道。直肠阴道瘘的首位病因各家报道不一。病因有损伤性和非损伤性两大类。

1. 损伤性直肠阴道瘘

(1) 产科分娩损伤

以往多认为分娩时胎头较长时间停滞在阴道内,直肠受压坏死是损伤性直肠阴道瘘最主要的原因。近年报道产伤导致的直肠阴道瘘多于胎头压迫致直肠坏死性瘘,主要原因:①分娩时会阴Ⅲ度撕裂,修补后直肠不愈合或修补时肠线穿透直肠黏膜而未及时发现拆除导致瘘管形成;②助产不当导致直肠撕裂(非Ⅲ度或Ⅳ度裂伤);③分娩时会阴侧切切口向内延伸,缝合不适当,撕裂口顶端形成直肠阴道瘘。

（2）创伤

创伤包括手术创伤和外伤。各种手术所致直肠阴道瘘近年来有所增加,特别是直肠手术中吻合器使用增加使直肠阴道瘘也屡屡发生。直肠手术进行肠管端端吻合时,因距离阴道过近,如果波及阴道或吻合口愈合不良,组织坏死可导致直肠阴道瘘。直肠手术导致的阴道粪瘘瘘口位置相对较高,近于穹隆。此外,因阴道直肠间隔薄,进行阴道后壁脱垂修补术、变性手术或阴道成形等手术时,切除过多过厚的阴道壁组织、阴道成形造穴时穴道偏向直肠侧或因手术不熟练、解剖层次不清等都有可能导致手术创伤性直肠阴道瘘。

（3）炎症性损伤

炎症性损伤包括细菌性炎症、化学性药物及放射源性炎症性损伤。炎症性肠疾患,如肛周脓肿可以导致直肠阴道瘘。阴道癌肿、子宫颈癌或盆腔内癌症等行放射治疗时,阴道内安放放射源位置不当,或者剂量过大造成局部组织烧灼而形成直肠阴道瘘。

（4）其他

痔手术或局部注射硬化剂治疗时,局部损伤或注射部位及注射药物剂量不当使局部坏死后形成直肠阴道瘘,其中注射硬化剂导致瘘孔周围的瘢痕往往范围大,发生瘘以后往往需要长时间的组织恢复期。

2. 非损伤性直肠阴道瘘

（1）先天性直肠阴道瘘

多与肛门闭锁并存,一般瘘口<1 cm,无瘢痕组织,手术容易修补。

（2）癌性瘘

晚期内生殖器、盆腔内恶性肿瘤局部浸润转移、组织溃烂致直肠-阴道肿瘤性瘘管形成,如晚期子宫颈癌、直肠恶性肿瘤的姑息性手术后局部转移浸润。癌性瘘属无法治疗的瘘。

（三）临床表现

1）若瘘口较小,阴道常有气体排出,成形大便常不从阴道排出,但当患者腹泻时阴道内可发生排粪及排气。

2）若瘘口较大,则常经阴道排粪便及气体。由于会阴部长期受粪便和阴道分泌物的刺激,外阴、会阴及大腿内侧可出现皮肤溃疡灶及湿疹。

3）患者全身症状多不明显,少数患者可有腹痛及低热。

（四）超声诊断

瘘管走行、括约肌是否损伤及对瘘口周围组织炎症的判断,对手术方式及手术时机的选择起重要作用。直肠指检最为常见,但其无法判断瘘管走行及括约肌损伤程度。一些极小的瘘更需要借助经直肠超声检查确诊。

阴道直肠瘘超声探查方式:①先经会阴部高频探头探查肛管、阴道整体情况,可发现低位肛管与阴道间异常通道(图6-11A);②采用经直肠双平面探头进行细节性及高位直肠与

阴道直肠
瘘动态图

阴道间关系的探查,经直肠双平面超声为同一探头配备两种扫查模式,腔内探头更贴近病变,可清晰显示直肠壁结构及肠壁外组织,不受呼吸及肠道气体干扰,无须特殊准备。该检查方式对直肠阴道瘘口大小、位置判断准确,瘘管走行及周围组织显示清晰,可见直肠阴道隔连续中断,直肠与阴道间有条索状低回声(图 6-11B)。线阵模式下有时可见瘘管内有点团块样气体强回声,合并感染者可见直肠阴道隔增厚,回声减低,不均匀,血流信号较丰富。

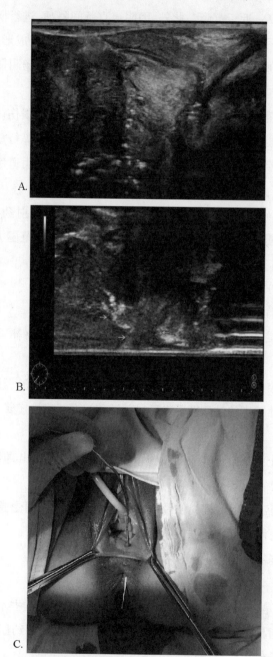

A.

B.

C.

图 6-11 阴道直肠瘘的超声及瘘管切除术术中表现

A. 经会阴高频超声显示阴道直肠间条索状通道,内见气体回声;B. 经直肠双平面线阵探头
显示直肠阴道隔回声不连续、缺损;C. 术中探针显示阴道直肠瘘

（五）其他检查

直肠阴道瘘的临床诊断一般不难。根据病史、阴道指检或探针检查,直肠阴道瘘的确诊率为74%,进行临床诊断时必须明确直肠阴道瘘的性质、大小和部位。根据瘘孔在阴道内的部位,将瘘孔位于阴道直肠间隔上段,有腹膜覆盖者称为高位瘘。瘘管累及阴道直肠间隔,且在阴道中下段称为中位瘘。低位瘘位于齿状线上下,位于直肠阴道隔上段、瘘孔 ≥ 2.5 cm 的瘘,或合并有尿瘘称为复杂型瘘。往往继发于肿瘤、放疗、炎症性肠疾病,手术吻合器导致的直肠阴道瘘也多属此类。瘘管只累及阴道直肠隔,瘘孔在阴道中下段, < 2.5 cm,称单纯型瘘。

（六）治疗

直肠阴道瘘大部分需要进行手术干预(图6-11C)。手术的方式的选择要根据瘘口的大小、位置、病因,以及是否为复发性瘘具体选择。恰当的手术时机、术前充分的肠道准备、术后适当的营养支持对保证手术的成功相当重要。

（李燕）

参 考 文 献

［1］王颖超,魏铭,李静.双宫颈不全纵隔子宫畸形并足月妊娠 1 例［J］.中国医学影像技术,2020,36
（8）:1277.

［2］马晓黎,段华.青春期生殖道畸形的临床特点与处理原则［J］.中国计划生育和妇产科,2020,12（3）:
14-16.

［3］黄娴,贡雪灏,邓莹远.经阴道三维超声诊断双子宫畸形合并一侧宫颈闭锁 1 例［J］.中华超声影像学
杂志,2016,25（5）:379.

［4］沈宏,吕坚伟,姚友生.膀胱及输尿管阴道瘘诊治专家共识［J］.中华泌尿外科杂志,2018,39（9）:
641-643.

［5］王姝,朱兰,郎景和.子宫颈畸形的胚胎发育机制及临床分类新观点［J］.中国计划生育和妇产科,
2017,9（9）:8-18.

［6］陈蓉琼,方克伟,李泽惠.女性泌尿生殖道瘘的单中心临床研究［J］.中国现代医学杂志,2019,29
（22）:123-124.

［7］董德鑫,徐袛顺,史本康.女性泌尿生殖道瘘诊治分析（附 26 例报告）［J］.临床泌尿外科杂志,2005
（11）:30-31.

［8］胡奎,张晓航,冉素真.胎儿先天性膀胱阴道瘘的超声特征［J］.中国医学影像学杂志,2020,28（2）:
116-120.

［9］周蓬.探讨经阴道宫颈环扎术治疗子宫畸形所致复发性流产的疗效［J］.中国继续医学教育,2016,8
（3）:124-125.

［10］上官雪鸿,张茜,王婷.经阴道联合经腹部妇科超声在宫颈疾病中的诊断价值［J］.中国医药指南,
2021,19（32）:63-65.

［11］岑锦梅.宫颈炎性息肉伴黏液囊肿误诊为子宫黏膜下肌瘤的临床研究［J］.中医临床研究,2021,13
（15）:123-124.

［12］周广杰,朱应林.超声弹性成像及超声综合评分在宫颈病变中的临床诊断价值研究［J］.中国实用医
药,2021,16（1）:89-91.

［13］郑小花,林超琴,赵荣.宫颈息肉样子宫内膜异位症多次误诊宫颈恶变一例［J］.国际妇产科学杂志,
2021,48（2）:238-241.

［14］黄小玲.子宫内膜息肉患者发病因素及宫腔镜治疗效果分析［J］.中国现代药物应用,2020,14（23）:
83-85.

［15］Pegu B,Srinivas B H,Saranya T S,et al. Cervical polyp:evaluating the need of routine surgical
intervention and its correlation with cervical smear cytology and endometrial pathology:a retrospective
study［J］. Obstetrics & gynecology science,2020,63（6）:68.

［16］沈培璞,鹿皎,王荣.经阴道超声多模态成像对子宫颈病变的临床诊断价值［J］.徐州医科大学学报,
2020,40（9）:673-675.

［17］张丽娟,吴霞,盛洁.宫颈非典型息肉样腺肌瘤 10 例临床分析［J］.中国医刊,2020,55（7）:734-736.

［18］李婷婷.探讨经阴道彩色多普勒超声对宫颈息肉的诊断价值［J］.临床医药文献电子杂志,2020,7（32）:122.

［19］Zhang J, Chen Q J, Liu Y N. Mini-hysteroscopy for a married virgin with a tubular ectocervical giant polyp combined with psychosexual dysfunction：a case report［J］. Journal of International Medical Research,2019,47(12)：6385-6389.

［20］韩雪,刘加燕.147 例宫颈息肉临床病理分析［J］.实用妇科内分泌电子杂志,2019,6(24):45-49.

［21］雷晓红,张英,华克勤.苗勒管发育不全综合征的诊疗［J］.中国计划生育和妇产科,2020,12(3)：9-13.

［22］康佳,陈娜,朱兰.MRKH 综合征的遗传病因学研究进展［J］.中华妇产科杂志,2019(4):276-279.

第七章

卵巢性不孕超声检查

卵巢性不孕是女性不孕症的一个重要原因,近几年来有逐年增加趋势。卵巢性不孕主要包括卵巢先天性异常、卵巢生理功能性障碍、卵巢器质性疾病等[1],因本章主要论述的是卵巢因素导致的不孕,故卵巢的良恶性肿瘤不在论述范围之内。

超声检查尤其是 TVS 在卵巢性不孕中应用的,具有方便、经济、快捷,无辐射、分辨率高等优势,为我们更清楚地了解监测卵巢的生理功能变化和不孕症患者卵巢的病理改变,提供了一个简便、无创的视窗,为不孕症患者的初诊评估提供宝贵信息,为临床诊断和治疗提供帮助。

第一节　正常卵巢超声表现

一、卵巢的位置、大小及功能

卵巢是位于女性盆腔内的成对性器官,呈扁卵圆形,分为上下端、前后缘、内外侧面。外侧面贴于盆腔侧壁,位于髂内、髂外动脉起始间的夹角处,内侧面朝向子宫;上端以卵巢悬韧带(骨盆漏斗韧带)与盆壁相连;下端以卵巢固有韧带与子宫相连;前缘为系膜附着,血管、淋巴管和神经出入其间,后缘呈游离状。

卵巢大小、形态随年龄增长变化较大。幼女期,卵巢表面光滑;青春期开始后由于多次排卵,表面形成瘢痕,逐渐凹凸不平,表面呈灰白色。性成熟期女性卵巢最大,长 2.5~5.0 cm、宽 1.5~3.0 cm、厚 0.6~1.5 cm,绝经后卵巢逐渐萎缩变小变硬,体积明显缩小。

卵巢为女性性腺,能产生和排出卵细胞,分泌性激素,促进女性第二性征发育并维持。生育期女性有约 30 万个卵泡,一般只有 400~500 个卵泡发育成熟并排卵。理论上,左、右卵巢每月交替排出一枚成熟卵子,卵子与卵泡同步发育成熟。

二、正常卵巢声像图

卵巢检查可通过 TAS 和 TVS 两种途径。TVS 是卵巢检查生育期女的最佳方法,其比 TAS 探头频率更高,扫查时更靠近卵巢,可以提供更高分辨率的图像,能清楚显示较小的病变细节,特别是遇到肠气较多、较肥胖的妇女,TVS 可以避开肠腔气体干扰及腹壁脂肪层的衰减。但当遇到盆腔巨大肿块遮挡或卵巢位置偏高等特殊情况,可结合 TAS 检查。TAS 扫查角度灵活,范围更大,能够显示完整的卵巢及其周围组织的全貌。故两种检查方式应互为补充,为卵巢超声诊断提供更多的诊断信息。

正常卵巢声像图:卵巢呈椭圆形,边界清晰,稍有凹凸不平,内部由髓质和皮质组成,髓质位于中央,回声略高,皮质位于周边,呈低回声,卵泡通常位于皮质内,边缘可显示大小不等,边清壁薄的圆形液性暗区,为卵泡声像(图7-1)。声像图可观察到卵泡的生理变化过程(具体见本章第三节)。

双侧卵巢在青春期及性成熟期显示清楚,绝经后卵巢缩小或因盆腔肠气遮挡卵巢不易显示,尤其是子宫切除后更难以显示,常需和髂血管的断面、肠管、含多个纳囊的子宫颈、淋巴结等鉴别。

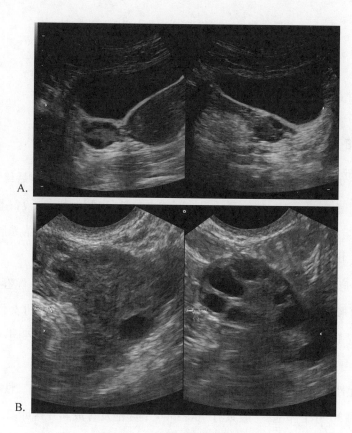

图7-1 正常卵巢超声声像图

A. TAS 扫查双侧卵巢呈椭圆形,内可见数个小卵泡;B. TVS 扫查,双侧卵巢显示更清晰,周边可见数个透声清亮的卵泡

三、卵巢的超声测量

测量卵巢大小时,先寻找卵巢,清晰显示卵巢的最大长轴切面,测量其长径即上下径、前后径(图7-2A),再在该切面基础上逆时针旋转探头90°显示卵巢最大横切面,测量卵巢横径即左右径(图7-2B)。

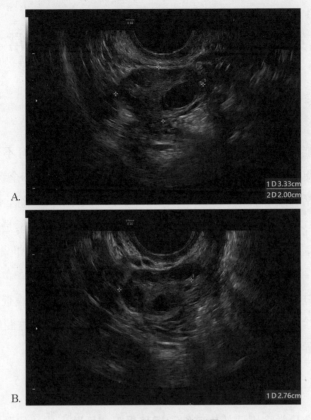

图 7-2　卵巢大小的测量

A. TVS 显示卵巢最大长轴切面(1D 为长径,与之垂直的 2D 为前后径);B. 逆时针旋转探头 90°示卵巢最大横切面(1D 为横径)

（王琴）

第二节　先天性卵巢发育异常

一、概述

先天性卵巢功能发育异常包括卵巢未发育、卵巢偏小或卵巢发育不全、异位卵巢、副卵巢。单侧或双侧卵巢未发育者极罕见；卵巢偏小可见于苗勒管发育不全综合征等；单侧或双侧卵巢发育不全包括特纳综合征（Turner's syndrome，TS）、47，XXX综合征、真性两性畸形、睾丸女性化，多伴有染色体异常，其中以特纳综合征最常见。异位卵巢是卵巢形成后仍停留在原生殖嵴部位，未下降至盆腔内[2]。副卵巢罕见，一般远离正常卵巢部位，可出现在腹膜后。

临床上主要通过患者临床特征表现、血清内分泌检查、盆腔超声检查、磁共振成像、腹腔镜检查等手段帮助诊断，必要时行活组织检查和染色体核型检查。盆腔超声检查是辅助诊断先天性卵巢发育异常不可或缺的无创的有效诊断技术之一。

二、病因

先天性卵巢发育异常多因原始生殖细胞迁移受阻或性腺形成移位异常所致。

三、病理

单侧或双侧卵巢发育偏小，卵巢外观色白，病理活检可见卵泡或始基卵泡；单侧或双侧卵巢发育不全，卵巢外观色白，呈细长索状，又称条索状卵巢，仅见条索状纤维组织，病理活检无卵泡或仅见极少量始基卵泡。

四、临床表现

先天性卵巢未发育临床表现为身材矮小、生殖器与第二性征不发育，以及一组躯体的发育异常。先天性卵巢发育偏小临床常表现为原发性闭经。先天性卵巢发育不全临床表现为原发性闭经或初潮延迟、月经稀少和第二性征发育不良等，常伴内生殖器或泌尿器官异常。最常见的特纳综合征的主要临床特征还包括生长发育迟缓、身材矮小、不同程度躯体发育异常（如皮肤多痣、肘外翻、后发迹低、颈蹼、桶状胸等），但患者智力常无明显障碍。异位卵巢如卵巢发育正常者，临床无症状。副卵巢一般无症状，多在因其他疾病手术时发现。

五、超声诊断及鉴别诊断

先天性卵巢未发育超声声像图表现为卵巢未扫及；先天性卵巢发育偏小超声声像图仅

表现为卵巢小;先天性卵巢发育不全超声声像图表现为卵巢呈条索状,卵巢皮质内无卵泡存在或见少许始基卵泡,子宫明显缩小或为始基子宫甚至缺如。异位卵巢、副卵巢在原本卵巢位置未扫查到卵巢组织结构,声像图表现为卵巢缺如,偶在腹膜后或其他部位扫查到类卵巢样回声。

超声对于先天性卵巢发育异常,声像图仅表现为双侧卵巢缺如、小或者卵巢呈条索状改变,需结合年龄、临床表现、性激素及染色体检查才能诊断及鉴别诊断。

六、临床治疗

异位卵巢、副卵巢无症状无须治疗,先天性卵巢发育不全者一般用激素替代治疗(hormone replacement therapy,HRT)改善第二性征发育,适当心理治疗缓解患者心理压力,提高生存质量,若条索状卵巢患者染色体核型为 XY,卵巢发生恶变的频率较高,确诊后应予切除。

(王琴)

第三节 卵泡发育的超声监测

一、概述

正常人在胚胎 6~8 周时,原始生殖细胞不断有丝分裂,细胞数增多,体积增大,称为卵原细胞。自胚胎 11~12 周开始,卵原细胞进入第一次减数分裂,并静止于前期双线期,改称为初级卵母细胞。胚胎 16~20 周时,生殖细胞数目达到高峰。胚胎 16 周至生后 6 个月,单层梭形前颗粒细胞围绕着停留于减数分裂双线期的初级卵母细胞形成始基卵泡,这是女性的基本生殖单位,也是卵细胞储备的唯一形式。胎儿期的卵泡不断闭锁,出生时约剩 200 万个,儿童期多数卵泡退化,至青春期只剩下约 30 万个。

进入青春期后,卵泡由自主发育推进至发育成熟的过程则依赖于促性腺激素(follicle-stimulating hormone, FSH)的刺激。生育期每月发育一批(3~11 个)窦卵泡,经过募集、选择,其中一般只有一个优势卵泡可达完全成熟,并排出卵子。其余的卵泡发育到一定程度通过细胞凋亡机制而自行退化,称卵泡闭锁。

持续卵泡不发育或发育异常或排卵障碍是不孕的原因之一。近 30 年来,超声监测女性不孕症时卵泡发育在医院得到广泛应用,并可结合基础体温、子宫颈黏液、孕期激素引导药物治疗,受孕成功率明显提高。特别是 TVS 的应用,适合重复检查和监测,连续动态观察卵泡的生长、发育、成熟度和排卵情况,使监测图像更加透明、清晰、直观和准确。

二、卵泡发育的超声监测

正常育龄期妇女每个月卵巢在激素的作用下窦卵泡(<10 mm)→生长卵泡(≥10 mm)→优势卵泡(>15 mm)→成熟卵泡(≥17 mm)→排卵,周而复始,为受孕做好准备。不同时期超声可以监测到相应的改变。

(一)正常卵泡发育及声像图表现

1. 卵泡的发育及其声像图表现

卵泡显示为圆形或椭圆形无回声小囊泡,壁薄,边界清晰,囊内透声清亮(图 7-3)。月经周期的第 5~6 天,卵泡最大直径为 5~7 mm,月经周期第 10 天,卵泡最大直径可达 10 mm。随着月经周期向后推移,一侧卵巢内出现主导卵泡,逐渐发育并不断增大,形成优势卵泡(图 7-4A),CDFI 显示其周围血供丰富(图 7-4B)。一般一个月经周期内,主导卵泡最终只有一个发育成熟,成功释放卵母细胞,其他小卵泡逐渐萎缩,无法长大成熟。在卵泡期,优势卵泡以每天 2~3 mm 的速度生长直至成熟。

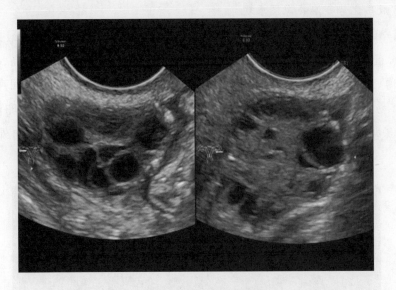

图 7-3　卵巢基础卵泡超声声像图

TVS 扫查,双侧卵巢显示更清晰,周边可见数个透声清亮的小囊泡,最大直径约 9 mm

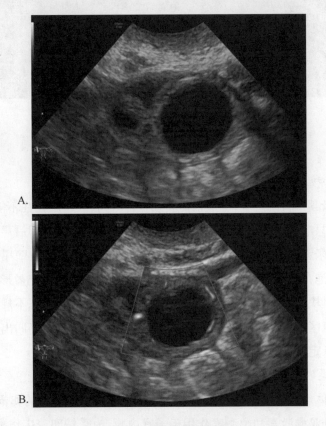

A.

B.

图 7-4　优势超声声像图

A. 月经周期第 10 天,右侧卵巢内可见一较大卵泡,最大直径约 16 mm;B. CDFI 显示优势卵泡周围血流丰富

2. 正常成熟优势卵泡声像图表现

发育成熟的优势卵泡即将排卵,其声像图表现为:①成熟优势卵泡最大直径范围17~24 mm,直径<17 mm者为非成熟卵泡。②成熟卵泡外形饱满,张力高,呈椭圆形或圆形,内壁薄,边界清(图7-5),或可见内壁卵丘所形成的金字塔形的高回声,多在排卵前24~30 h易于显示;亦可见优势卵泡周围有一低回声晕(多由排卵前卵泡膜组织水肿所致)。③卵泡位置逐渐突出于卵巢表面且一侧无卵泡组织覆盖,并向外突出,即将破裂排卵。

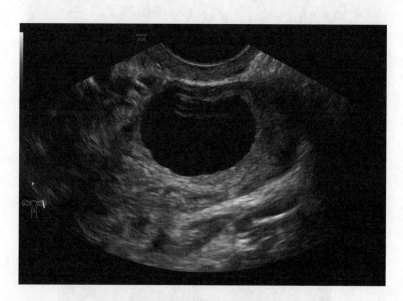

图7-5 成熟卵泡超声声像图

月经周期第12天,可见卵泡最大直径达24 mm,已成熟

3. 排卵及排卵后声像图表现

排卵是一个极其短暂的过程,一般仅需要几秒钟时间,故超声往往不能直接观察到卵泡破裂消失的过程,只能根据间接征象判断是否发生了排卵。正常排卵后声像图表现为:①优势卵泡消失,即原来无回声区的优势卵泡突然消失或变小,可伴有内壁塌陷现象(图7-6);②血体形成,即卵泡在破裂后迅速缩小,在1~45 min内由于血液的充盈形成囊性血体结构,内为不凝血液或血块,表现为卵巢皮质内无回声区,为边界不清、形态不规则、内壁较卵泡壁稍厚的混合性回声区;③盆腔积液,即由于卵泡液的流出,子宫直肠陷凹出现少量积液,但仅有该项特征不能认定为排卵。

4. 排卵后卵巢的变化

排卵后,促黄体生成素(luteinizing hormone,LH)作用于排卵后的卵泡使其发育成黄体(图7-7)。黄体分泌雌激素和孕激素作用于子宫内膜,为受精卵着床作准备。若卵子未受精,黄体在排卵后9~10日开始退化,黄体萎缩,体积缩小,周围的结缔组织及成纤维细胞侵入黄体,逐渐由结缔组织所代替,组织纤维化,外观色白,称白体(corpus albicans)。黄体衰

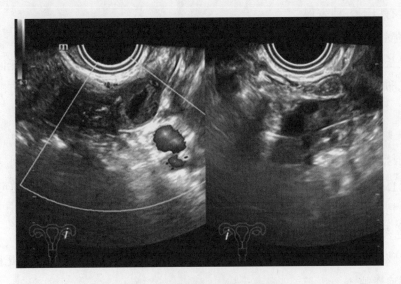

图 7-6　卵泡排出后超声声像图

月经周期第 14 天,左侧卵巢内可见缩小的皱缩卵泡,形态欠规则,CDFI 显示周边可见半环状血流信号,考虑排卵后的卵泡

退后月经来潮,卵巢中又有新的卵泡发育,开始新的周期。若排出的卵子受精,则黄体在胚胎滋养细胞分泌的 hCG 作用下增大,转变为妊娠黄体,至妊娠 3 个月末才退化[3]。

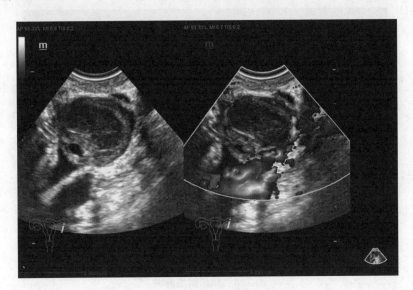

图 7-7　卵巢内黄体超声声像图

左侧卵巢内可见低回声的黄体;彩色多普勒超声显示周边可见较丰富的环状血流信号

(二) 异常卵泡超声监测

卵泡在发育的过程中,无论哪个环节出现异常都会导致排卵异常,从而导致不孕症的发生。超声动态监测卵泡发育过程,对卵泡发育的异常和各种排卵障碍进行诊断。临床上最

常见的异常有以下五种表现[4,5]。

1. 卵泡发育不良或无卵泡发育

卵泡生长缓慢或未见卵泡发育,或两侧卵巢内仅见直径<5 mm 的小圆形无回声区,随访过程中不见卵泡逐渐增大,卵泡较早停止发育,卵泡壁厚且不规则,形成卵泡闭锁,亦称小卵泡周期。

2. 无优势卵泡形成

在整个月经周期中超声未发现直径≥15 mm 的卵泡,且常伴有形态欠规则,张力偏低等表现。卵泡直径必须>17 mm 才称为成熟卵泡,其排出的卵母细胞才有受孕的可能,否则即使排出的也是未成熟的卵子。

3. 卵泡未破裂

卵泡未破裂可能会形成功能性囊肿,不经临床治疗可自行消失,分为以下几种。

(1) 滤泡囊肿

卵泡发育未成熟或成熟后无法排卵,卵泡未出现闭锁或破裂,从而卵泡液潴留,卵泡持续不断长大就形成滤泡囊肿,患者无临床症状。超声表现为囊肿一般较小,多不超过 4 cm,囊壁菲薄,单房,囊腔内透声佳(图 7-8),CDFI 显示囊型上无血流信号,大多数在 6~8 周后再次检查时该囊肿可以消失。在不孕症治疗中,卵巢高度刺激时可以见到多发的滤泡囊肿。

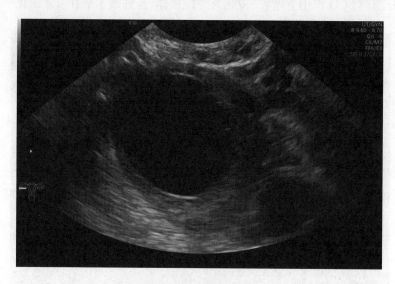

图 7-8　卵巢滤泡囊肿

TVS 显示右卵巢内滤泡囊肿,壁薄囊肿,透声清亮,最大直径达 28 mm,月经后复查完全消失

(2) 未破卵泡黄素化综合征

患未破卵泡黄素化综合征(luteinized unruptured follicle syndrome,LUFS)时,优势卵泡形成后卵泡可继续增大,直径可 >40 mm,包膜界限模糊,囊内渐变为不均匀低回声,直到下一月经周期来潮后才减小或消失。未破裂卵泡亦可持续生长而形成卵泡液潴留,直径可达

40 mm,但囊壁薄,张力大,内部呈典型的无回声区。

（3）黄体囊肿

黄体囊肿是卵泡成熟排卵以后,由于黄体血管破裂时囊腔内严重出血或出血后黄体内积液未完全吸收形成,多数患者无临床症状,会自行消失不需要处理的。但当黄体分泌功能激活极其活跃时,黄体可由于囊壁破裂,囊腔内出血过多导致腹腔、盆腔积血,从而出现急腹症的表现,可能出现下腹部疼痛、阴道流血或停经、贫血,这时需要急诊手术。若临床出现有停经史,可能将黄体破裂误诊为异位妊娠。超声表现多种多样,囊肿多不超过 4 cm,囊壁较厚,回声可稍增强,囊壁上有时可见类小乳头样突起,CDFI 显示囊腔内无血流信号,囊壁上可见丰富的环状血流信号,类乳头样突起的基底部有时可探及血流信号。囊腔内透声常较差,可表现为网状回声,亦可见不规则的絮状回声团,囊腔内积液或积血量大时,囊肿的体积随之变大,发生囊壁破裂时,囊肿表面及其周围常可见因凝血块形成的形态不规则的不均匀回声包块,该包块常表面毛糙,无明显包膜,盆腔常可见游离液体。

4. 延缓排卵

优势卵泡形成的时间一般在月经周期的第 10~16 天,排卵在第 12~18 天,而延迟排卵者排卵可在月经周期的第 21~40 天,有时亦可由原先确认的优势卵泡发生萎缩;而另有一卵泡发育长大而成新的优势卵泡,最后可排卵,结果造成临床上排卵延迟的现象及安全期避孕的失败。

5. 多囊卵巢综合征

多囊卵巢综合征是由月经调节机制失调所产生的一种综合征。临床表现有月经稀少或闭经、多毛、肥胖和不孕等症状,大多无排卵。声像图主要表现为卵巢明显增大、饱满;卵巢包膜增厚表面回声增强;卵巢皮质层内有>12 个的小卵泡无回声区,卵巢中央髓质部亦明显增强;子宫大小正常或稍增大,内膜回声增厚(详见本章第三节)。

（王琴）

第四节　卵巢储备功能评估

一、概述

卵巢储备功能是指卵巢皮质区内原始卵泡生长、发育、形成可受精卵母细胞的能力,表现为卵巢中存在的窦卵泡数量及其内卵子的质量,反映女性的生殖潜在能力。卵巢储备功能下降(decreased ovarian reserve,DOR)是指卵巢内存有的窦卵泡的数量减少和卵母细胞的质量下降,卵巢产卵能力下降,导致女性生育能力下降。若不能及时治疗卵巢储备功能下降,卵巢储备功能下降将进一步转化为卵巢早衰(premature ovarian failure,POF)[6]。

目前,卵巢组织活检评估卵巢储备功能属于创伤性检查,应用范围十分有限。临床上可以通过患者年龄、体重指数(body mass index,BMI)、促卵泡生成素(follicle-stimulating hormone,FSH)、LH、雌二醇(E2)等激素测定、抗苗勒管激素(anti-Müllerian hormone,AMH)等细胞因子测定、氯米芬刺激试验能为不孕女性提供有价值的信息,而超声检查特别是经阴道三维超声检查可以更敏感、更准确地评价卵巢储备功能的变化和预测卵巢储备功能下降,为医生进行诊断研究和治疗干预提供基础,具有很高的临床应用价值。

二、超声评估卵巢储备功能的常用指标

(一)卵巢体积及平均直径的测定

随着女性年龄增长,卵巢内所含原始卵泡数量减少,卵巢体积(ovarian volume,OV)随之缩小,卵巢储备功能和反应性亦降低;反之,卵巢体积越大,获卵泡数越多,由此可见,卵巢体积一定程度上可以反映卵巢储备功能。

正常值:卵巢正常体积4~6 cm³,<3 cm³为卵巢低反应。卵巢平均直径<2 cm为卵巢低反应。

二维超声:采用TVS测定卵巢的长、宽、高三径线,因卵巢呈椭圆形,应用椭圆计算公式(长×宽×高×0.523)计算出卵巢体积。但卵巢形态并不固定为椭圆形,传统的二维超声测量径线方法具有一定的局限性,同时不同操作者检测结果亦存在一定的差异。卵巢平均直径为长×宽×高×0.5,较容易测量。

三维超声:经阴道三维超声通过调整体积框包绕卵巢,储存体积信息,选择Vocal软件中体积测量法,手动勾画出卵巢的边界,结束后系统自动显示卵巢体积(图7-9)。经阴道三维超声能直观、高效地显示卵巢体积,弥补了二维超声的不足,测量体积更加精准。

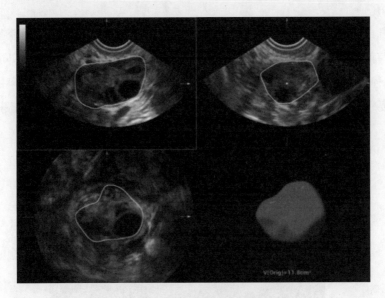

图 7-9　卵巢三维超声成像测量卵巢体积

卵巢三维超声成像,用 Vocal 软件分析,右下角可自动显示卵巢的形态,并自动测量得出卵巢体积为 11.8 cm³

超声对卵巢体积测定是生化检查无法获得的卵巢形态学方面的信息,同时其变化要早于 FSH 等性激素水平的变化。

(二) 窦卵泡计数

窦卵泡指的是成熟卵泡的前体,窦前卵泡发育到一定的程度时,颗粒细胞会产生卵泡液,并形成卵泡腔。窦卵泡计数(antral follicle counting,AFC)是指两侧卵巢可募集的窦卵泡数目,能反映卵泡池中剩余的原始卵泡数,可用于预测卵巢对促排卵后可能发育的卵泡数,是目前最为敏感、特异性最高的预测指标。国外专家研究显示窦卵泡计数与获卵数间呈正相关关系,AFC≤6 个,则≥14 mm 的卵泡数为 3.1,获卵数为 2.2,胚胎数为 1.3,AFC≥17 个卵巢促排卵效果较佳;同时 AFC 可以评估卵巢年龄,预测绝经期。有文献研究表明 AFC≤4 个的女性,在 7 年内绝经的风险概率是 AFC>4 个的女性的 3 倍。每侧卵巢卵泡数量(number of follicles per ovary,FNPO)是指单侧卵巢可募集的窦卵泡数目。

超声评估 AFC 相关问题包括以下几种。

1. 检查时间

①原则上在卵泡早期(月经周期第 2~4 天)进行;②在不服用卵巢刺激药物的前提下进行计数。

2. 超声评估

二维超声:采用 TVS 高频探头,计数从卵巢的一侧边缘到另一侧边缘的直径 2~10 mm 的窦卵泡数目,建议使用谐波成像获取图像,可以增加卵泡与卵巢间质的对比度。不足之处在于 AFC 需要超声医师人工计数,存在计数不精准的问题,特别是窦卵泡数相对较多的情况下,容易混淆。

三维超声:经阴道三维自动容积测量使用 SonoAVC 技术进行后处理获得容积数据,逐层计数,所有检测到的卵泡都依据直径大小依次列出、逐个描记,所有不同的卵泡都以颜色编码,直径、容积、数目自动计算,结果可靠(图 7-10),避免了二维超声的不足,但图像灰阶差异要求较高,可以手工校正调整,纠正自动卵泡计数和卵泡大小测量中的识别偏差。

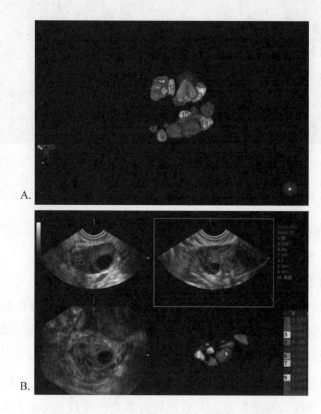

图 7-10 三维超声成像识别卵巢窦卵泡计数

A. 使用 SonoAVC 技术结合反转成像技术用不同颜色显示各个窦卵泡;B. 使用 SonoAVC 技术计算窦卵泡计数

对于常规患者,FNPO 为 1~3 个,则卵泡数偏少,7 年内绝经的发生风险高;FNPO 为 4~24 个,则卵泡数正常;FNPO≥25 个,则卵泡数过多,多囊卵巢综合征风险高。对于拟超促排卵患者,AFC 为 0~4 个,则卵泡数很少,卵巢应激反应差的风险极高,怀孕概率低;AFC 为 5~8 个,则卵泡数少,卵巢应激反应差的风险高;AFC 为 9~19 个,则卵泡数正常,卵巢应激反应正常;AFC≥20 个,则卵泡数过多,卵巢应激反应过度或引发卵巢过度刺激征。

(三)卵巢血流灌注参数

由于始基卵泡没有单独的血供,卵泡的营养物质和激素来自卵巢间质动脉,需由基质血管传输营养,卵巢间质动脉血流直接影响着卵泡的数量和质量,以及卵泡的优势化和成熟的速度。因此,对卵巢基质血流的测量可作为反映卵巢功能的参考。

彩色多普勒超声检查可获取卵巢间质动脉血流信号,得出收缩期最高血流速度(peak systolic velocity,PSV)、舒张期末峰值流速(end diastolic velocity,EDV)、收缩期峰值流速/舒张末期血流速度(S/D)值、搏动指数(pulse index,PI)和阻力指数(resistance index,RI)等参数(图7-11)。其中PSV是目前最成熟的指标,当其他因素不变,PSV每增加1 cm/s,成熟母细胞数量可增加7%,PSV<10 cm/s预示卵巢低反应。

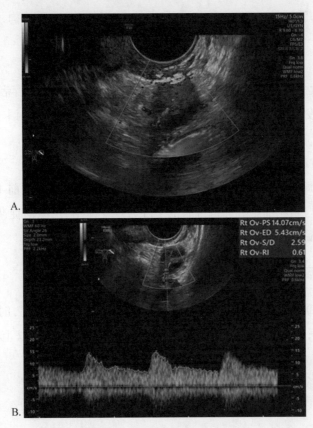

图7-11 卵巢间质动脉血流

A.彩色多普勒血流成像显示卵巢内血流信号丰富,呈短棒状、条状血流信号;B.频谱多普勒超声测得其内较粗大的基质动脉峰值流速为14.07 cm/s,阻力指数为0.61

卵巢体积、AFC、卵巢基质血流均是反映卵巢储备功能的重要指标。三个不同指标都有较高的临床价值,以AFC价值最高,随后为卵巢体积,更次之的为卵巢血流灌注参数[7]。但是,上述指标有周期内和周期间变异,且与检查者的操作、患者服用避孕药等有关,故需多次重复测量,最好与其他指标共同综合评定。

三、卵巢早衰的外源性因素

(一)自身免疫性卵巢炎

免疫性卵巢炎约占POF病因的4%。严格意义上讲,卵巢功能损伤继发于自身免疫功能异常；与 POF 相关的自身免疫性疾病还包括甲状腺炎、甲状旁腺功能低下、糖尿病、重症肌无力和多腺体自身免疫综合征等。

（二）卵巢手术

卵巢手术或称之为医源性 POF：相对于正常人群，POF 患者行单侧卵巢切除术后通常表现为 FSH 水平升高、促性腺激素低反应及早绝经。此外，卵巢楔形切除术、卵巢打孔术、卵巢囊肿剥除术、输卵管结扎术等均可能破坏卵巢的血液供应或皮质结构，造成卵巢功能的不可逆性损伤。

（三）放、化疗

放、化疗会导致急性卵巢功能衰竭。一项对青少年恶性肿瘤幸存者的随访研究显示，8% 的放、化疗患者发生了 POF，霍奇金淋巴瘤和烷化剂如环磷酰胺、丙卡巴肼是主要的诱发因素。

（四）吸烟或被动吸烟

大量流行病学调查数据显示，吸烟女性绝经年龄较非吸烟人群提前 1~2 年。烟草中的二甲基苯丙蒽能够与颗粒细胞和卵母细胞的多环芳烃受体结合，激活促凋亡因子。此外，尼古丁具有抑制芳香酶活性的作用，也影响雌激素的合成。

四、卵巢早衰的临床诊断标准及超声检查

临床上诊断 POF 常常采用以下标准：①闭经，即 40 岁前出现，时间长达 4 个月以上；②FSH>40U/L，2 次及以上检查（2 次检查间隔时间 1 个月以上），血清雌二醇水平<73.2pmol/L。

超声检查不能诊断 POF，可能的发现是卵巢相对较小、回声增强。

（王琴）

第五节 多囊卵巢综合征

一、概述

多囊卵巢综合征(polycystic ovary syndrome,PCOS)是女性因月经周期异常而引起的常见内分泌疾病,临床表现差异较大,是以生殖障碍、内分泌异常、代谢紊乱和精神障碍为特征的一组临床综合征,是导致女性不孕症的主要原因之一。不同的人群发病率报道各不相同,我国育龄人群PCOS患病率为5.6%。Stein与Leventhal早在1935年左右就提出了这一综合征,故又称为Stein-Leventhal综合征。然而,时隔80多年后,该病的病因仍然不明。诊断标准和治疗方案在许多方面仍存在争议。但随着对此疾病认识越来越透彻,国内外专家普遍认为,PCOS不仅影响患者的生育力,还会对患者整个孕期、远期及子女的健康造成威胁。

二、病因

PCOS确切病因不详,发病机制非常复杂,相关研究还在进行中。PCOS是一种内分泌代谢紊乱疾病,涉及内分泌、代谢、遗传等多种因素。PCOS是高度异质性的临床症候群,不同患者的病理生理特征差异较大,包括高雄激素血症、胰岛素抵抗和高胰岛素血症、高LH水平伴有正常或低水平的FSH、无周期性波动的雌激素水平且雌酮(E1)>雌二醇(E2)等[8]。

(一)胰岛素抵抗

胰岛素抵抗是指外周组织对胰岛素敏感性降低,导致胰岛素的生物效能低于正常。胰岛素通过细胞内信号通路对卵巢起作用,包括调节葡萄糖代谢的促代谢通路和导致卵巢细胞分裂和增殖的促分裂通路。胰岛素和胰岛素样生长因子共享蛋白激酶或细胞内蛋白质信号转导的机制以形成相互作用。40%~60%的PCOS患者(尤其是肥胖者)有胰岛素抵抗,其原因包括胰岛素受体丝氨酸残基过度磷酸化,从而降低信号转导;或胰岛素受体基因突变、受体底物-I或受体后葡萄糖转移的缺陷。胰岛素抵抗由于代谢过程而受损,并且身体的胰岛素抵抗随着其发展为高胰岛素血症而增加,细胞内胰岛素/类胰岛素样生长因子的促分裂途径的作用因而放大,导致卵泡膜细胞和间质细胞的过度增殖,生成更多的雄激素,加重高雄激素血症。高胰岛素血症还通过结合肝脏中的球蛋白来抑制性激素的合成,从而增加体内游离性激素,促进其生物学作用。雄激素在邻近组织中转化为E1,从而增加垂体LH的分泌,过多的LH和胰岛素与卵巢的卵泡膜细胞和间质细胞相互作用。促分裂作用的加强使卵泡的募集增加,而 FSH 缺乏会导致卵泡发育停滞,卵泡的选择障碍,导致无排卵和多囊卵巢形成。

(二) 下丘脑

PCOS 患者雄激素水平高,雄烯二酮在邻近脂肪组织转化为 E1,由于卵巢内有大量小卵泡,而无主导卵泡形成,持续分泌较低水平的 E2,因而 E1>E2。周围介质中失调的雌激素水平会增加下丘脑中 GnRH 的分泌,往往会导致脑垂体分泌过多的 LH。雌激素对 FSH 的负反馈使 FSH 相对缺乏,LH 的增加会刺激卵巢卵泡膜细胞和间质细胞产生过量的雄激素,进一步升高雄激素的水平,从而形成恶性循环。FSH 的相对缺乏及激素微环境异常导致卵泡在一定程度上发育并停止,导致多囊卵巢形成,并出现 PCOS 患者生殖内分泌特征性改变,如高雄激素则导致多毛、痤疮等临床表现。

三、病理

PCOS 的主要病理特点是双侧卵巢明显增大,相当于正常的 1~4 倍。表面相当凹凸不平,呈灰白色,质地较硬。包膜较厚(厚度为正常的 2~4 倍),并且血管丰富,卵巢切片上见大量小囊腔(小卵泡),囊腔直径一般在 2~8 mm,小卵泡的数量不一,一般认为平均每一个切面上至少有 12 个。小卵泡通常规则地排列在卵巢包膜下方,少数可以散在分布于卵巢的皮质层内。显微镜下可以发现卵巢皮质内有大量不同程度发育的小卵泡,卵泡周围的卵泡膜细胞异常增生,并可见排列成团状的黄素化泡膜细胞,偶尔可见黄体,间质组织增生致密。卵巢系膜血管扩张血淤,从而构成 PCOS 卵巢的病理学特征性变化。患者中亦有卵巢增大的存在,约占 20%。

四、临床表现及诊断标准

PCOS 通常发生在青春期、生育期。临床症状包括无排卵、不孕、肥胖、多毛等;中老年则出现因长期慢性代谢紊乱导致的高血压、糖尿病、心血管疾病等。故未得到恰当处理的 PCOS 可影响患者一生的生活。

(一) 临床表现

1. 月经失调

PCOS 患者月经失调常在初潮后即出现,初潮年龄多为正常,主要表现为月经稀发、经量少或闭经。临床上可见从月经稀发(周期逐渐延长)至闭经的发展过程。

2. 不孕症

PCOS 患者由于持续永久性无排卵状态,导致不孕。激素环境发现异常可影响卵子的质量、子宫内膜的容受性,甚至胚胎的早期发育,即使妊娠也易发生流产。

3. 男性化表现

PCOS 女性呈现不同程度的多毛,发生率为 17%~18%。多毛以阴毛和腋毛浓密为主,尤其是阴毛,分布呈男性化。多毛的程度与血雄激素升高并不平行,当过多的雄激素转化为活性更强的双氢睾酮后,它会刺激皮脂腺的产生并导致痤疮。并伴随着皮肤粗糙、毛孔粗大,具有症状重、持续时间长、顽固难愈、治疗反应差的特点,对治疗反应不利。

4. 肥胖

PCOS 患者中的体重指数(body mass index, BMI)≥25 占 40%~60%。原因可能是雄激素过多或长期的雌激素刺激,或其他内分泌、代谢紊乱和遗传特征,引起腹壁、腹腔内脏器官处脂肪的堆积[9]。腹腔内脏器官处脂肪的堆积危害很大,可产生一系列如代谢异常、心血管疾病等远期合并症。肥胖与 PCOS 的发生发展关系密切,相互影响、互有促进,肥胖患者高胰岛素血症的胰岛素抵抗促进了 PCOS 的发展。

5. 黑棘皮病

PCOS 感染后可有全身或大或小的天鹅绒状、片状、角化过度、灰褐色病变,通常蔓延至颈后、腋下、外阴、腹股沟等皮肤皱襞处,称为黑色棘皮病。

6. 卵巢增大

盆腔检查有时可触及一侧或双侧增大的卵巢。超声检查可直接测量。

7. 内分泌改变

PCOS 可导致代谢紊乱,如胰岛素抵抗、高胰岛素血症、糖脂代谢问题等疾病。

8. 其他症状

远期增加 2 型糖尿病、心脑血管疾病、非酒精性脂肪肝、代谢综合征、阻塞性睡眠呼吸暂停综合征、雌激素相关性恶性肿瘤等相关疾病发病风险。

(二) 诊断标准

目前国际上 PCOS 的诊断标准主要集中在高雄激素血症和/或临床表现、排卵障碍/月经紊乱、卵巢多囊样改变三个主要特征上。关于 PCOS 的诊断标准至今仍有多种学说。PCOS 随着基础及临床研究不断提高,对 PCOS 的了解也在不断加深。迄今,国际专家已经发布了三项关于 PCOS 诊断标准的共识,分别是 1990 年美国国立卫生研究院(National Institutes of Health, NIH)制定的 NIH 标准,2003 年 ESHRE 与 ASRM 联合提出的鹿特丹标准,以及 2006 年美国雄激素过多-多囊卵巢综合征学会(Androgen Excess and PCOS Society, AE-PCOS)提出的 AES 标准。不同的种族、环境和饮食习惯在不同类型的疾病和新陈代谢方面存在显著差异。2011 年我国卫生部批准了中国《多囊卵巢综合征诊断标准》。各类国内外共识诊断标准具体差异见表 7-1。

表 7-1   PCOS 国内外诊断标准对比

	高雄激素血症和（或）临床表现	月经稀发或闭经	多囊卵巢形态
NIH 标准 （两条同时满足）	必须具备	必须具备	—
鹿特丹标准 （三条符合任意两条）	非必须具备	非必须具备	非必须具备
AES 诊断标准 （高雄激素加另外两条之一）	必须具备	非必须具备	非必须具备
2011 年多囊卵巢综合征诊断行业标准（卫生部） （月经异常加另外两条之一）	非必须具备	必须具备	非必须具备

五、超声诊断标准及鉴别诊断

（一）诊断标准

多囊卵巢是对多囊卵巢综合征在卵巢形态学上的改变。单纯超声表现为多囊卵巢并不意味着患有多囊卵巢综合征，应结合表 7-1 进行 PCOS 诊断[10]。2003 年以来建立了一些多囊卵巢的超声诊断标准，较前报道的标准更加客观且被广泛接受。国内外共识中关于 PCOS 诊断标准的超声检查多囊卵巢的要求及诊断标准具体简化归纳见表 7-2。

表 7-2   国内外共识中关于 PCOS 诊断标准的超声检查多囊卵巢的要求及诊断标准

	检查时机		检查方式	计数的卵泡大小(mm)	卵泡数量(个)	体积	其他
	月经规律	月经不规律					
2003 年鹿特丹标准	月经周期第 3~5 d	任意时间或应用孕酮撤退性出血的第 3~5 d	推荐 TVS，TAS 仅建议用于测量卵巢体积	2~9	≥12	≥10 mL	合并优势卵泡（>10 mm）、黄体或囊肿，需要以后再评估
2018 年美国妇产科医师学会（ACOG）指南	未提及	未提及	未提及	2~9	≥12	≥10 cm³	有直径>10 mm 的卵泡，在早卵泡期重新检查
循证基础上的 PCOS 国际评价和管理指南	未提及	未提及	推荐 TVS（包含 8 MHz 的变频探头）	2~9	≥20	≥10 mL	以上诊断标准需确保卵巢上无黄体、囊肿及优势卵泡
2018 年《多囊卵巢综合征中国诊疗指南》	停用口服避孕药至少 1 个月，月经周期第 3~5 d	未提及	无性生活者使用 TRS 或 TAS，其他选择 TVS	2~9	≥12	≥10 cm³	卵泡直径>10 mm 或有黄体，以后再复查

我国日常工作中大多采用的诊断标准是 2018 年的《多囊卵巢综合征中国诊疗指南》[11]。该指南指出将多囊卵巢改为多囊卵巢形态（polycystic ovarian morphology，PCOM），与 2011 年年中国行业标准相似，它的检查时机为停止口服避孕药至少 1 个月，在月经周期第 3~5 天进行超声检查，提出对于无性生活的女性，可以采用 TAS 进行检查（图 7-12A），其超声诊断标准为一侧或双侧卵巢内直径 2~9 mm 的卵泡数量 ≥ 12 个（图 7-12B），或卵巢体积 ≥ 10 cm³。但是应注意口服避孕药后、闭经等情况下行超声检查卵巢时亦可呈现 PCOM。

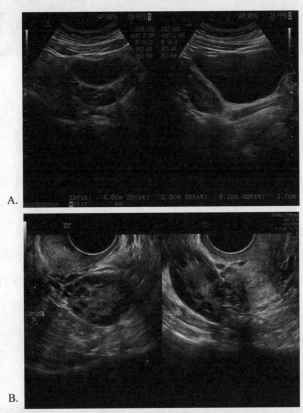

图 7-12 多囊卵巢形态

A. TAS 扫查显示双侧卵巢增大，双侧卵巢可见 <10 mm 的多个小卵泡回声；B. TVS 比 TAS 扫查显示得清晰，双侧卵巢同一切面小卵泡数目 >12 个，呈多囊卵巢形态

2018 年循证基础上的 PCOS 国际评价和管理指南表明可以进行 TVS 来评估 PCOM。近年来，国内外学者将 TVS 自动容积测量技术和能量多普勒血流成像结合起来对卵巢进行检查，先采集卵巢容积数据，再进行图像后处理的方式，获取卵巢的三维相关超声参数，进行定量分析窦卵泡直径和体积、卵巢体积、卵巢间质血流指标等，得到较二维超声更为准确的卵巢体积，以及卵泡的数目和体积数据（图 7-13）。同时，随着 PCOM 患者卵泡的生长，卵巢间质血管在高水平促黄体激素的影响下扩张，血流量增加，经阴道三维超声测量到卵巢间质血流阻力降低，可以提供更详细、更准确的诊断 PCOM 的依据。

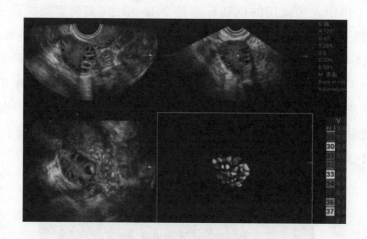

图 7-13　多囊卵巢三维声像图

多囊卵巢经阴道三维超声图自动得出卵泡的数目

（二）鉴别诊断

1. 多卵泡综合征

多卵泡综合征（multiple follicle syndrome）是一种以双侧卵巢内有大量中等大小卵泡存在为特征的一组综合征。双侧卵巢的轻度增大是多卵泡综合征的病理学上表现。月经中期中等大小卵泡未发育成优势卵泡或进行排卵。多卵泡综合征通常发生于药物诱发卵泡发育时的给药不当。临床上会引起月经失调，主要是由于卵巢内大量的中等卵泡存在无法进一步长大发育，会造成卵巢局部雌激素水平明显升高，从而进一步影响卵泡的生长发育。实验室血清激素检查测定常表现为雌激素升高，LH 和睾酮无升高，LH/FHS 比值<2.5~3。

超声声像图显示：①双侧卵巢的均匀性增大；②卵巢皮质内见多个小卵泡均匀地分布于卵巢皮质内，直径 4~10 mm，同一剖面上卵泡的数目一般在 6 个左右，明显少于多囊卵巢患者，卵巢包膜无明显增厚，卵巢间质及髓质回声基本正常（图 7-14）。

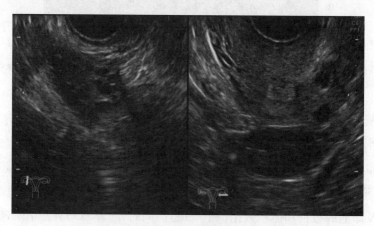

图 7-14　多卵泡综合征超声声像图

双侧卵巢可见小卵泡，卵巢包膜未增强、增厚

2. 未破卵泡黄素化综合征

未破卵泡黄素化综合征(LUFS)常见于促排卵周期中,尤其是氯米芬促排卵周期,发生率可高达 80%。正常妇女月经周期中也可以发生。临床特点表现为基础体温双相,子宫内膜呈分泌反应,仅在激素测定时血清孕激素水平较低,腹腔镜检查无排卵孔。超声声像图特征不典型,表现为卵泡的生长速度及形态均同正常周期。但是在有孕激素作用(基础体温升高、子宫颈评分下降)后 72 小时,卵泡仍持续存在,直到下一月经周期来潮后囊泡才减小或消失,直径可>40 mm,其边界不清,近内壁区域见回声晕。彩色多普勒超声在卵泡壁上可探及新生血管,其数量少于黄体。

六、临床治疗

(一)内科治疗

1. 药物治疗

(1)西药治疗

西药主要采用口服避孕药和孕激素后半周期疗法来调整月经周期。采用短效口服避孕药可减少雄激素合成,改善患者多毛、痤疮症状,临床常用药物为复方醋酸环丙孕酮,即达英-35,但停药后,可能很快又恢复到高雄激素症状。针对胰岛素抵抗或者肥胖患者治疗,可采用二甲双胍进行药物治疗;如患者存在生育要求,选氯米芬进行促排卵治疗[12]。

(2)中医治疗

中医治疗会根据患者临床表现及虚实不同确定治疗原则,如月经不调者,重在调经,以恢复月经周期;闭经者采用"虚则补而通之""实则泻而通之"的治疗原则;有生育要求者重在调经种子[13]。

2. 生活方式改变

调整控制饮食、锻炼,以及戒烟、戒酒。

(二)外科治疗

1. 腹腔镜下卵巢打孔术

该技术是 PCOS 外科治疗的主流方法,其中腹腔镜下卵巢电凝打孔术是应用最为广泛的成熟微创技术。其优点是操作简单、方便、损伤小,术后并发症轻微。

2. TVS 下卵泡穿刺术

该技术又称超声引导下经阴道卵巢细针打孔术,是近几年报道的一种新技术。其优点是手术创伤小、风险小、不易造成术后盆腔粘连和卵巢早衰的危险,同时费用低廉、患者易于接受。连续 2~3 个周期重复穿刺效果更佳。

(王琴)

第六节　卵巢过度刺激综合征

一、概述

卵巢过度刺激综合征(ovarian hyperstimulation syndrome,OHSS)是常发生于诱发超排卵过程中,是一种医源性的常见并发症。近 20 年来,随着辅助生殖技术的发展和促排卵药物的广泛使用,OHSS 的发生率逐渐增多,在辅助生育技术试管婴儿体外受精(in vitro fertilization,IVF)周期中,其中 OHSS 发生率为 1%~14%,重度 OHSS 为 0.5%~2%。超声筛查检测有利于 OHSS 的诊断和预防,治疗过程中定期进行超声检查有助于评估病情变化。同时,超声还可以应用在 OHSS 治疗过程中,超声引导下引流卵巢内的黄素囊内液体,以减少进入血循环的雌二醇量。如出现大量腹水,亦可通过超声在可视下行腹腔穿刺术放腹水减轻压迫症状等进行对症治疗措施。

二、病因

OHSS 的发病机制尚未阐明,可能是一个多因子综合协同作用的复杂过程。外源性促性腺激素可促使过多的卵泡生长发育,分泌过多的雌激素,hCG 注射后促排卵及形成多发性黄素化囊肿才可能发生 OHSS。

三、临床表现

根据临床表现与实验室检查,将 OHSS 分为轻、中和重度。轻度表现为患者在排卵后 3~6 日或注射 hCG 后 5~8 日后,有下腹不适,纳差,疲乏,雌二醇水平>5 500 pmol/L(1 500 pg/ml),黄体早期孕酮>96 mmol/L,卵巢明显增大、直径可达 5 cm,卵泡数目>10 个,伴有或不伴有卵泡囊肿或黄体囊肿。中度表现为患者有明显下腹胀痛,可有恶心、呕吐、口渴,偶尔伴有腹泻;体重增加多于 3 kg,腹围增大;雌二醇水平 >11 000 pmol/L(3 000 pg/mL),卵巢增大更加明显,卵巢直径在 5~10 cm 之间,腹水量<1.5 L。重度变现为患者腹腔液体明显增加,腹胀痛加剧,口渴多饮但尿少,恶心,呕吐,腹胀甚至无法进食,疲乏,虚弱,冷汗甚至虚脱,因大量腹水而使膈肌升高或胸水致呼吸困难,不能平卧,卵巢直径>10 cm,少数可达 15 cm,极少数患者可发生卵巢扭转面表现出急腹症;体重增加>4.5 kg。

四、超声表现及鉴别诊断

(一)超声声像图特征表现

1. 二维超声表现

双侧卵巢明显增大,卵巢内探及大小不等的多个呈多房性改变的卵泡和黄素化囊肿,卵泡或黄素化囊肿囊壁菲薄,囊腔形态不规则(由于相互挤压引起),囊内多为透声清亮的液性无回声(图7-15),个别囊内可见极低回声沉积于囊壁后方,卵泡或黄素化囊肿囊腔直径通常2~6 cm,腹盆、腔内可见大量液性暗区,严重时胸腔内也可见液性暗区。

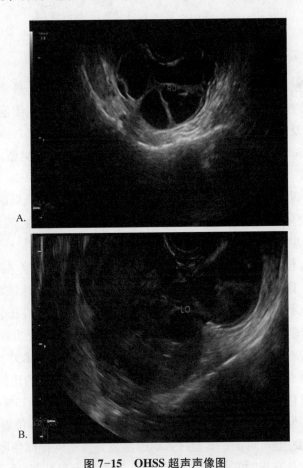

图 7-15 OHSS 超声声像图

卵巢内见多个直径 15~20 mm 的大卵泡存在

2. 彩色多普勒血流成像

卵巢内多房性改变的分隔上有点条状、分支状血管分布,其中血流最丰富呈环状的囊为黄体,血流频谱具特征性,动脉血流呈高速型,可高达 50 cm/s 以上,阻力为中等或低阻力,阻力指数 0.50 左右[4]。

(二)鉴别诊断

OHSS 卵巢的多房状囊肿改变应与多房性的卵巢囊腺瘤鉴别。OHSS 卵巢为卵巢整体的改变,内分隔纤细而较规则,囊的形状规整,大多数为圆形;而囊腺瘤是肿瘤病变,外形较规整,内分隔粗细不均匀,囊大小形状不规则,根据有促排卵的病史较易鉴别,但要注意个别病例在促排卵后发生卵巢恶变的情况。

(王琴)

第七节　卵巢子宫内膜异位囊肿

一、概述

子宫内膜异位症(endometrioma,EM)是妇科常见多发病,亦是最常见的良性妇科疾病之一[14]。广义的子宫内膜异位症是指具有功能的内膜腺体和间质细胞出现在子宫宫腔以外的其他地方,可累及身体的各个部位,尤以卵巢、宫骶韧带最常见。卵巢子宫内膜异位囊肿(ovarian endometriotic cyst,OEC),是最主要的子宫内膜异位症类型之一,是超声上最常见的子宫内膜异位症,易于被发现。双侧卵巢受累常见,报道可达50%。异位子宫内膜依激素变化周期性出血,病变周围纤维组织增生、粘连。由于生理性月经周期出血、不断积血;而陈旧性血在囊肿内聚集,形成囊肿样改变,同时因为囊内陈旧性积血,颜色暗沉,多呈巧克力样改变,所以临床上常将卵巢子宫内膜异位囊肿称为巧克力囊肿。

卵巢子宫内膜异位囊肿表面呈灰蓝色,其囊腔内张力大,其囊壁呈厚薄不均匀表现,常反复形成小的破裂。卵巢子宫内膜异位囊肿破裂后囊内容物刺激该区域的腹膜和卵巢,表现出刺激反应,导致囊肿破裂处与周围组织粘连,这种粘连多发生在子宫后方、阔韧带后叶及盆侧壁,致使卵巢固定在盆腔内,活动受限。若较大的囊肿由于外力或自发破裂形成较大的破口,大量囊内容物流入腹盆腔,则可出现腹膜刺激症状,引起急腹症。

卵巢子宫内膜异位囊肿好发于育龄妇女,估计在生育期妇女的比例2%~10%,在不孕症女性中子宫内膜异位症的发病率为50%。夫妻生育的妊娠率为15%~20%,而未经治疗的子宫内膜异位症的发生率下降了2%~10%,可见卵巢子宫内膜异位囊肿与不孕症密切相关,是引起不孕的重要因素,可能是其通过影响卵泡发育及正常排卵使卵巢功能受损[15];卵巢子宫内膜异位囊肿具有与肿瘤相同的恶性特征,会损害卵巢功能,手术后更容易复发,故卵巢子宫内膜异位囊肿的早期发现和早期治疗至关重要。超声是卵巢子宫内膜异位囊肿首选的检查方法,特别是应用TVS可提高卵巢子宫内膜异位囊肿的诊断准确性。

二、病因

自子宫内膜异位症初次提出以来,卵巢子宫内膜异位囊肿的发病机制至今仍未完全阐明。目前主要有种植学说和诱导学说[8]。

(一)种植学说

由Sampson在1921年首次提出该学说。该学说认为,异位的内膜来源于子宫内膜组织,子宫内膜组织被转移到宫腔以外的部位,并在该部位植入并生长。最常见的传播方法为经血逆流。经血逆流是指女性子宫内膜腺上皮细胞和间质细胞在月经期间可随经血逆流,通过输卵管进入腹腔,种植于卵巢,并在该处继续生长、蔓延、扩张。

(二)诱导学说

并非所有有经血逆流的女性都患有子宫内膜异位症,这表明子宫内膜异位症有其他原因。诱导形成子宫内膜异位症理论认为,种植的子宫内膜会产生释放一种未知的物质,诱导未分化的间充质形成子宫内膜异位组织,兔模型动物实验支持该理论,新鲜的和变性的子宫内膜沉淀物注入皮下均可形成子宫内膜异位囊肿。但该理论在人类中并未得到证实。有报道认为子宫内膜异位症患者腹腔巨噬细胞活性升高,并伴有生长因子,包括血小板生长因子、表皮生长因子和转化生长因子β。正是这些化合物在体外可以刺激子宫内膜间质细胞的增殖,提高子宫内膜细胞的能力,提示腹腔分泌细胞和遗传、免疫与炎症等因素可能是子宫内膜异位生长并造成临床子宫内膜异位症的重要物质因素。

三、病理

卵巢子宫内膜异位囊肿的主要病理变化是异位种植在卵巢的子宫内膜随卵巢激素的变化而发生周期性出血,由于病灶局部反复出血和缓慢吸收,从而导致周围纤维组织增生、粘连,出现紫褐色斑点或囊泡,最后发展为大小不等的实质性瘢痕结节或形成囊肿。异位内膜组织在显微镜下可见子宫内膜腺体、子宫内膜间质、纤维素及出血等四种成分。传统上,病理学家要求腺体和间质都存在并伴有月经周期的证据(存在组织出血或富含含铁血黄素的巨噬细胞)才能确定诊断。人们普遍认为,需要分析两个以上的成分。然而,由于异位子宫内膜反复出血被破坏,最常见的典型组织结构可能难以发现,故临床检查与病理报告不符。卵巢子宫内膜异位囊肿除典型者外,由于囊壁受压严重,内层上皮结构常被破坏,不易获得组织学证据,有时仅可在囊壁内层找到少许内层上皮,间质部分或全部被含铁血黄素巨噬细胞代替;甚至镜下看不到内膜上皮及间质,仅见到含铁血黄素巨噬细胞,此时仍应考虑为子宫内膜异位囊肿。

四、临床表现

(一) 症状

症状常见有痛经、慢性盆腔痛、月经异常和不孕等。25%患者无任何症状。

1. 痛经和慢性盆腔痛

继发性痛经是子宫内膜异位症最典型的症状,同时随局部病变的进展而进行性加重,但不是所有患者都有这种典型的症状。典型的痛经通常发生于月经开始前1~2日,以月经第1日最为严重,经期逐渐减轻、消退并持续至整个月经期。疼痛通常发生在腰骶部下腹部的最深处,有时会蔓延到会阴、骨盆和大腿。部分患者伴有直肠刺激症状,表现为稀便和大便次数增加。疼痛的严重程度不取决于病变的大小,与病灶大小不一定呈正比,粘连严重的卵巢异位囊肿的患者可能反而不会感到疼痛。

2. 月经异常

15%~30%患者有经量不断增加、经期延长或月经淋漓不净。有学者提出卵巢子宫内膜异位囊肿会破坏卵巢组织,从而影响卵巢功能,进一步可能引起月经异常;部分患者月经异常可能原因是卵巢子宫内膜异位囊肿常与同时合并有子宫腺肌病或子宫肌瘤有关。

3. 不孕

子宫内膜异位症患者不孕的发病率高达50%,其中20%患者为中、重度病变。引起不孕的原因十分复杂。卵巢子宫内膜异位囊肿患者可能会引起出现卵巢功能受损:其排卵障碍发病率为17%~27%,可能与腹腔液中前列腺素升高而影响卵泡发育和排卵有关;即使有排卵,患者卵泡和黄体细胞上的LH受体量减少,导致黄体分泌不足,黄体形成不良,影响受孕。

4. 急腹痛

卵巢子宫内膜异位囊肿经常会由于经期囊内出血,压力增加时多次出现小的破裂,由于破裂后立即被周围组织粘连而仅造成一过性的下腹部或盆腔深部疼痛。如巨大的卵巢子宫内膜异位囊肿出现破裂时,囊内液体流入腹盆腔可引起突发性剧烈腹痛,伴恶心、呕吐和肛门坠胀。破裂通常发生在经期前后或经期,有些可能发生在排卵期间,破裂前多有性生活或其他腹压增加的情况。其症状类似输卵管妊娠破裂。

(二)体征

较大的卵巢子宫内膜异位囊肿在妇科检查时可扪及与子宫粘连的肿块,一侧或双侧附件区触及囊实性包块,活动度差,往往有轻压痛,囊肿破裂时出现腹膜刺激征。

五、超声诊断及鉴别诊断[16]

(一)超声诊断

1. 典型卵巢子宫内膜异位囊肿超声表现

一般单发,壁增厚,内壁多光滑,内部回声呈毛玻璃样或云雾状改变(图7-16),有或无

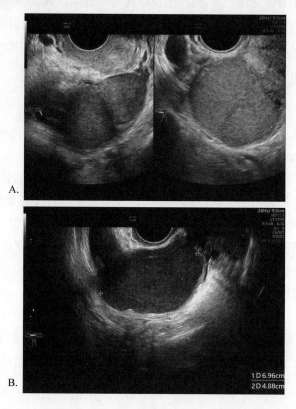

图7-16 典型的卵巢子宫内膜异位囊肿

A. 双侧卵巢子宫内膜异位囊肿,壁厚,内壁光滑,呈毛玻璃样改变;B. 右侧卵巢子宫内膜异位囊肿,
内壁呈毛玻璃样改变

壁上小结节。CDFI 显示其上未见血流信号（图 7-17），位置固定，与周围组织粘连常见（图 7-18）。该类囊肿囊内液体稍稠，行超声引导下囊肿穿刺抽吸时用粗针较易吸出。

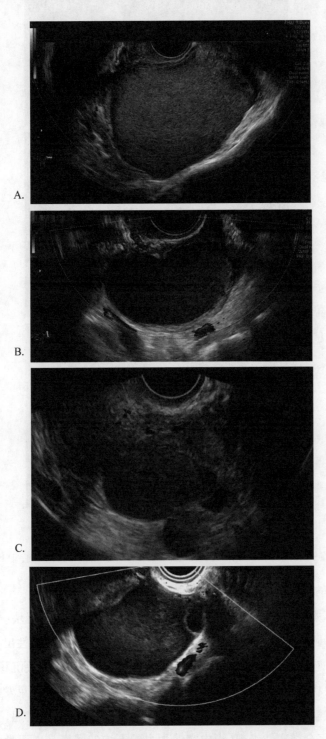

A.

B.

C.

D.

图 7-17　不同患者中典型的子宫内膜异位囊肿彩色血流成像

CDFI 均显示未见血流信号

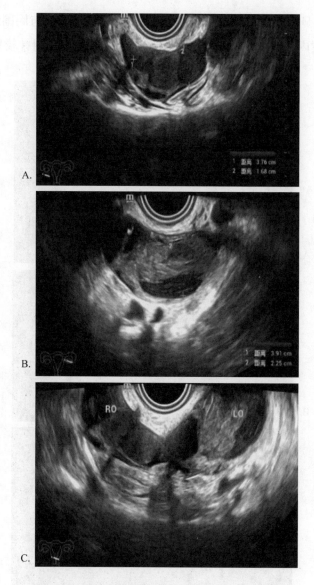

图 7-18　双侧卵巢子宫内膜异位囊肿(同一患者)

A. 右侧卵巢子宫内膜异位囊肿;B. 左侧卵巢异位囊肿;C. 两囊肿因粘连在一起,呈"kissing 征"

2. 不典型超声表现

①内部回声不典型,无毛玻璃样表现。②囊内有较多固缩的血凝块(图 7-19):典型卵巢子宫内膜异位囊肿内部回声呈毛玻璃样或云雾状改变,但其内陈旧性出血时间、出血速度等可能存在差异,使其血液黏稠度有所不同,加之纤维素粘连、血凝块沉积,甚至机化等,常可使囊内出现团块状、带状中高回声等多种不同超声改变。③双侧卵巢发病,囊内呈多房性改变或表现为多发囊肿。④囊壁可钙化。⑤其他,如壁上有乳头状突起,其内有血流信号;囊内回声分层,呈完全类实性表现(囊内实性为主的不均匀回声是由于囊内反复出血,血块机化,纤维素沉积等造成的组织细胞局部堆集所致),见图 7-20。

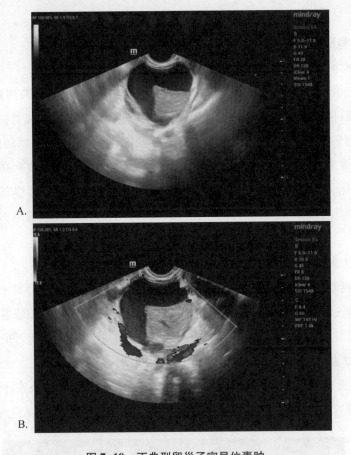

图 7-19　不典型卵巢子宫异位囊肿

A.囊内可见回缩的血凝块;B.囊内不均回声内未见明显血流信号

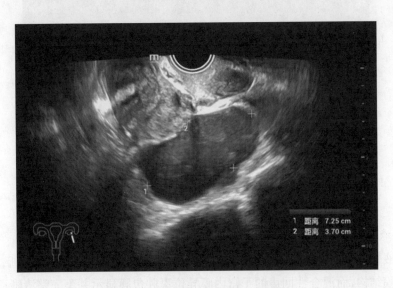

图 7-20　不典型卵巢子宫异位囊肿

囊内透声差,呈实性为主不均匀回声

263

（二）超声鉴别诊断

1. 与畸胎瘤鉴别

卵巢子宫内膜异位囊肿囊内多呈毛玻璃样,当其内出现团块状稍高回声时与畸胎瘤相鉴别。鉴别要点:卵巢子宫内膜异位囊肿壁厚、与周围组织粘连常见,位置固定,囊内较高回声由于重力作用多沉积在偏后的区域,呈絮状或较松散,探头加压可见飘动感,内部钙化、骨化罕见,后方边界多清晰;而卵巢畸胎瘤内回声光点更细密、更高,团块状高回声亦更致密、更高,且内部钙化、骨化常伴声影,位置可位于肿物任何近壁的部位,边界部分清晰,与周围组织无粘连。再结合卵巢子宫内膜异位囊肿患者的临床痛经病史、癌抗原 12-5 的轻度升高等,可资鉴别。

2. 与炎性包块(输卵管卵巢积脓)鉴别

输卵管卵巢积脓有盆腔炎症表现,仔细扫查囊肿可以看到其囊壁厚薄不均匀,最主要可显示管道状结构。卵巢子宫内膜异位囊肿合并感染时与输卵管卵巢积脓鉴别较困难,需结合有无巧克力囊肿病史、抗感染治疗后复查观察所发现的肿块有无变化可助确诊。

3. 与出血性囊肿(黄体囊肿、滤泡囊肿出血等)鉴别

卵巢出血性囊内部回声呈鱼网状结构的分隔。该分隔其实是纤维条索,纤维条索很细,不横跨整个囊肿(图7-21)。2~6周后复查可见所发现的肿块回声、大小可发生变化或直接消失。

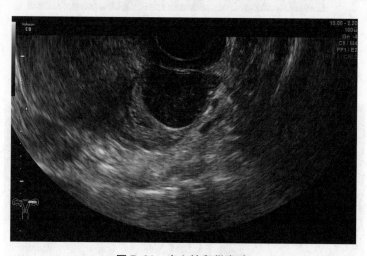

图 7-21　出血性卵巢囊肿

囊腔内透声差,可见细条索回声及絮状低回声

4. 与黏液性或浆液性卵巢囊腺瘤鉴别

由于黏液性或浆液性卵巢囊腺瘤囊内出血时与周围组织无粘连,界限清晰,故可以显示出清晰的包膜结构,而混合性回声的子宫内膜异位囊肿包膜显示并不完整清晰;TVS 细致观察两种囊肿内壁,子宫内膜异位囊肿较毛糙,而囊腺瘤大部分较光滑,有乳头状突起时,乳头与囊液界限清晰可辨。

5. 与卵巢肿瘤的鉴别

内部血流信号是关键,结合使用高频探头观察近腹壁区域肿物的血流情况:卵巢子宫内膜异位囊肿内部无明显血流信号;卵巢肿瘤内可见血流信号,实性回声部分的血流则较丰富。运用一些检查手法,如推压肿物、改变体位,卵巢子宫内膜异位囊肿可见内容物漂浮;卵巢肿瘤无漂浮现象。两者鉴别还需密切结合临床(症状及妇科检查情况),卵巢子宫内膜异位囊肿有痛经等内膜异位症症状;卵巢肿瘤不伴有痛经。癌抗原 12-5 测定:卵巢子宫内膜异位囊肿只是轻度升高,卵巢上皮性肿瘤升高幅度大。超声造影可明确肿物内实性回声是否为活性组织,无血供的为卵巢子宫内膜异位囊肿内的回缩血凝块;有血供的考虑卵巢肿瘤内有活性的肿瘤组织。

TVS 的应用,有利于发现盆腔内小的子宫内膜异位病灶的检出,超声诊断率可达85%以上,但是由于子宫内膜异位囊肿的声像变化多样,还存在与其他附件肿块如卵巢囊腺瘤、畸胎瘤、卵巢囊肿及附件炎症性肿块等有相同声像特征的现象,故仍有一定的误诊率,卵巢上斑点状异位病灶超声无法检查出来。由于各种回声类型的子宫内膜异位囊肿声像随月经周期改变有周期性变化,当鉴别诊断困难时可根据复查后声像改变辅助鉴别。

六、临床治疗

(一) 手术治疗

1. 腹腔镜下卵巢囊肿剥除术

腹腔镜手术与开腹手术相比,由于手术切口小、术后恢复快、平均住院时间短深受患者青睐。腹腔镜手术可以剥除囊肿,切除病灶,分离粘连,清除腹腔液中的有害因子,恢复盆腔解剖结构,提高术后自然妊娠率。但是手术不可避免会损害或切除有功能的卵巢组织,导致卵巢储备减少,手术后的炎症可能会进一步损害皮质或减少血管化。瘢痕组织造成的损伤可减少健康卵巢的体积,瘢痕组织也可能干扰输卵管对卵母细胞的卵子拾取功能,进一步影响生育[17,18]。

2. 超声引导下囊肿穿刺抽吸+硬化剂注入

随着研究的不断深入,人们越来越重视腹腔镜子宫内膜异位囊肿剥除术对卵巢的损害,促使人们在治疗子宫内膜异位囊肿时采用侵袭性更小的方法。超声引导下穿刺抽吸+硬化剂注入具有操作简单、创伤性小、可反复实行和医疗费用低的优势,可作为选择性治疗手段,以改善生殖结局。尤其是对于年轻有生育要求的复发性子宫内膜异位囊肿患者。有国外学者提出引流后应用促性腺激素释放激素(gonadotropin-releasing hormone,GnRH)类似物及重组白介素-2 抑制子宫内膜组织的增生,这种新的治疗方法颇有前景[19]。

(二) 药物治疗

单纯药物治疗子宫内膜异位囊肿相关性不孕作用有限,尽管可以缓解疼痛及预防复发,但不能以提高妊娠率为目的作为手术治疗的辅助手段。中医治疗上,小的子宫内膜异位囊肿应用化瘢汤,结合桂枝茯苓丸,散结镇痛胶囊、通经散等对症治疗。

（三）辅助生殖治疗

体外受精与胚胎移植是将精子和卵子在体外结合,移入宫腔,适用于年龄较大,卵巢储备功能下降,双侧 OEC,或手术后卵巢囊肿复发者。IVF 较腹腔镜下卵巢囊肿剥除术更有益于提高 OEC 合并不孕患者的妊娠率。

（王琴）

第八节　卵巢炎性病变

卵巢炎性病变常常是盆腔炎(pelvic inflammatory disease,PID)的一部分,往往与子宫内膜炎(endometritis)、输卵管炎(salpingitis)、输卵管卵巢脓肿(tubo-ovarian ab-scess,TOA)、盆腔腹膜炎(peritonitis)同时存在。产生的原因主要是当女性生殖器自然防御功能降低后,病原体就容易侵入生殖器官,从而引起女性内生殖器及其周围的结缔组织发生炎症。盆腔炎症不仅局限在生殖器官这一个部位,而且大多会同时累及临近几个部位,单纯卵巢炎症少见,卵巢炎症时会表现为卵巢增大、回声模糊(详见第九章第三节)。

（王琴）

参 考 文 献

［1］穆玉兰,陈子江.卵巢性不孕诊治［J］.中国实用妇科与产科杂志,2013,29(9):696-699.

［2］吴庆华,史惠蓉.先天性卵巢功能发育不全诊治［J］.实用妇产科杂志,2017(8):570-572.

［3］常才.经阴道超声诊断学［M］.北京:科学出版社,2017.

［4］谢红宁.妇产科超声诊断学［M］.北京:人民卫生出版社,2005.

［5］丁波,袁丽,孙文兵,等.经阴道超声监测卵泡发育在不孕患者中应用的价值研究［J］.中国性科学,
　　　2018,27(1):92-94.

［6］向小蔚,胡兵,赵云.三维超声及抗苗勒管激素评价卵巢储备功能的应用进展［J］.海南医学,2017,
　　　28(12):1997-2000.

［7］马黛群,叶敏,张莉,等.经阴道三维超声在诊断及治疗卵巢储备功能低下患者中的应用价值［J］.医
　　　学影像学杂志,2019,29(9):1530-1534.

［8］丰有吉.妇产科学［M］.北京:科学出版社,2010.

［9］田勍,王海宁,王海燕,等.多囊卵巢综合征患者不同表型之间代谢异常的特点分析［J］.中国糖尿病
　　　杂志,2017,25(1):14-18.

［10］陈欣,罗红.最新指南之多囊卵巢综合征的超声检查要求及界值变化［J］.中国计划生育和妇产科,
　　　2020,12(2):19-21.

［11］中华医学会妇产科学分会内分泌学组及指南专家组.多囊卵巢综合征中国诊疗指南［J］.中华妇产科
　　　杂志,2018,53(1):2-6.

［12］Sogc Clinical Practice Guideline. No.362-Ovulation induction in polycystic ovary syndrome［J］. J Obstet
　　　Gynaecol Can,2018,40(7):978.

［13］易莎,刘艳霞,王阳,等.多囊卵巢综合征主要临床表现及生化特征的中医证候要素分布规律初探
　　　［J］.现代中西医结合杂志,2021,30(29):3206-3211.

［14］Vassilopoulou L,Matalliotakis M,Zervou MI,et al. Endometriosis and in vitro fertilisation［J］. Exp Ther
　　　Med,2018,16(2):1043-1051.

［15］付利梅,平毅.卵巢子宫内膜异位囊肿相关性不孕研究进展［J］.国际妇产科学杂志,2021,48(1):
　　　21-25.

［16］周亚芹.卵巢子宫内膜异位囊肿的超声声像图分析及其鉴别诊断［J］.医学影像学杂志,2011,21
　　　(10):1599-1600.

［17］姚书忠,梁炎春.重视子宫内膜异位症手术治疗的恰当性和彻底性［J］.中国实用妇科与产科杂志,
　　　2020,36(1):45-49.

［18］Cranney R,Condous G,Reid S. An update on the diagnosis,surgical management,and fertility outcomes
　　　for women with endometrioma［J］. Acta Obstet Gynecol Scand,2017,96(6):633-643.

［19］国家放射与治疗临床医学研究中心,中华医学会超声分会超声介入学组,中国医师协会介入医师分会
　　　超声介入委员会,等.卵巢子宫内膜异位囊肿超声引导穿刺硬化治疗专家共识［J］.中华超声影像学
　　　杂志,2020,29(12):1013-1024.

女性不孕症超声诊断学

第八章

深部浸润型子宫内膜异位症性不孕

一、概述

子宫内膜异位症指具有生长功能的子宫内膜组织（腺体和间质）在宫腔以外的部位出现、生长、浸润、反复出血，形成结节及包块。子宫内膜异位症是一种雌激素依赖性病变，是育龄妇女的常见病和多发病，发病率高达 10%~15%。子宫内膜异位症与盆腔疼痛、不孕关系密切。子宫内膜异位症可分为盆腔子宫内膜异位症、内在性子宫内膜异位症两种。盆腔子宫内膜异位症又分为卵巢型内膜异位症、浅表腹膜型内膜异位症和深度浸润型子宫内膜异位症（deep invasive endometriosis，DIE），这三种类型常常同时存在，而 DIE 发病部位隐匿、部位广泛而病症小、侵袭性强，且患者痛苦、不易被发现，故独立篇幅进行阐述。

DIE 由康宁克斯（Koninckx）等[1]于 20 世纪 90 年代初首次提出，是指子宫内膜异位病灶在腹膜下浸润深度≥5mm，累及阴道直肠隔、肠道、输尿管及膀胱等多个重要脏器的妇科疾病，最常见累及子宫骶韧带（uterosacral ligament）、直肠阴道隔（rectovaginal septum）等，可合并或不合并卵巢的子宫内膜异位囊肿。DIE 是子宫内膜异位症病理分型中最为严重的一种，治疗难度较大。DIE 早期诊断和及时干预能实现延缓疾病的进展，明显改善患者的生活质量。

二、DIE 发病概况

DIE 发病率目前尚无确切统计数据，约占盆腔子宫内膜异位症的 20%，国外文献报道，15%~30%的子宫内膜异位症患者存在 DIE[2]。

由于 DIE 病灶生长活跃，主要累及子宫骶骨韧带、直肠子宫陷凹、阴道直肠隔及膀胱等，常伴盆腔粘连及重要脏器受累，与盆腔疼痛症状密切相关。不同部位子宫内膜异位症中以 DIE 异位子宫内膜的增生、侵袭性最强，对患者生活质量影响较大，已成为子宫内膜异位症诊治中重要的研究方向之一。

三、DIE 发病机制及病理表现

（一）DIE 发病机制

1. 经血逆流学说

大部分学者主张经血逆流学说。该学说由桑普森（Sampson）在 1920 年提出[3]，是指在月经期脱落的子宫内膜碎片随经血通过输卵管逆流进入盆腔，附着在卵巢和盆腔腹膜表面并进一步种植、生长、蔓延。故流出道不畅或闭塞的女性子宫内膜异位症的发病率较高。然而，经血逆流是一种常见的生理显像，发生率约90%，而只有10%左右的女性发生子宫内膜异位症，这表明经血逆流只是诱因。

2. 体腔上皮化生学说

迈尔（Mayer）认为卵巢和腹膜的体腔上皮与子宫内膜具有组织同源性，原始体腔上皮具有高度分化的潜能,在受到激素、经血和慢性炎症的反复刺激后可以转化为子宫内膜组织。

3. 血管和淋巴转移传播

转移理论假设内膜组织经血液通过淋巴管和血管转移,到达远离盆腔的部位,如鼻腔、肺、肾等。该理论通过动物实验得到证实。

4. 子宫内膜决定论

国内郎景和[4]于2003年提出在位子宫内膜决定论,认为有着不同特质的子宫内膜细胞逆流至盆腔中,引起子宫直肠陷凹等部位继发炎症反应,造成粘连,位于直肠陷凹深部的病灶被粘连覆盖,形成假性腹膜外病灶。这些病灶可进一步向阴道穹隆、阴道直肠隔或直肠壁浸润形成深部子宫内膜异位症结节。

总之,DIE发生在不同患者和不同类型中可能存在不同机制,有关子宫内膜异位症的病因学研究是目前子宫内膜异位症研究的热点之一。

(二) DIE 病理表现

异位病灶局部出现慢性炎症反应,伴纤维细胞增生及纤维化,形成瘢痕性结节,或与邻近器官发生紧密粘连,表现为边界不清的实性病灶,形态因部位而异。病理检查肿物为边界不清、形态不规则、灰白色的实性质硬包块。镜下显示病灶内生长活跃的子宫内膜腺体及基质,可有微囊,内充满血液;或仅见腺体及纤维化,无基质,与周围组织结构粘连明显。

盆腔分区与DIE病灶分布:盆腔前区即盆腔前壁与子宫前壁浆膜面之间的区域,DIE病灶包括与膀胱后壁相连的浸润性结节及浸润子宫前壁浆膜面及圆韧带的病灶。盆腔后区即子宫后壁浆膜面与骶前区之间的区域,DIE病灶常位于子宫直肠陷凹(子宫颈后区)、子宫骶韧带、直肠、乙状结肠、阴道直肠区域及阴道后穹隆。

四、DIE 临床表现与诊断

DIE可以根据典型的临床症状、妇科检查、腹腔镜手术、血清癌抗原12-5、超声、磁共振(magnetic resonance imaging, MRI)等检查进行诊断。

(一) 临床症状

多数DIE与其他类型异位症并存。疼痛和不孕在DIE患者中很常见。疼痛的部位、性质与病灶的分布及范围有关,其他症状也因病变部位及程度各异。DIE的常见症状有痛经、慢性盆腔痛(chronic pelvic pain,CPP)、性交痛、肛门坠胀及排便痛等。泌尿系DIE可出现与月经周期相关的尿路刺激症状,如尿频、尿急及排尿困难等。直肠、乙状结肠DIE表现为急性或慢性腹痛,尤以经期出现明显的肛门坠胀、排便痛、里急后重感、腹泻、便秘,甚至经期便血等症状。但是盆腔疼痛缺乏敏感性,因为它可能与一些其他的妇科或非妇科疾病有关。研究表明[5,6],如果盆腔疼痛被描述为慢性、周期性、持续性或进行性(即随着时间的推移恶化)则增加了与子宫内膜异位症相关的可能性。

(二)病史及家族史

不孕史与子宫内膜异位症密切相关[6]。其他与子宫内膜异位症成功诊断相关的因素，还有该疾病的家族史，既往盆腔手术史如卵巢良性囊肿剥除手术史等。

(三)妇科检查

妇科检查包括阴道触诊和窥镜检查。窥镜检查在后穹隆见到紫蓝色结节，是 DIE 的典型特征。研究表明[7]，对子宫内膜异位症患者做三合诊检查，如果查知阴道直肠隔厚度>半指，且有触痛，则基本可以认定为 DIE。妇科检查中一些阳性盆腔检查特征，如后穹隆处触及痛性结节，子宫骶韧带不对称性增粗、变硬和触痛，骨盆解剖硬化或增厚，子宫后位、活动度差等妇科检查结果能较准确地鉴别子宫内膜异位症。对于出现重度痛经、性交痛等临床症状和阴道直肠隔结节、阴道直肠隔触痛阳性、后穹隆蓝色结节妇科检查结果时，应高度怀疑 DIE 的可能。

(四)影像学检查

影像学检查主要包含超声检查和 MRI 检查。影像学可以作为临床诊断措施的一个有用的辅助手段，当结合患者症状、病史和体格检查等因素时，TVS 和 MRI 可以提高准确性。

1. 超声检查

随着超声技术的发展，超声检查已经是妇产科疾病不可缺少的一种辅助检查手段。超声是一种较为廉价且高效的检查方法，包括 TAS、TVS、TRS、直肠内镜超声（rectal endoscopic Ultrasonography，RES）。

TVS 是 DIE 诊断和随诊首选的影像学检查方法。TVS 可以探测整个盆腔内脏器，包括膀胱、子宫及其韧带、直肠陷窝、双侧卵巢、阴道直肠隔及直肠等。没有性生活或者直肠异位症患者可以行 TRS 检查，TRS 在诊断直肠异位症时优于 TVS。TVS 还可结合探头触痛阳性引导便于准确发现子宫内膜异位症病灶。TRS 检查既可以直接观察直肠腔内形态，又可以同时进行超声扫描，以获得肠壁各层次特征及周围邻近脏器的超声图像，弥补了单纯内镜检查仅能描述表面形态的缺点。超声内镜引导下的细针穿刺技术可以应用于直肠 DIE 结节活检。但是超声诊断盆腔 DIE 病变具有较高的异质性，这可能与操作医生对该疾病的认识程度及操作技巧的掌握程度有关。

2. MRI 检查

MRI 显示 DIE 病灶是依靠出血灶中的血红蛋白、高铁血红蛋白的存在显著缩短液体的 T_1 时间，使组织在 T_1 加权像中呈高信号，在 T_2 加权像中呈低信号，凭借这种特点可以与周围的脂肪、肌肉组织区分。故 MRI 软组织分辨率高，能够直观、清晰、准确地显示病灶的形态、位置，以及病灶与周边组织器官的关系，是检查 DIE 的有效方法。国外大量文献报道[8]指出 MRI 可以清新的显示片状和浸润性的病灶，诊断的敏感度及特异性均大于 90%。而且

MRI 可进行全盆腔扫描,是检查盆腔子宫内膜异位症多发病灶的最佳影像学手段。但是其检查成本较高,不适合作为常规筛查的手段。

研究表明,超声检查与 MRI 检查对 DIE 的诊断敏感度和特异度可达 90% 以上。超声检查操作简便、可重复性较 MRI 检查患者更易于接受超声检查。

(五)血清学检查

1. 癌抗原 12-5 测定

癌抗原 12-5 在苗勒管起源的正常或病理学组织中有不同程度表达,尤其在上皮性卵巢肿瘤中高表达,在子宫内膜异位症、炎性反应等良性疾病中癌抗原 12-5 血清水平亦可升高。癌抗原 12-5 测定对盆腔子宫内膜异位症诊断有一定的临床意义[9],DIE 癌抗原 12-5 值测定可能升高,但非特异性,可用于监测疗效,判断复发情况较诊断更具临床价值。

2. 抗子宫内膜抗体

研究发现[10]子宫内膜异位症患者 EMAb 的发生率为 78%~80%,而未患子宫内膜异位症的正常育龄女性,在其血清或腹腔液中很少发现抗子宫内膜抗体(antiendometrial antibody,EMAb),其作为子宫内膜异位症辅助诊断标志物的价值正在进一步研究中。

(六)腹腔镜

腹腔镜探查结合手术病理检查是诊断 DIE 的金标准[11]。但是 DIE 病灶可能隐藏在广泛粘连之下,位置较深,或者位于腹膜下及腹膜外,术中不能直视。故腹腔镜对病变范围、大小及浸润深度的判断存在困难和局限性,往往需结合超声、MRI 辅助检查等做出诊断。而且腹腔镜重复性较差、检查费用高、属于有创性检查,不能作为 DIE 的首选诊断方法。

(七)其他

1. 静脉肾盂造影

对于存在肾盂输尿管积水怀疑是 DIE 宫旁浸润累及输尿管导致输尿管狭窄的患者,可行静脉肾盂造影(intravenous pyelography,IVP)检查明确梗阻部位及评估肾功能受损情况。

2. 膀胱镜检查和直肠镜检查

对于可疑存在膀胱和直肠 DIE 的患者,可行膀胱镜检查和直肠镜检查,除了可以明确病变部位,还能够排除肿瘤的可能。

总之,要提高该病的诊断率,关键是加强对本病的认识,应仔细询问病史,如有月经期症状加重,同时有盆腔内膜异位症者应考虑本病。在月经周期的不同时间段做超声、MRI 等检查,病灶有不同的表现或变化则有助于诊断。

五、DIE 超声检查及鉴别诊断

(一)DIE 常用超声检查方法

DIE 主要采用 TVS、TRS 两种超声检查方法,因其探头频率高,探头顶端更接近于病变位置。近年来,RES 也应用于肠道 DIE 的诊断中。ERUS 应用具有 360°轴向图像的更高频探头,可明确直肠黏膜病变,有效探测肠壁浸润深度,还能对可疑病灶进行活检。

(二) DIE 标准化超声检查步骤

根据国际深部子宫内膜异位症分析研究(International Deep Endometriosis Analysis, IDEA)学组发布的专家共识,对怀疑有子宫内膜异位症的妇女应用四步超声检查法,进行盆腔内脏器官包括子宫及其附件的超声评估[12]。四步超声检查法如下:

步骤一、子宫和附件的常规评估

(1) 子宫超声检查:观察子宫形态、位置、活动度、肌层回声情况等判断是否出现子宫固定;是否存在子宫腺肌病。子宫腺肌病的超声诊断详见第五章。

(2) 卵巢超声检查:双侧卵巢有无内异囊肿、卵巢与周围组织的活动性如何、是否存在粘连。

步骤二、评价 TVS 的"软指标"

TVS 评价的软指标包含特定部位压痛及卵巢活动度减低等[13]。超声软指标的存在增加了粘连合并症的检出率,如双侧卵巢亲吻征,即子宫内膜异位症的两个卵巢通过道格拉斯窝中粘连,相互固定。

步骤三、通过实时超声的滑动征(sliding sign)来评估子宫直肠陷凹(pouch of douglas, POD)的状态

任意一处相对运动消失,即滑动征为阴性,则提示直肠陷凹有受累。

步骤四、寻找深部浸润型子宫内膜异位结节

重点观察三个部位,即前盆腔(包括膀胱、子宫膀胱腹膜反折区、输尿管)、中盆腔(子宫颈后唇)、后盆腔(阴道后壁、阴道直肠隔、阴道直肠陷凹及直肠等)。

通过"触痛引导法"仔细探查这些部位触痛阳性区域,有助于发现子宫直肠陷凹、直肠阴道隔、子宫颈后区域的异位病灶。

以上各步骤在检查中无固定顺序,可按照检查需要进行。

(三) 特殊检查方法

1. 滑动征

利用 TVS 探头轻轻推动子宫和卵巢,观察其与周围组织是否存在相对移动,正常情况下探头推动后上述组织之间存在相对运动即滑动征阳性。如滑动征阴性,表明之间有粘连或可能存在子宫内膜异位症等。超声子宫滑动征的重要性在于对整个子宫及盆腔粘连的判断、对子宫腺肌病是否同时合并深部浸润性子宫内膜异位症的判断。因为子宫腺肌病和卵巢子宫内膜异位囊肿(巧囊)是超声比较容易发现,而深部浸润性子宫内膜异位症是超声检查时比较容易忽略的。

胡德尔斯特(Hudelist)等[14]进行了一项前瞻性研究,发现 TVS 检查中通过滑动征可预测直肠是否受累,诊断直肠 DIE 的敏感性和特异性为 85% 和 96%。

2. 触痛阴道法(tenderness-guided)

检查时通过 TVS 或 TRS 探头的移动或轻度加压,边按压边观察患者有无不适,在触痛阳性部位仔细观察,有助于发现痛性结节,即 DIE 病灶。并可配合经腹壁轻轻推动以观察其与周围脏器之间的相对滑动,检查粘连情况。

2007 年,奎烈罗(Guerriero)等[15]研究方向。采用"触痛引导法"可提高 TVS 对 DIE 的诊断率。对子宫直肠陷窝、子宫颈后区域和直肠阴道隔部位的 DIE 病灶诊断的敏感性和特异性可达 90% 和 95%。

3. Stand-off 法

置入少量耦合剂于避孕套或手套中,或者阴道内通过灌肠或置入少量耦合剂,形成声窗,以增加对近程观察的能力,便于观察阴道壁病灶及周围情况,提高超声对 DIE 病灶观察的准确性。

(四) DIE 病灶超声表现

1. DIE 病灶共同超声特征[16,17]

(1)病灶形态

多呈长条形、片状、结节状或不规则形。

(2)病灶边界

多数边界不规则、模糊不清。

(3)病灶回声

多呈实性低回声区,回声不均匀,有时内部可见小无回声区。

(4)彩色多普勒血流成像

表现为病灶内散在短条状或点状血流,多数情况下血流信号不丰富或无明显血流信号。

2. 不同部位 DIE 的不同超声表现

超声将盆腔分为三个区域:前盆腔(膀胱、尿道)、中盆腔(阴道、子宫颈、前后穹隆、骶骨韧带等)、后盆腔(直肠、结肠等)。

(1)前盆腔 DIE

前盆腔常见的 DIE 部位是膀胱、膀胱子宫交界处、输尿管。重点观察膀胱与子宫交界处。适度充盈膀胱有利于病灶观察。

1)泌尿系 DIE 的发生率占 2%~4%,其中 80%~90% 异位于膀胱。膀胱 DIE 常位于膀胱底部后壁及顶部。大多数患者无明显症状,少数患者可能出现与月经周期相关的尿频、尿急、尿痛等症状,经期过后自行消失。病灶穿透膀胱黏膜层时可出现血尿。病灶呈形态不规则的低回声结节,边界不清,病变可浸润肌层并向膀胱腔内突出,膀胱黏膜层完整,病变也可仅限于膀胱浆膜面,CDFI 显示病灶内散在血流信号。超声应尽可能评估病变对膀胱壁的浸润深度(图 8-1)。

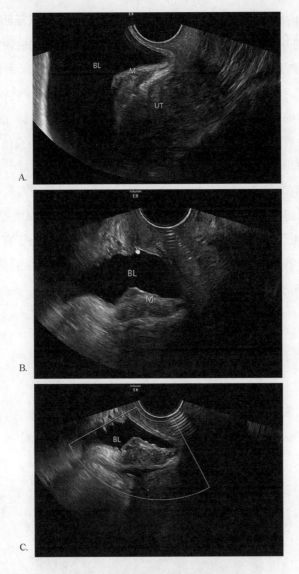

图 8-1 膀胱 DIE 的超声表现

A. TVS 的子宫长轴切面显示与子宫前壁邻近的膀胱后壁不规则增厚、呈结节状凸向膀胱腔内；
B. TVS 横切面显示子宫及膀胱病变穿透肌层向膀胱内突出；C. CDFI 显示结节内见少许点状血流信息

2）膀胱子宫交界处 DIE，可以使用滑动征进行评估。将探头放在前穹隆，另一只手放在耻骨联合上方的腹壁区域，轻轻推挤探头。如果膀胱与子宫前壁之间自由滑动，则滑动征阳性，说明该区域未见粘连或封闭；如果膀胱与子宫前壁之间不能自由滑动，则滑动征阴性，说明该区域存在粘连或封闭。但是将近 1/3 的剖宫产女性存在盆腔前部粘连，但仅滑动征阴性不能作为判断粘连或封闭的依据。

3）输卵管 DIE 不常见。多无明显典型症状，起病隐匿，严重时可导致输尿管梗阻，即使患者出现患侧肾自截时，也只是伴随腰痛、腰酸这些不典型的症状。故所有 DIE 患者均应该行 TAS 及 TVS 检查肾脏输尿管是否存在积水或狭窄，以免漏诊。远段输尿管可以使用 TVS 探头

277

在膀胱三角区发现壁内段以后逆行追踪。输尿管通常表现为长管状低回声结构,管壁较厚呈高回声,从膀胱底部的外侧向髂总血管延伸。子宫内膜异位症引起的输尿管扩张是由来自外在压迫或内在浸润引起狭窄,应测量输尿管远端开口到狭窄的距离,为临床手术提供更多信息。

（2）后盆腔 DIE

后盆腔中最常见的 DIE 部位有子宫骶韧带、阴道后穹隆、前直肠、前直肠乙状结肠交界处和乙状结肠。后盆腔的超声评估旨在确定 DIE 结节的数量、大小及位置。

1）子宫骶韧带 DIE:子宫骶韧带是 DIE 最常侵袭的部位。正常子宫骶韧带难以显示,当子宫直肠陷凹内存在积液时,在液体的衬托下可以显示。正常子宫骶韧带呈高回声,厚度为 2~3 mm。子宫骶韧带是由结缔组织及平滑肌纤维构成,其表面覆盖以腹膜形成弧形直肠子宫襞,其内分布血管与神经。子宫骶韧带 DIE 病灶表现为位于子宫颈下段两侧,呈结节样低回声区或条索样低回声增厚区,边缘规则或不规则,边界不清。后位子宫时子宫骶韧带的 DIE 结节因子宫体遮挡显示困难(图 8-2)。

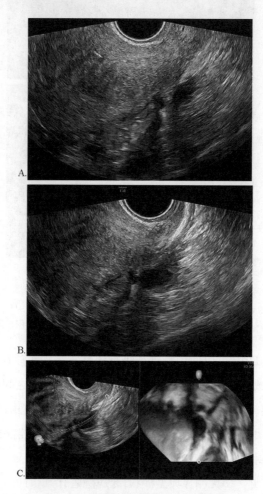

图 8-2 子宫骶韧带 DIE 的超声表现

A. TVS 的子宫长轴切面显示宫颈后方见结节状低回声区,边缘不规则,边界欠清;B. TVS 侧动探头,宫颈后方见另一结节状低回声区,边缘不规则,边界欠清;C. 三维成像低回声区边界及形态显示更清晰

子宫骶韧带与子宫直肠陷凹的 DIE 病变需与卵巢恶性肿瘤的腹膜种植,以及来源于胃肠道的腹膜转移瘤的腹膜转移灶鉴别。可以通过结节的形态及血流情况来鉴别,通常肿瘤结节的外形较 DIE 病灶规则,且伴有丰富的血流信号;DIE 病灶的形态多不规则或呈条索状,血流信号多不丰富。此外,腹膜转移瘤也常伴腹腔积液。如在盆腹腔发现相关肿瘤,将有助于最终诊断。

2) 阴道直肠隔型 DIE:阴道直肠隔区域是指腹膜返折以下阴道后壁黏膜与直肠前壁肌层之间的区域,是 DIE 最常见的发生部位之一。超声声像图上阴道直肠隔的 DIE 病灶位于阴道后壁与直肠之间,范围自子宫颈后唇下端水平至阴道口,也多呈低回声区,有时内部可见灶状高回声或小囊性区域,形态呈结节状、长条形等,偶见囊性包块。孤立的 RVS 子宫内膜异位症并不常见。

3) 阴道后穹隆型 DIE:阴道后穹隆区域是指在阴道直肠隔之上的子宫颈后区位置,累及阴道壁和子宫颈后壁,是 DIE 最常见累及部位。患者常见临床症状包括性交痛及慢性盆腔痛,临床直肠指检及窥阴器检查时可发现触痛结节。病灶超声声像图表现为阴道壁上与子宫后壁分界不清的低回声增厚带或低回声结节,边缘规则或不规则,多呈边界不清的浸润性表现,且由于粘连常伴有子宫后屈。尝试使用 Stand-off 法有助于显示子宫颈后唇与阴道壁之间的分界,以及病灶向阴道后穹隆的突入状态。

4) 直肠阴道型 DIE:当阴道后穹隆的 DIE 病变延伸到直肠前壁肌层时,会出现沙漏形或空竹样结节。这个区域的病灶通常范围较大。

5) 肠道 DIE:肠道 DIE 包含直肠、直肠乙状结肠交界处及乙状结肠 DIE,其中直肠、直肠乙状结肠交界处是 DIE 易累及的部位。这些部位的 DIE 结节均可使用 TVS 或 TRS 检查。肠道 DIE 可以是孤立病变的形式,也可以是多灶性(多处病变影响同一段)和/或多中心(多处病变影响多个肠段,即小肠、大肠、盲肠、回盲部和/或阑尾)。MRI 在多灶性和多中心性肠道 DIE 诊断的有效性高于超声。

肠道内异位的内膜腺体和间质会引发肠壁平滑肌的增生和纤维化,导致肠管壁增厚、肠腔变窄。肠壁病灶表现为肠壁局部结节性增厚,呈梭形或纺锤形增厚,边界不规则,呈实性低回声,较少见囊性区域,内部缺乏血供或无血供;大部分病灶尾端呈细条状回声,类似于彗星尾;部分病灶可见朝向肠腔的突出的尖峰样边缘,印第安人头饰征(Indian headdress sign),表现为病灶结节的边缘向外延伸出多个细条状低回声结构,该征象是 DIE 肠道受累的特征性表现(图 8-3)。

由于直肠病灶常与子宫颈后区病变相粘连,将探头置子宫颈并对其施加一定推力时,子宫在盆腔的活动度下降甚至消失,即所谓滑动征阴性,可以帮助判断子宫周围组织广泛粘连、子宫直肠陷凹是否消失等。此外,肠道充分准备后能够排除肠道内容物的干扰。在触痛阳性引导法帮助下,不仅能实现直肠、乙状结肠的较完整检查,而且有助于清晰显示病变、发现多发病灶。

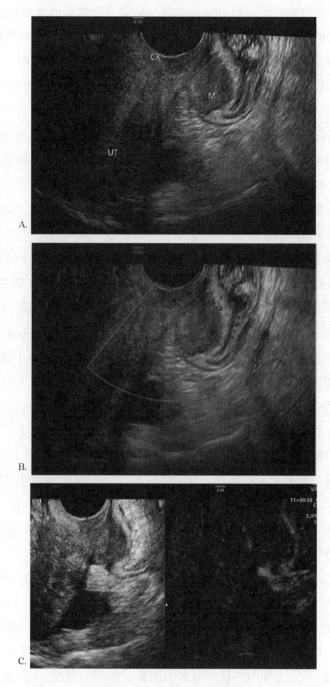

图 8-3　肠道 DIE 的超声图像

A. TVS 检查,二维超声显示直肠前壁肠壁结节状增厚,可见朝向肠腔的突出的毛刺样边缘,呈印第安人头饰征;B. CDFI 显示结节内未见明显血流信息;C. 静脉超声造影显示结节内未见明显造影剂灌注

　　肠道 DIE 需与直肠癌及腹膜转移灶相鉴别。DIE 病灶对肠壁的浸润是自外(浆膜层)而内,病灶主要位于肠壁肌层内。直肠癌发生于直肠黏膜腺体,对肠壁的浸润则是自内(黏膜层)而外。彩色多普勒血流成像能够提供有效鉴别图像,直肠癌及腹膜转移灶往往血供比较

丰富,而 DIE 病灶多为乏血供病灶。

3. 测量要求

所有 DIE 病灶都应在三个正交平面上进行系统测量,在矢状切面测量获得长径、厚径(前后测量),正交横切面测量宽径。此外,在输尿管 DIE 除了测量病灶大小,还需要测量输尿管远端开口与导致输尿管狭窄的 DIE 病变之间的距离,狭窄可由外在压迫或内在浸润引起。多灶性肠 DIE 病变,应在矢状面测量所涉及肠段的总长度,即从尾侧到头侧。病灶导致的肠管挛缩可能会导致低估受累肠管的真实长度。累及肠道和阴道直肠隔的 DIE 病变,还需要测量病灶与肛门外口的距离。

六、临床治疗

2007 年由郎景和院士牵头制定的中国第一部《子宫内膜异位症诊断与治疗规范》[18]提出了关于其治疗原则的 28 字方针即"减灭和消除病灶,减轻和解除疼痛,改善和促进生育,减少和避免复发",同时提倡治疗方案的个体化和人性化,应根据患者年龄、症状、病变部位和范围,以及生育要求进行个体化的选择。子宫内膜异位症疼痛的治疗是该病治疗的难点和关键,目前主要治疗策略有手术治疗、药物治疗,以及手术与药物联合治疗。

(一)手术治疗

腹腔镜手术视野清晰,创伤相对较小,切口美观,且术后恢复快,故以腹腔镜手术为首选方法。根据手术内容不同,可分为切除病灶手术、根治性手术、神经阻断手术等。

1. 病灶切除手术

病灶切除手术可尽量切除肉眼可见的子宫内膜异位病灶及卵巢子宫内膜异位症囊肿,同时还可以分离盆腔粘连,恢复解剖结构,保留子宫和卵巢或卵巢组织,能使患者的生育功能得以保留,故又称为保守性手术。

2. 根治性手术

根治性手术包括半根治性手术(切除子宫、病灶,保留卵巢)和根治性手术(切除全子宫、双侧附件及所有肉眼可见病灶)。半根治性手术适用于无生育要求但希望保留卵巢内分泌功能的患者,根治性手术则适用于症状重或多种治疗无效,年龄较大而无生育要求者。

3. 神经阻断术

神经阻断术包括宫骶韧带神经切除术(uterosacral ligament neurectomy,LUNA)和骶前神经切除术(presacral neurectomy,PSN),是缓解中线部位疼痛的辅助性手术。

临床研究[19]表明手术治疗可祛除子宫内膜异位症病灶并缓解疼痛,但约 20% 的患者疼痛在术后未得到有效缓解,手术治疗不能彻底解决疼痛问题,同时也无法解决疼痛复发的问题。

（二）药物治疗

对抗雌激素的药物治疗可形成一种高孕激素或高雄激素的环境,把雌激素控制到合理的水平,可阻断子宫内膜异位症的发展,使病灶的活性降低,减少盆腔粘连,缓解子宫内膜异位症的症状,甚至消灭病灶,对没有手术指征的患者,药物治疗为首选。

（三）中医治疗

子宫内膜异位症主要病机是瘀血阻滞。活血化瘀的治疗大法贯穿于治疗的始终,但临床也应结合病症进行辨证论治[20]。

1. 内治法

本病分三型:气虚血瘀型,治以益气活血,化瘀止痛,散结消癥;气滞血瘀型,治以疏肝理气,活血散结;寒凝血瘀型,治以温经散寒,活血化瘀。

2. 外治法

（1）中药灌肠

DIE 的病灶多数位于盆腔,使用中药保留灌肠法治疗可使药物直接通过直肠黏膜渗透吸收,从而使得病灶部位的药物浓度较高,治疗效果更好,同时减少了口服药液对胃的刺激。对于盆腔结节病变,尤其对后穹隆结节及卵巢直肠子宫内膜异位症效果较好。

（2）中药敷脐

肚脐,即神阙穴,是任脉的腧穴,为少腹经脉所聚之处。敷脐疗法有穴位经络、药物的双重治疗作用,在 DIE 的治疗中有较大的优势。

（3）针灸治疗

针灸是中医学的重要组成部分和主要治疗手段,主要包含传统针灸法、耳针、腹针、火针,在治疗子宫内膜异位症相关疼痛方面具有较好的临床疗效。

总之,DIE 常广泛累及盆腔脏器,需要较多专科的会诊及多科合作完成治疗,故术前超声检查对 DIE 患者或子宫内膜异位症伴 DIE 患者的诊断有较大临床意义。超声医师需在临床实践中不断积累经验,使用标准化的检查方法和描写术语,提高超声诊断 DIE 的准确性。

（陈晓艺）

参 考 文 献

[1] Koninckx PR, Meuleman C, Demeyere S, et al. Suggestive evidence that pelvic endometriosis is a progressive disease, whereas deeply infiltrating endometriosis is associated with pelvic pain[J]. Fertil Steril, 1991,55(4):759-765.

[2] Fauconnier A, Chapron C. Endometriosis and pelvic pain: epidemiological evidence of the relationship and implications[J]. Hum Reprod Update, 2005,11(6): 595-606.

[3] Sampson, J A. Peritoneal endometriosis due to the menstrual dissemination of endometrial tissue into the peritoneal cavity[J]. American Journal of Obstetrics & Gynecology,1927,14: 442-469.

[4] 郎景和.子宫内膜异位症的基础与临床研究[M].北京:中国协和医科大学出版社,2003:35-50.

[5] 吴寒舒,张蔚.深部浸润型子宫内膜异位症的诊治研究进展[J].中国性科学,2019,28(9):64-68.

[6] 郎景和,崔恒,戴毅,等.2015 年子宫内膜异位症的诊治指南专家解读[J].中华妇产科杂志,2017, 52(12):857-861.

[7] 冷金花.重视深部浸润型子宫内膜异位症的诊治[J].中国实用妇科与产科杂志,2013,29(1):1-3.

[8] 初建平,关键,刘明娟.深部浸润型子宫内膜异位症的 MRI 诊断[J].影像诊断与介入放射学,2012, 21(5):365-369.

[9] 王志红,申爱荣.子宫内膜异位症性不孕症患者血清和腹腔液中 CA125 和抗转铁蛋白抗体水平[J]. 中国妇幼保健,2013,28(4):652-654.

[10] 张洪江,金春花,姜春善,等. 血清抗子宫内膜抗体、HMGB1 与视黄醇结合蛋白 4 在子宫内膜异位症 中的表达及意义[J].广东医学,2019,40(14):2054-2057.

[11] 戴毅,冷金花,郎景和,等.后盆腔深部浸润型子宫内膜异位症的临床病理特点及腹腔镜手术治疗效果 [J].中华妇产科杂志,2010,45(2):93-98.

[12] Guerriem S, Condous G, van Den Bosch T, et al. Systematic approach to sonographic evaluation of the pelvis in women with suspected endometriosis,including terms,definitions and measurements: a consensus opinion from the International Deep Endometriosis Analysis (IDEA) group [J]. Ultrasound Obstet Gynecol,2016,48: 318-332.

[13] Okaro E,Condous G,Khalid A,et al. The use of ultrasound-based 'soft markers' for the prediction of pelvic pathology in women with chronic pelvic pain-can we reduce the need for laparoscopy? [J] BJOG, 2006,113(3):251-256.

[14] Hudelist G,Fritzer N,Staettner S,et al. Uterine sliding sign: a simple sonographic predictor for presence of deep infiltrating endometriosis of the rectum[J]. Ultrasound Obstet Gynecol, 2013,41(6):692-695.

[15] Guerriero S,Ajossa S,Gerada M,et al. "Tenderness-guided" transvaginal ultrasonography: a new method for the detection of deep endometriosis in patients with chronic pelvic pain[J].Fertil Steril,2007,88(5): 1293-1297.

[16] 戴晴,王亮.深部浸润型子宫内膜异位症的超声诊断[J].中华医学超声杂志(电子版),2012(11): 937-940.

［17］张玉娟,林琪,肖晓君,等.超声诊断深部浸润型子宫内膜异位症累及盆腔组织［J］.中国医学影像技术,2018,34(4):573-576.

［18］中华医学会妇产科学分会子宫内膜异位症协作组.子宫内膜异位症的诊断与治疗规范［J］.中华妇产科杂志,2007,42(9):645-648.

［19］郎景和,崔恒,戴毅,等.2015年子宫内膜异位症的诊治指南专家解读［J］.中华妇产科杂志,2017,52(12):857-861.

［20］王燕.活血散结中药阴道上药治疗后穹隆子宫内膜异位结节37例［J］.中华中医药杂志,2009,24(1):66-67.

第九章

输卵管性不孕的超声评估

输卵管病变是女性不孕症的一个重要原因,占不孕症的 30%~35%[1],近几年来有逐年增加趋势。输卵管性不孕主要原因包括输卵管先天性发育异常、输卵管炎症、输卵管器质性疾病,以及输卵管通畅性下降和丧失等。由于本章节论述的是输卵管因素导致的不孕,故输卵管良恶性肿瘤诊断不在论述之列。

第一节 正常输卵管

一、概述

输卵管是精子和卵子的通道与结合场所,具有复杂的生理功能,对卵子的拾取、精子的获能、卵子受精、受精卵分裂、受精卵输送及早期胚胎发育中起着至关重要的作用。左右输卵管分别位于子宫两侧,由子宫底外侧角部向外平行伸展,每侧输卵管有两个开口,内侧开口于子宫角的宫腔内,称为输卵管-子宫口;外侧开口于腹腔内,称为输卵管-腹腔口。由内口到外口输卵管分为输卵管间质部、输卵管峡部、输卵管壶腹部、输卵管伞部四部分。输卵管具有卵子拾取、运输卵子、运输和激活精子的作用。

二、输卵管正常超声表现

采用 TAS 探查输卵管,由于受输卵管周围肠道气体干扰和超声分辨率限制,常无法或难以显示输卵管的影响。在腹腔积液、输卵管积液和输卵管炎的病理状态下,超声在盆腔积液内观察到条索状实性等回声的正常输卵管或增粗的输卵管和伞端[2,3]。

TAS 探查明显提高了组织的细微分辨率,显示部分输卵管,特别是近端输卵管。在做横向扫查或纵向扫查侧向左或右一侧时,可显示子宫角延伸处之输卵管及卵巢(图 9-1)。输卵管由于子宫角蜿蜒伸展,正常情况下,由于输卵管回声和周围组织回声相近,超声较难从图像上区分输卵管和周围组织的回声,此时可借助彩色多普勒超声沿输卵管动脉寻找输卵管,或借助排卵后子宫直肠窝内少量液体观察输卵管伞端等[4]。

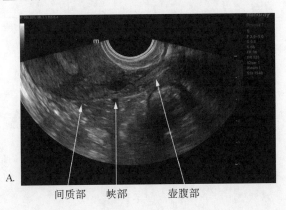

A.

　　间质部　　　峡部　　　　壶腹部

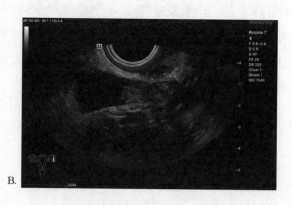

图 9-1　正常输卵管二维超声图

　　目前普通超声技术不能全部清晰显示正常输卵管组织回声及观察输卵管走行。子宫输卵管二维及三维实时超声造影可观察到输卵管内径及输卵管走行及形态。

（周凤英、耿聪）

第二节　输卵管先天异常

一、概述

输卵管由苗勒管头段也是内聚部发育而来。苗勒管头段的发育受阻常与子宫发育异常同时存在。各种资料介绍的输卵管发育异常主要有以下各种类型[5,6]。

(一)输卵管发育不全

发育不全的输卵管外形往往细长且弯曲,并伴有不同程度的肌肉发育不全,是最常见的输卵管发育异常。部分患者的输卵管无管腔或部分管腔不通畅造成不孕,部分患者的输卵管有憩室或副口常导致宫外孕。该类输卵管发育异常不易通过手术修复重建。如患者不孕,经腹腔镜检查证实为输卵管原因,可采取助孕技术,解决不孕问题。如发生异位妊娠则结合患者意愿考虑行输卵管切除术。

(二)单侧输卵管缺如

一侧副中肾管未发育,常伴有同侧子宫缺如,该侧的卵巢、输卵管、肾脏常同时缺如,见于Ⅰ型单角子宫(单侧附件):一侧副中肾管发育完好,形成一发育较好的单角子宫伴有一侧发育正常的输卵管,对侧副中肾管未发育,该侧的卵巢、输卵管、肾脏常同时缺如(图9-2)。

超声表现:子宫形状如梭形,宫腔内膜呈管型,向一侧弯曲。三维超声有助于确诊(图9-2)。

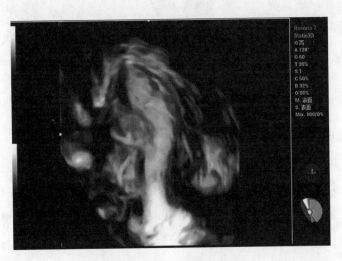

图9-2　单角子宫三维超声图

（三）副输卵管

在正常输卵管附近有一小型输卵管,具有伞部,近侧端有管腔与主输卵管管腔相通,也可能阻塞(图9-3)。副输卵管可能成为不孕的因素或诱发输卵管妊娠,应予以切除。

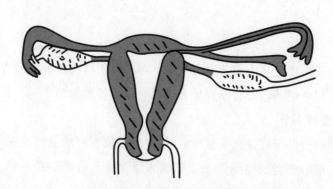

图9-3　副输卵管示意图

（四）重复输卵管

单侧或双侧有两个发育异常的输卵管,多与子宫腔相通(图9-4)。该类患者一般无临床症状,多在行输卵管结扎术或腹腔手术时发现。

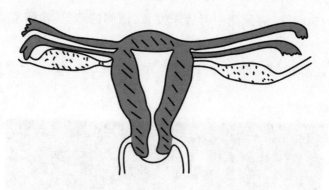

图9-4　重复输卵管畸形示意图

（五）双腔输卵管

两个输卵管共同起始于子宫间质部或自输卵管峡部向下分出一岔道,中间分开,至壶腹部汇合而成一个伞端(图9-5)。双腔的输卵管一般无临床症状,多在行输卵管结扎术或腹腔镜手术时发现。该类畸形输卵管可能成为不孕的因素或可诱发输卵管妊娠,应予以切除。

（六）其他

其他如输卵管节段状缺失、缩短、卷曲或呈囊袋状及复合畸形较为罕见。如并存子宫畸形,则妊娠概率更低。这样的输卵管成形手术后也易发生异位妊娠。

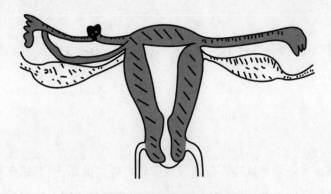

图 9-5　双腔输卵管示意图

二、输卵管先天发育异常对生殖功能的影响

输卵管发育异常即使获得临床妊娠也有较大异位妊娠风险。先天性输卵管发育异常致不孕的原理主要是输卵管运输通道的梗阻或缺失,导致精子无法进入输卵管,不能正常受精[5]。

常规二维超声对输卵管的观察效果不佳,可通过输卵管超声造影及 X 线的碘油造影进行观察。

（周凤英、耿聪）

第三节　输卵管炎症

一、概述

输卵管各种感染和炎症性病变不仅造成输卵管内膜被破坏,引起输卵管堵塞,而且因瘢痕形成导致输卵管管壁僵硬和周围粘连,输卵管扭曲改变其与卵巢的关系,影响输卵管的卵子拾取、运输卵子等功能。由于感染的增加导致输卵管性不孕和异位妊娠发生率增加,故熟悉输卵管炎症性病变的诊断和鉴别诊断是非常必要的,从而提高输卵管炎症的诊治正确性,为不孕症患者提供帮助。

临床上单纯的输卵管炎症少见,多表现为输卵管卵巢炎,又称盆腔炎,为妇科常见疾病。上行性感染是本病的主要传播途径。输卵管卵巢炎表现为急性或慢性,炎症可局限一个器官或部位,也可几个部位同时发病,蔓延到整个盆腔及腹腔。

二、病因

1. 产后、剖宫产后、流产后

细菌通过胎盘剥离面或残留的胎盘、胎膜子宫切口等感染。

2. 月经期性交

月经期子宫内膜的剥离面有扩张的血窦及凝血块,均为细菌的良好滋生环境。

3. 妇科手术操作后

妇科手术如放宫内节育器、人工流产、子宫颈锥切,腹腔镜手术等。

4. 邻近器官炎症的蔓延

邻近器官炎症最常见的为阑尾炎和腹膜炎。

5. 慢性炎症急性发作

慢性炎症急性发作如有慢性输卵管炎、卵巢炎,在未治愈前有性生活或不洁性交等可引起炎症的急性发作。

6. 全身性疾病

全身性疾病如败血症、脓毒血症等,细菌可达输卵管及卵巢发生急性炎症。

三、病理及分型

病原体上行感染至输卵管引起炎症,初期局限于输卵管黏膜,黏膜层的纤毛细胞出现水肿和僵硬,很快波及输卵管肌层,使输卵管管壁增厚,输卵管水肿变粗,甚至扭曲变形,伞端闭锁,管腔内纤维素性渗出液及脓液潴留于输卵管内积脓。因峡部肌层较厚,壶腹部肌层较薄易扩张,所形成的脓肿似烧瓶状;累及浆膜层与周围组织粘连,侵及卵巢形成输卵管卵巢脓肿,等脓液逐渐吸收后,脓腔内积留清亮液体,形成输卵管积水。脓腔较大而形成的积水可占据全部输卵管,末端闭锁或与卵巢、盆腔粘连;积水也可呈局限性。炎症控制不及时可发展为弥漫性腹膜炎。临床有以下分型。

石一复[5]等在《输卵管疾病》中把输卵管炎分为急性输卵管炎、出血性输卵管炎、慢性输卵管炎、输卵管积水及输卵管卵巢积水、输卵管积脓及输卵管卵巢积脓等。葛杏林[7]等按临床疼痛把输卵管炎分为急性输卵管炎、输卵管脓肿、慢性输卵管炎。焦彤[4]在《临床超声医学》中把输卵管炎分为急性输卵管炎、慢性输卵管炎。急性炎症包括输卵管积脓、输卵管卵巢积脓、盆腔弥漫性腹膜炎等;慢性输卵管包括输卵管积水、附件炎性包块。

四、临床表现

1. 临床症状

因病情及病变范围大小而表现不同症状,发热及下腹痛是其典型症状。在急性期发热前可有寒战、头痛、高热、下腹痛或仅病变部剧痛,大便时加重,可伴有尿频、尿急,白带增多、脓性。如发生在月经期可有月经量增多、月经期延长。输卵管卵巢脓肿存在时,寒战高热,体温常居高不降。如果治疗不及时变为慢性炎症时可有持续性下腹坠痛。

2. 体格检查

主要表现为下腹一侧或两侧疼痛,病变部位剧痛、拒按,可有高热(39～40℃);也可有膀胱及直肠刺激症状。

3. 妇科检查

阴道内可见充血,子宫颈充血或脓性分泌物,分泌物呈黄白色或脓性,阴道穹隆有触痛,子宫饱满或增大,活动欠佳,触痛明显,双附件增厚或触及包块,压痛明显、腹肌紧张,盆腔腹膜炎时腹膜刺激征反跳痛明显。

五、超声诊断

根据输卵管炎症的部位、性质、程度不同,二维超声表现常有以下表现。

1. 输卵管增粗

在炎症初期输卵管增粗增大,管壁增厚回声不均匀偏强,表现为子宫一侧或两侧可见增粗的中等条状回声自子宫角发出,向外延伸,彩色多普勒血流成像可见血流信号较丰富。如果在慢性炎症期输卵管回声较早期回声偏低,僵硬或扭曲,彩色多普勒血流信号减少或见迂曲的血管,多合并盆腔积液(图9-6)。

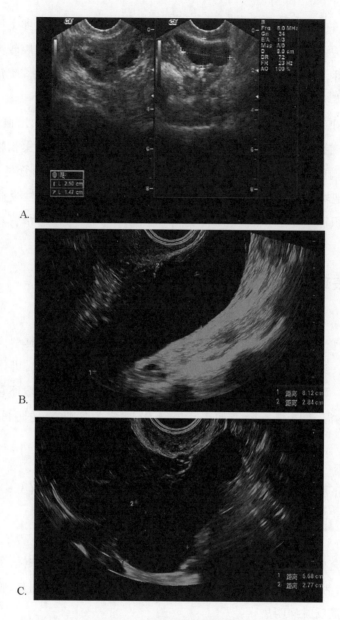

图 9-6 双侧附件区异常包块

A. TVS 超声示双侧附件区管状无回声区,右侧范围约 3.5 cm×1.0 cm,左侧范围约 2.6 cm×1.6 cm;B、C.同一患者 5 年后复查超声,双侧附件区管状无回声,B 图为右侧(范围约 8.1 cm×2.8 cm),C 图为左侧(范围约 6.7 cm×2.8 cm)。

2. 输卵管积脓

大部分为淋球菌感染所致,表现为一侧或双侧输卵管增粗增大,弯曲管道状、烧瓶状,脓肿很大时则表现为类圆形,可见不完全分隔,内为含密集点状的液性区,或可见斑块状强回声,内壁欠光滑,边界多清晰。彩色多普勒血流成像显示管壁上或隔上血流信号较丰富(图 9-7)。

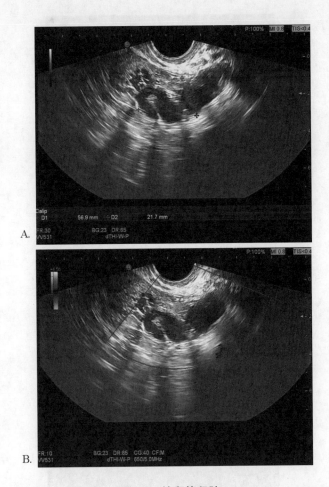

图 9-7　输卵管积脓

　　A. 超声显示双侧输卵管增粗、管壁增厚、内透声差,右侧范围约 4.8 cm×2.3 cm,左侧范围约 5.0 cm×
2.2 cm;B. CDFI 显示输卵管管壁可见少许血流信号

　　3. 输卵管-卵巢脓肿

　　输卵管炎症累及卵巢后与之互相粘连形成炎症性输卵管-卵巢包块或脓肿,表现为位于子宫一侧或两侧的不均匀低回声包块,其内输卵管与卵巢结构不易区分,囊性区内常漂浮点状或絮状沉积物,可见不光滑分隔,内壁较厚,由于粘连而呈不规则外形,或边界不清,容易与周围组织粘连。彩色多普勒血流成像显示周边血流信号较丰富(图 9-8)。

　　4. 输卵管积水

　　绝大多数病例是由于输卵管积脓的结果。慢性化脓性炎伴积脓,等脓液逐渐吸收后,脓腔内积留清亮液体,就形成输卵管积水。脓腔较大而形成的积水,可占据全部输卵管,末端闭锁或与卵巢、盆腔粘连;积水也可呈局限性。表现为子宫一侧或两侧迂曲的管状无回声,管壁因膨胀而变薄、光滑,内多见不完全分隔,外表面光滑游离或有纤维条索与周围组织粘连;或可形成较大量的盆腔积液,子宫、附件漂浮其中(图 9-9)。

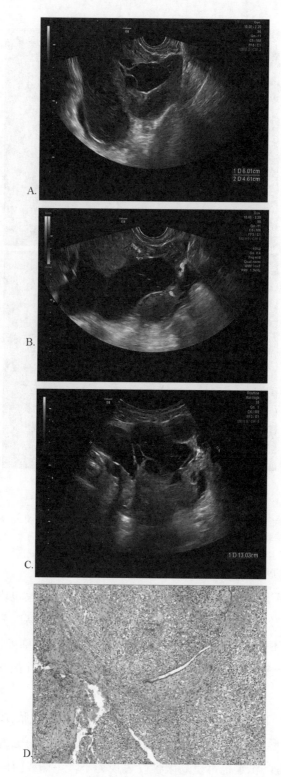

图 9-8　急性盆腔炎

　　A. TVS 超声显示盆腔不规则囊性肿物,界限不清,部分囊腔透声差;B. TVS 超声显示囊壁可见血流信号;C. TAS 显示子宫前方不规则囊性肿物,形态不规则,内透声差;D. 病理结果显示双侧输卵管炎症,图示为盆腔脓肿囊壁组织病理:纤维结缔组织性囊壁伴退变,囊壁可见炎细胞浸润,部分区脓肿形成

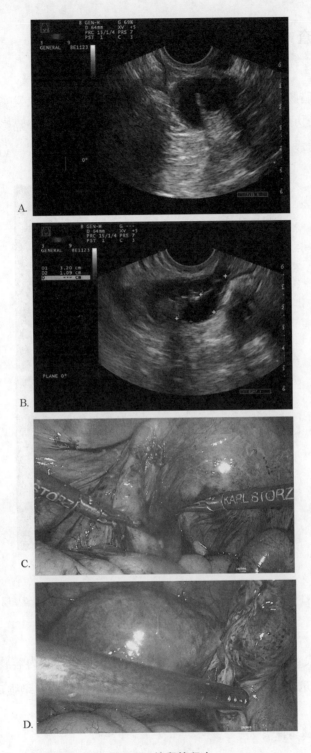

图 9-9 输卵管积水

A. TVS 超声显示左侧输卵管积水；B. TVS 超声显示右侧输卵管积水；C. 腹腔镜显示左侧输卵管迂曲、增粗、伞端粘连；D. 腹腔镜显示右侧输卵管迂曲、增粗

六、其他检查方法

1. CT 检查

表现肿块多呈腊肠样或类圆形,部分形态不规则;表现为囊性或囊实性,CT 平扫呈欠均匀软组织密度肿块,边缘多模糊,其内可见囊状或片状低密度影及分隔影。增强扫描示动脉期囊壁及分隔、实质成分呈轻中度强化,厚度相对均匀,内壁多光滑[8, 9](图 9-10)。

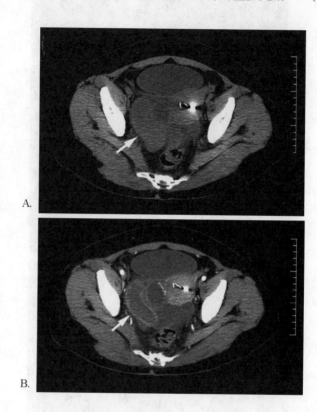

图 9-10　输卵管积水 CT 表现

A. CT 平扫右侧附件区腊肠状低密度影、壁厚、边界模糊;B. 增强扫描示囊壁明显强化

2. MRI 检查

附件区有串珠状、管状囊性及囊实性肿块,管壁、囊壁和管腔内容物 T_1WI 呈低信号,T_2WI 呈明显高信号示输卵管脓肿及慢性炎症较具特征性的表现。增强后囊壁明显强化[9](图 9-11)。

3. 子宫输卵管碘油造影

多在慢性期不孕不育的患者中检查发现,Anna Lia 研究发现输卵管碘油造影术中输卵管积水远端见圆石形图案,宫腔内出现充盈缺损,也是黏膜粘连的地方,子宫输卵管碘油造影对判断输卵管是否通畅、粘连、阻塞、积水等作出判断,同时可以清晰显示输卵管阻塞病变性质、部位及程度。

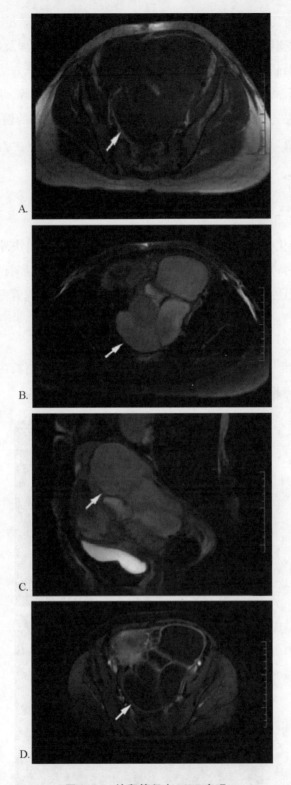

图 9-11 输卵管积水 MRI 表现

A. 横断面 T_1WI 平扫显示左侧附件区低信号肿块；B. 横断面 T_2WI 平扫显示左侧附件区肿块呈高信号；C. 矢状面 T_2WI 平扫可见腊肠样肿块，内可见分隔；D. 横断面抑脂增强囊壁增厚，可见明显强化

4. 腹腔镜检查

腹腔镜检查是检查输卵管的金标准,可以准确评价输卵管病理及盆腔表面。输卵管形态的异常能直接看到,依盆腔表现可以发现异常病因,与其他检查方法相比,能更直观地提供更多信息和做出可靠诊断如输卵管积脓、积水、梗阻、盆腔粘连等。同时腹腔镜检查具有治疗作用,能够分离粘连,恢复输卵管、卵巢的正常解剖,切除积水的输卵管等。腹腔镜检查创伤小,利于患者恢复,在临床应用中越来越广泛。

七、鉴别诊断

1. 卵巢子宫内膜异位囊肿

卵巢子宫内膜异位囊肿与月经有关。妇科检查除附件区有包块外,还触及子宫后壁有触痛结节。超声检查特点是囊壁较厚,边界清晰,内部透声差。输卵管积水表现为一侧或双侧输卵管区见管状或迂曲管状无回声,管壁边界清,管内可见线隔,管壁内见皱襞回声,多伴有盆腔积液(图 9-12)。

2. 包裹性积液

包裹性积液一般形态不规则,位于子宫后方,或包绕子宫及附件,内部透声好,内部网隔较细,内无小乳头样突起。与输卵管积水相鉴别见图 9-13。

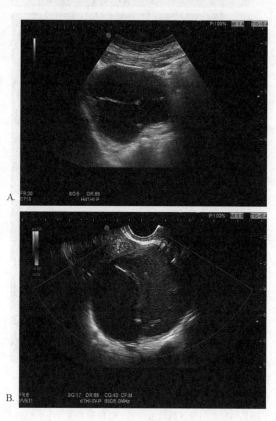

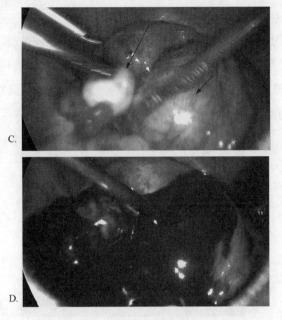

图 9-12　巧克力囊肿

A. TVS 扫查示腹腔内囊性肿物,内见分隔,透声欠佳;B. TVS 扫查示右侧附件区囊性肿物,CDFI 显示隔上可见点状血流信号;C. 腹腔镜显示右侧卵巢囊性增大(长箭头示右卵巢,短箭头示子宫肌瘤);D. 腹腔镜显示分离粘连时囊壁破裂,流出咖啡色液体

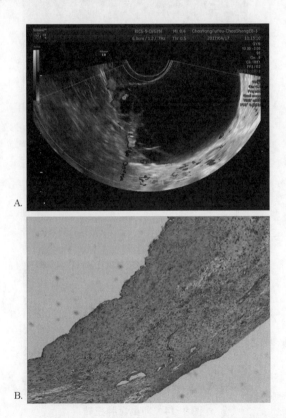

图 9-13　盆腔包裹性积液

A. TVS 显示子宫左后方囊肿 7.6 cm×5.4 cm,囊壁欠光滑,内透声好,CDFI 显示囊壁未见明显血流信号;B. 病理图示囊壁成于纤维结缔组织合并慢性炎症,符合包裹性囊肿

3. 卵巢肿瘤扭转

卵巢良性肿瘤多为单侧、囊性、活动;扭转患者多有突然体位改变,超声检查见囊性或半囊半实性肿物,彩色多普勒血流成像见血流信号明显减少或无血流信号。恶性肿瘤因常伴有盆腔积液及肿物血流丰富不易鉴别。输卵管脓肿或输卵管-卵巢脓肿回声中等,边界不清,有炎症病史可作为鉴别依据(图9-14)。

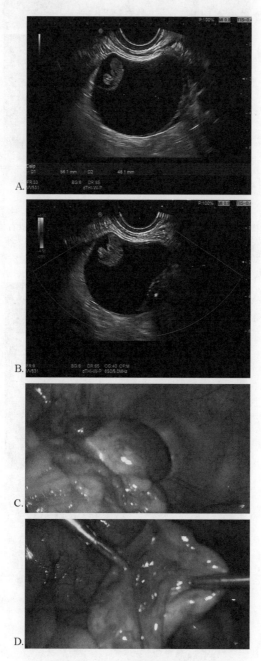

图9-14 卵巢囊肿扭转

A. TVS显示左侧卵巢见囊实性包块5.6 cm×4.7 cm;B. CDFI显示囊壁可见少许血流信号;C. 腹腔镜显示左侧卵巢囊性增大,直径约7cm,表面光滑,顺时针旋转90°,无坏死;D. 腹腔镜显示囊腔内为清亮液体

4. 陈旧性宫外孕

陈旧性宫外孕表现为一侧输卵管区有不均匀包块,大小为 1~3 cm,边界尚清,内部可见小囊性回声,彩色多普勒血流成像显示周边可见血流信号,有停经史及 hCG 阳性,可与输卵管脓肿鉴别(图 9-15)。

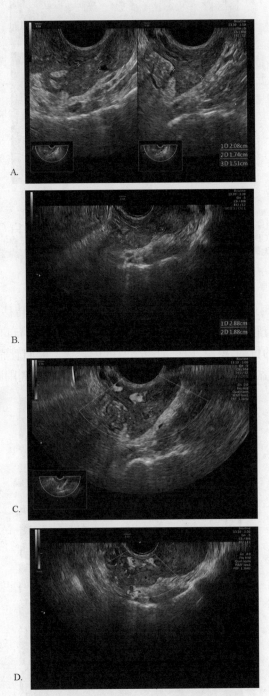

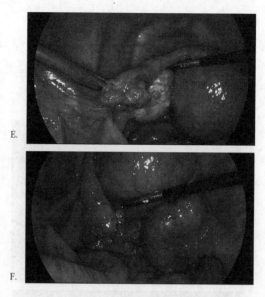

图 9-15 陈旧性宫外孕

A. TVS 显示左侧附件区不均质包块;B. TVS 显示右侧附件区不均质包块;C. CDFI 显示左侧附件包块周边可见血流信号;D. CDFI 显示右侧包块周边可见血流信号;E. 腹腔镜显示左侧输卵管壶腹部增粗 2 cm× 2 cm×1 cm,呈紫蓝色,无破口;F. 右侧输卵管全程增粗积血,壶腹部尤为明显,呈紫蓝色,伞段闭锁

5. 阑尾周围脓肿

患者中上腹痛伴恶心、呕吐或便秘且疼痛逐渐加重,继后疼痛转移至右下腹呈持续性。检查肿块位于右髂窝处,有腹肌紧张、压痛及反跳痛,超声表现在回盲部阑尾区见条状不均匀偏低回声区,一端为膨大的盲端,壁厚,内见回声杂乱的内容物。输卵管脓肿与子宫相连续,如双侧多在子宫两侧偏后方盆腔内,边界不清,盆腔坠痛明显可与阑尾周围脓肿鉴别(图 9-16)。

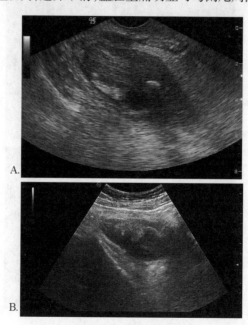

图 9-16 阑尾脓肿

A. TVS 显示右侧附件区不均匀包块 5.6 cm×3.0 cm,界限尚清,形态不规则,内可见强回声;B. TAS 显示右下腹不均匀包块,回声不均

6. 输卵管结核有肺结核或结核病史

输卵管僵硬,壁厚见点状强回声即钙化灶(图 9-17),可与输卵管积水鉴别。

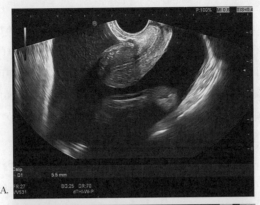

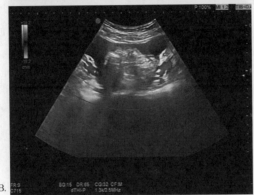

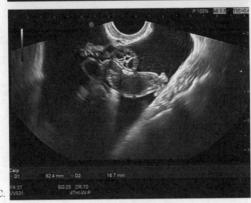

图 9-17　输卵管结核

A. 盆腔内大量积液,子宫漂浮其中;B. 腹腔内大量积液,肠系膜增厚呈团状;C. 输卵管全程增粗,走行僵直,内透声差

另外,输卵管通畅性评估具体内容详见第十章第四节。

(周凤英、耿聪)

参 考 文 献

［1］罗丽兰.输卵管的解剖和功能[J].中国实用妇科与产科杂志,2000,4(16):213-214.

［2］刘萍,何俊燊.输卵管疾病的诊治[J].中国实用妇科与产科杂志,2019,1(35):52-55.

［3］张颖,韩向均.输卵管因素引发不孕的研究进展[J].海南医学,2010,21(12):40-42.

［4］段宗文,王金锐.临床超声医学[M].2版.北京:科学技术文献出版社,2018.

［5］陈智毅.生殖超声诊断学[M].北京:科学出版社,2018.

［6］石一复.输卵管疾病[M].北京:人民军医出版社,2009.

［7］葛杏林,王振海.女性盆腔疼痛诊疗学[M].郑州:郑州大学出版社,2006.

［8］卞方云,李赟,季亚平.31例输卵管炎症的 CT 分析[J].中国中西医结合影像学杂志,2017,1(15):94-96.

［9］王成艳,孙美玉.输卵管疾病的 CT 和 MRI 诊断现状与进展[J].放射学实践,2019,11(34):1212-1218.

第十章

"一站式"不孕症原因超声检查术

不孕症在全世界都是一个严重的问题,它与心血管疾病、癌症一起,是当今影响人类健康和生活的三大疾病[1]。据国内研究机构大样本研究显示,我国女性不孕症的发病率约11%,并且逐年上升。在历史、文化及社会等背景因素的影响下,中国女性不孕症患者容易对疾病产生羞耻感,从而导致焦虑、抑郁等心理问题[2]。不孕症不仅影响女性患者的身心健康,还会给家庭和社会的和谐带来不稳定因素。故探讨女性不孕症的病因,对促进不孕症的早期诊断和治疗具有非常重要意义。

女性不孕症的病因复杂多样,除少部分是由中枢性因素、内分泌、精神及心理因素外,绝大多数都是由女性生殖器官的器质性病变导致的。"一站式"子宫输卵管超声造影技术是将常规二维超声、宫腔三维超声、子宫输卵管超声造影、宫腔水造影、盆腔水造影等检查手段有机整合在一起的一种综合检查方法,可以一次检查筛查出可能导致不孕的子宫、输卵管、卵巢、盆腔各部位的致病因素,大大提升了不孕症的诊治效力。

第一节　子宫输卵管超声造影室的建设及要求

子宫输卵管超声造影需要 3 个人以上的团队合作,需要无菌操作及宫腔置管。该检查可能会出现人工流产样反应或造影剂过敏反应等。故该技术的开展对场地、人员、设备、院感、不良反应处理都必须有相关要求。

一、子宫输卵管超声造影室场所要求

1. 场地要求

面积设置为 20 m² 左右,门口装隔帘,房间拐角装水池便于洗手及清洗器械,配备空气消毒机或者紫外线消毒灯,建议有条件的医院检查室内安装设备带。

2. 留观室

应在造影室附近就近安排一间留观室,或在诊室内用帘子或者屏风分割出相对隐蔽的区域,放置一张留观床,方便部分反应较重的患者卧床留观休息半小时,避免意外情况发生,确保医疗安全。

3. 需配备的设备要求

需配备的设备要求具体如下(图 10-1)。

超声诊断仪:具有输卵管造影功能的超声仪器配有容积探头及软件。

检查床:床两头无扶手及栏杆,便于造影时置管操作。

抢救车及氧气袋:出现不良反应时用。

器械柜:放置药品及一次性物品。

治疗车:消毒置管造影时用。

可移动鹅颈灯:置管时照明用。

小板凳:置管时用。

电脑桌及电脑:报告书写及图像存储。

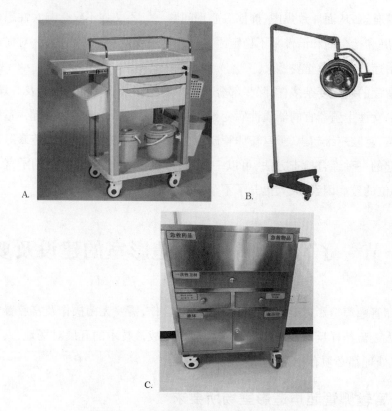

图 10-1　子宫输卵管超声造影室相关设备

A.治疗车;B.可移动鹅颈灯;C.抢救车

二、主要器械及物品的配备

1) 无菌宫腔造影包:扩阴器 1 个(备用单独包装消毒的长嘴窥阴器)、直钳 1 把、宫颈钳 1 把、卵圆钳 1 把、止血钳 1 把、宫腔探针 1 个、治疗碗 1 只、托盘 1 个、无菌治疗巾 4 块、消毒棉球 8 个、消毒纱布 4 块(图 10-2)。

2) 一次性口罩、帽子、手套。

3) 一次性注射针筒:1 ml 针筒 1 支(用于肌内注射阿托品)、5 ml 针筒 1 支(用于造影管的球囊管)、10 ml 针筒 1 支(用于造影管的主管)、20 ml 针筒 1 支(用于推注造影剂混悬液)。

4) 一次性子宫输卵管造影管 1 根。

5) 药品准备:①造影剂(声诺维);②阿托品 0.5 mg 1 支;③生理盐水 250 ml 1 瓶;④消毒碘伏若干;⑤抢救物品(氧气筒、吸痰器、简易呼吸器、心电监护仪、肾上腺素 1 mg、地塞米松 5 mg),见图 10-3。

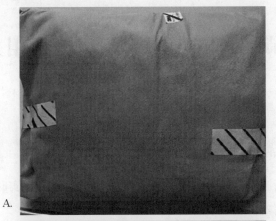

A.

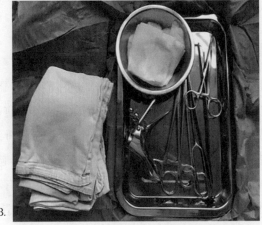

B.

图 10-2　无菌宫腔造影包

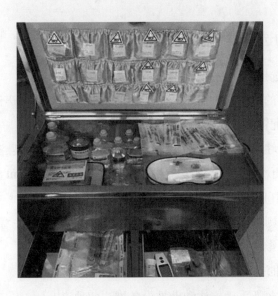

图 10-3　抢救车内药品及器械

（王金萍、陈晓艺、王瑞）

第二节　子宫输卵管超声造影相关设备及耗材的选择及要求

一、彩色多普勒超声诊断仪

1）具备基波及谐波超声造影的相关软件及输卵管超声造影实时三维、静态三维、二维双幅对比等特异性成像技术。

2）配备经阴道三维容积超声探头,容积取样角度≥120°。

二、子宫输卵管造影导管的选择

目前国内外临床使用的子宫输卵管造影导管(以下简称"造影管")主要结构及封堵原理基本一致,主要结构由主管、球囊管包于一体的软管组成,前端侧方有 1 或 2 个开口及稍后一点的球囊构成。主管连于前端的开口,用于推注造影剂,球囊管连于球囊,向内注水可充盈球囊。封堵的原理是造影管插入宫腔、注水使球囊膨起,利用球囊封堵子宫颈内口。市面上的造影管因造影管的内径、头端长度、开孔数目略有不同。双侧开口的造影管对造影结果影响较小,但材质较软,送管相对困难;单侧开口的造影管可能会影响造影结果,但材质相对较硬,送管相对较容易。还有一种管径较细附带插管导丝的造影管价格比较贵(图 10-4)。

三、造影剂的选择、配置方法及推注方式

（一）造影剂的选择

输卵管超声造影的造影剂为声学微泡造影剂(阳性造影剂,如声诺维)。

（二）造影剂的配置方法

向声诺维干粉内注入生理盐水 5 ml,振荡摇匀配置成微泡混悬液备用。置管成功准备开始输卵管造影时,再次充分震荡造影剂,抽取混悬液 2 ml 和 18 ml 生理盐水混合配置成造影剂 20 ml,立马使用(图 10-5)。

造影剂的使用原则:充分震荡、即刻抽取、立马使用。使用时注意,静放时间过长造影剂的微气泡逐渐消散会影响造影效果。

（三）造影剂的推注方式

造影剂推注方式包括手动推注和助推设备推注两种[3,4]。

手动推注:由置管医师人工推注造影剂,操作简单,通过医师推注时使用力量的大小粗略评判宫腔压力的大小。

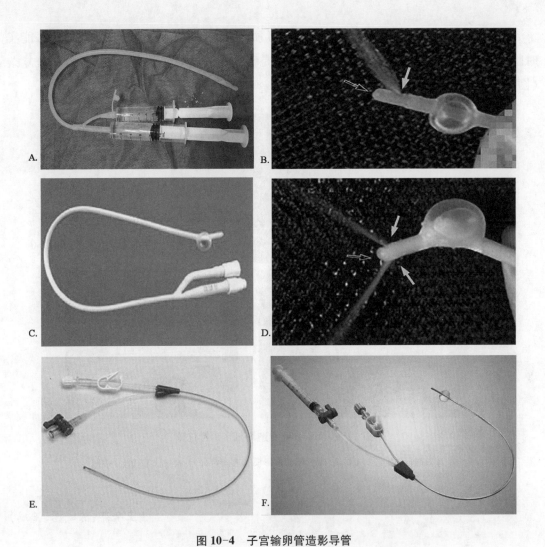

图 10-4　子宫输卵管造影导管

A、B. 单侧开孔造影管；C、D. 规格 12B 双侧开孔造影管；E、F. 管径细附带插管导丝
实心箭头指开孔处，空心箭头指头端

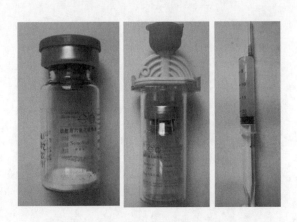

图 10-5　造影剂声诺维及配置的混悬液

造影剂助推器推注：借助专用推注仪器，可预设推注速度及宫腔压力的最高阈值，能实时监测并显示推注量及宫腔压力变化。缺点是需要另外购置该设备及耗材，操作较复杂（图10-6）。

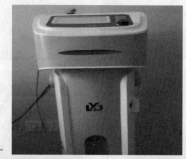

A.

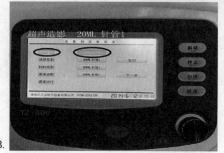

B.

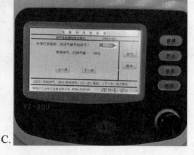

C.

图10-6　YZ-800型造影剂自动推注仪

A.造影剂自动推注仪整体观；B.推注仪造影模式选择界面；C.推注仪排气操作界面

（王金萍、陈晓艺、王瑞）

第三节 "一站式"不孕症原因超声检查术前准备

"一站式"不孕症原因超声检查相当于一台小手术,术前必须按照要求完善相关检查,选择合适的时间,做好各方面的准备,签署好知情同意书后才能开始,这是确保医疗安全、医疗质量的前提。

一、检查的适应证和禁忌证

1. 适应证

1)女性不孕的原因评估。

2)输卵管修复成形术、复通术、输卵管妊娠治疗后等疗效评估。

3)人工授精前输卵管通畅性及宫腔情况的全面评估。

2. 绝对禁忌证

1)急性、亚急性内外生殖器官炎症或慢性炎症急性发作。

2)妊娠期、月经期、不规则子宫及子宫颈出血。

3)停经尚未排除妊娠。

4)产后、流产或刮宫术后6周内、刮取子宫内膜4周内。

5)生殖道恶性肿瘤。

6)已知超声微泡造影剂过敏。

3. 相对禁忌证

1)明显肥胖、图像质量很差。

2)疼痛不耐受。

二、检查时间窗的选择[5]

1. 月经周期正常

选择月经干净后第3~7天。

2. 月经周期不正常

建议在卵泡中期排卵前完成检查,子宫内膜厚6 mm左右。

三、检查前准备

1. 实验室检查

1)血常规、凝血功能。

2)传染病四项(乙型肝炎、丙型肝炎、梅毒、艾滋病)。对于阳性者,操作者在操作过程中注意自我防护,注意医疗垃圾的处理。

3)白带常规+清洁度。对于滴虫、真菌、衣原体、淋球菌中的任意一项指标为阳性,需予以治疗,复查阴性后再行造影。以上检查3天内有效。

2. 患者准备

1）检查前排空膀胱。

2）肠道准备。造影前避免食用豆类等产气较多的食品;便秘者可在医生指导下进行肠道清洁,尽量排空肠道内容物。

3）建议由一名家属陪同。

4）签署知情同意书,了解检查的过程、可能出现的情况及术后注意事项。

3. 医生检查前准备

1）核对资料,即造影前需再次核对患者白带常规、血常规、造影物品。

2）沟通谈话,包括详细询问病史、解释操作步骤、说明造影中可能出现不良事件(疼痛、恶心、呕吐、胸闷、面部潮红等)、说明造影中注意事项(放松、尽量保持体位不动)、说明造影后注意事项(观察出血量、适当休息、按医嘱口服抗生素等),与患者保持良好的沟通,消除患者紧张及恐惧心理,强调心灵抚慰贯穿始终。

3）签署知情同意书。

4）解痉镇痛。为避免造影过程中出现输卵管痉挛,降低人工流产综合征的发生率,建议检查前半小时肌内注射阿托品0.5 mg,也可检查时子宫颈局部涂抹利多卡因凝浆等局部麻醉药物。

5）做好病史的采集与记录,即详细询问患者月经史、生育史、检查史等相关病史及其丈夫检查的相关情况并做好记录,需特别注意记录月经史、生育史、既往盆腔脏器手术史等相关病史。

(王金萍、陈晓艺、王瑞)

第四节 "一站式"不孕症原因超声检查术

"一站式"不孕症原因超声检查术是在临床排除了功能性疾病及明显的器质性病变之后,为寻找不孕症原因而进行的一种综合检查方法。

"一站式"不孕症原因超声检查的内容及先后次序,国内根据输卵管超声造影和宫腔水造影的先后顺序不同,分为两种流程(图 10-7、图 10-8)。

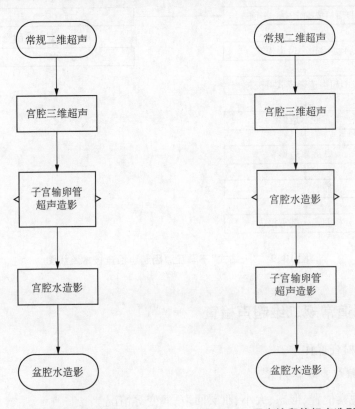

图 10-7 子宫输卵管超声造影流程一　　图 10-8 子宫输卵管超声造影流程二

笔者科室以子宫输卵管超声造影流程一为主,下面以流程一推荐"一站式"不孕症原因超声检查技术路线图并阐述各步骤的详细操作方法及规范化检查(图 10-9)。

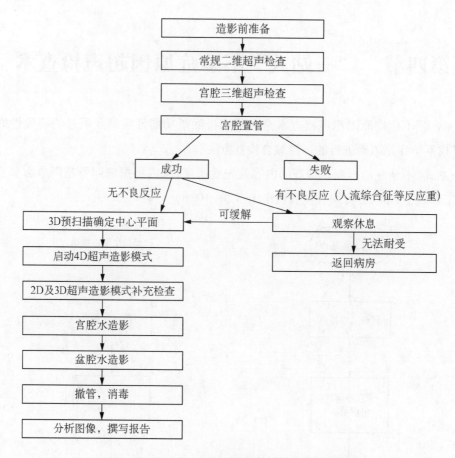

图 10-9 "一站式"不孕症原因超声检查技术路线图

一、经阴道常规二维超声检查

(一) 超声检查操作

1. 子宫二维超声观察内容

子宫主要观察位置、形态、大小、肌层回声、病变等情况。

2. 内膜二维超声观察内容

内膜主要观察厚度、回声类型、病变等情况。

3. 卵巢二维超声观察内容

卵巢主要观察位置、大小、卵泡、病变等情况。

4. 输卵管及盆腔二维超声观察内容

输卵管及盆腔主要观察有无输卵管积水、盆腔积液等情况。

5. 子宫卵巢空间位置的超声观察

子宫卵巢空间位置主要观察子宫是位于前位、中位还是后位,左旋还是右旋,以及卵巢与子宫的位置关系。

6. 子宫卵巢移动度的超声观察

检查者手持探头轻轻推挤宫颈外口或阴道穹隆处,观察子宫与卵巢之间的移动度。

(二)规范化检查

1. 子宫的规范化检查

排空膀胱后患者取截石位,探头表面涂抹少许耦合剂,套避孕套或专用探头保护套,缓慢插入阴道内。

(1)扫查切面

1)子宫:显示子宫体的正中矢状面及横切面并留图,观察子宫大小、形态、位置、内膜及有无畸形或占位性病变,注意阳性图像的记录和保存。

2)子宫颈:显示子宫颈的正中矢状切面并留图,显示子宫颈的中线回声,将探头移至阴道上段,观察子宫颈形态、大小及有无占位性病变。

3)阴道:显示阴道正中矢状切面并留图,显示尿道及与之相连的膀胱、阴道和直肠,扫查过程中动态观察阴道周围组织的移动,评估阴道壁与周围组织是否存在粘连,排除阴道各壁、直肠阴道隔膜部的异常。

(2)测量方法

1)子宫大小:子宫体的测量一般选取正中矢状切面和横切面,在正中矢状切面上测子宫体的长径、厚径;在横切面上测子宫体的宽径(图10-10)。

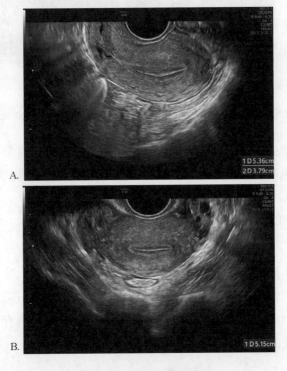

图10-10 子宫体测量切面

A. 子宫后位,矢状切面;B. 横切面

2）子宫内膜厚径:在子宫体的正中矢状切面,距离宫腔底部 1 cm 处垂直子宫腔线,测量前、后壁内膜基底层外缘之间的距离,不包括结合带,宫腔线分离单独测量前后内膜取总和。如果宫腔存在占位性病变的,应避开病变处测量(图 10-11)。

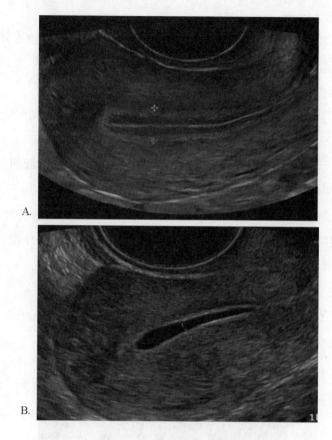

图 10-11　子宫内膜测量

A.正中矢状面,子宫内膜厚度测量;B.宫腔积液时子宫内膜厚度测量方法

3）子宫颈及阴道:在子宫颈的正中矢状切面,测量子宫颈外口至子宫颈内口的最大距离即为子宫颈长度;测量子宫颈处前侧浆膜层到后侧浆膜层的距离即为子宫颈厚径。

2. 附件的规范化检查

完整的附件区超声检查包括输卵管走行区及卵巢,正常输卵管超声一般不易显示。

（1）扫查切面

扫查卵巢纵切面、横切面及斜切面,观察双侧卵巢的大小、形态、空间位置及有无占位性病变;扫查双侧附件区各切面,观察有无占位性病变,若发现异常需描述其大小、形态、回声、位置、血供情况,以及与周围组织的关系。正常的附件区扫查只需留存双侧卵巢纵切面及横断面,当发现异常情况时应留存阳性图像及体表标识并做好相应的文字描述。

（2）测量方法

　通常需测量双侧卵巢及占位性病变的三个径线:卵巢最大纵切面测量长径及厚径,旋转

90°测量卵巢的横径(图 10-12)。

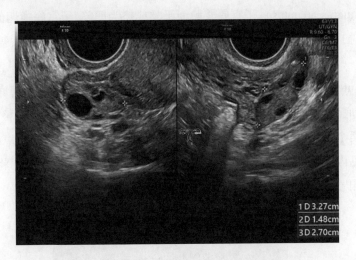

图 10-12　左侧卵巢三径测量

(三) 子宫及附件的超声评估

1. 子宫及附件的正常声像图

(1) 子宫的正常声像图

1) 子宫形态及大小:纵切面正常子宫呈倒梨形,轮廓线清晰光滑,子宫体为均匀实性结构,内部呈中等均匀回声,可见线状回声的宫腔线,周围有低回声内膜包绕。子宫颈回声致密且稍高于子宫体,常可见子宫颈管呈带状高回声。正常的子宫大小取决于年龄和激素水平。成年未孕妇女子宫长径 5~6 cm(不含子宫颈),厚径 2~3 cm,横径 4~5 cm。已经生育的妇女子宫较未孕者偏大,长径增加约 1 cm,多产妇女增加约 2 cm,在生殖时期子宫的长度大约是子宫颈的 2 倍[6]。

2) 子宫肌层:正常子宫形态对称,子宫前后壁厚度几乎一致,回声较为均匀,肌层与子宫内膜分界清晰。子宫肌层的观察主要指肌层的回声、前后壁厚度是否一致及有无占位性病变。如发现病变,应对其大小、位置、回声、形状及内部血供情况进行记录。

3) 子宫内膜:子宫输卵管超声造影检查的时间窗为月经干净 3~7 天,为增殖期内膜改变,多呈三线征,内膜厚度 5~6 mm。

(2) 附件的正常声像图

增殖早期卵巢内卵泡表现为无回声,呈圆形或卵圆形,壁薄光滑,无血流信号。卵泡大小与内膜厚度相匹配。

2. 子宫附件的异常声像图

(1) 子宫病变主要观察子宫有无先天性畸形、子宫体及子宫颈内肌层有无肿块、宫腔内异常占位等。如发现子宫形态异常,应着重观察子宫横断面的声像图改变,描述子宫体大小、形态及内膜形态等。如发现肿块,应描述肿块的位置、大小、形状及内部回声等。

321

1）子宫畸形：常见的子宫畸形主要有弓形子宫、纵隔子宫、双角子宫、双子宫、单角子宫。

弓形子宫（uterus arcuatus）：子宫底浆膜面平整或略为凹陷，子宫底横切面显示内膜略分离，但继续向下扫查时，分离现象很快消失。单纯二维超声很难明确诊断，需要宫腔三维进一步验证。

纵隔子宫（uterus septus）：子宫底横断面声像图与弓形子宫类似，子宫底横径不增宽或略增宽，自子宫底至子宫颈自上而下扫查。若子宫中部肌性低回声区纵贯整个宫腔，达子宫颈内口处形成两个宫腔内膜线，为完全性纵隔子宫；若子宫中部肌性低回声区未纵贯宫腔，子宫腔中下段见内膜融合，则为不完全性纵隔子宫。可借助宫腔三维超声将不完全纵隔子宫与弓形子宫相鉴别（图 10-13）。

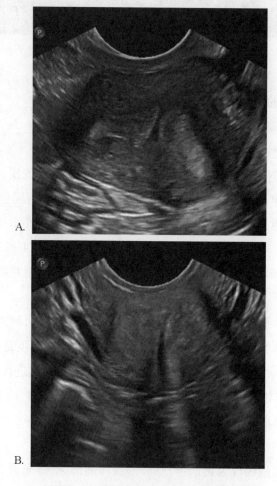

图 10-13　完全性纵隔子宫二维声像图

A. 子宫体中部肌性低回声区将内膜分离成两个；B. 子宫颈内口处仍可见内膜分离

双角子宫（uterus bicornis）：子宫底横切面增宽，子宫底中央见凹陷，呈分叶状或蝶状，内膜明显分开呈两团（图 10-14）。

322

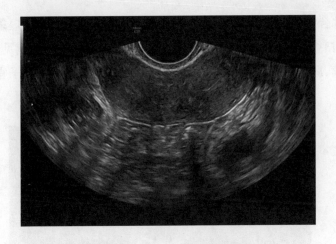

图 10-14 双角子宫二维声像图

子宫底横切面呈分叶状或蝶状,双侧子宫角距离较远

双子宫(uterus didelphys):子宫横切面可见两个不连续的独立子宫体,两个子宫体大小可等大或不等大,向下扫查可探及两个子宫颈管结构(图 10-15)。

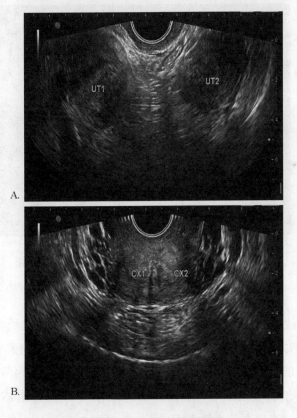

图 10-15 双子宫二维声像图

A. 横切面盆腔内见两个独立子宫体,UT1 为右侧子宫体;UT2 为左侧子宫体;B. 子宫颈水平横切面,见两个子宫颈内膜回声,CX1 为右侧子宫颈,CX2 为左侧子宫颈

　　单角子宫：常合并对侧残角子宫,横断面子宫体横径偏短,内膜呈短条状,自子宫底至子宫颈自上而下扫查,内膜宽度变化不明显,仔细检查常于子宫体一侧见长条状低回声团块,与肌层相连续,团块内可见或不见内膜样回声。纵切面动态扫查,子宫轮廓呈梭形(图10-16)。

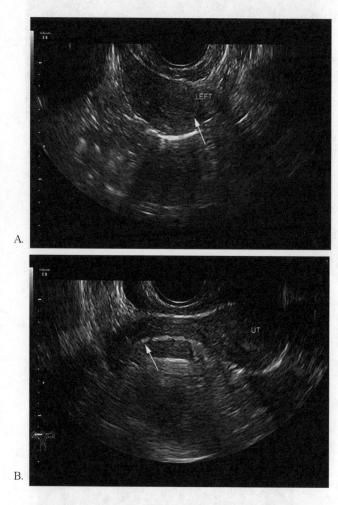

A.

B.

图 10-16　左侧单角子宫并右侧残角子宫二维声像图

A.子宫底横断面,仅见左侧宫角(箭头所指);B.宫体右侧见一肌性突起,内无内膜回声(箭头所指)

　　2)子宫腺肌病:经 TVS 检查以下七个二维声像图特征常作为子宫腺肌病的主要诊断指标。①子宫体积增大,部分呈球形增大;②子宫肌层前后壁不对称增厚,以后壁增厚多见;③增厚的子宫肌层局部回声呈弥漫性或局限性增粗、不均匀;④子宫肌层内放射样声影;⑤子宫肌层内小囊样无回声;⑥子宫内膜与肌层交界处界限不清;⑦子宫腺肌瘤。CDFI 示病灶区放射状或星点状血流信号,局灶型者仅在病灶处血流增多,病灶周围的肌层血流信号正常;频谱多普勒显示内部血流为中等阻力频谱。以上指标满足三项,就可以诊断(图 10-17)。

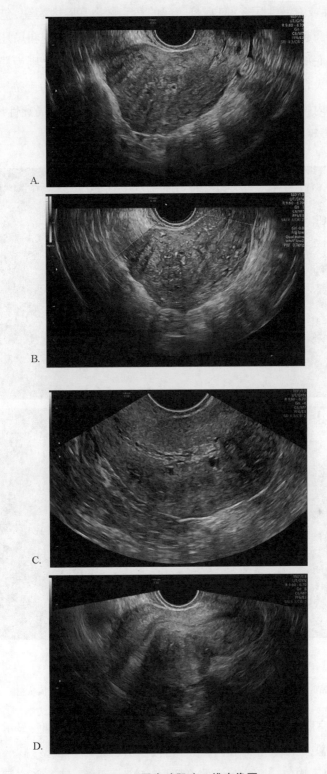

图 10-17　子宫腺肌症二维声像图

　　A. 子宫前位,子宫体饱满,肌层回声弥漫性增粗、不均,内见放射样声影,后壁肌层内见小囊样无回声。后壁肌层增厚明显。子宫内膜与肌层分界不全;B. 与 A 为同一患者肌层内血流增多;C. 子宫后位,子宫体饱满,前壁肌层内见小囊样无回声;D. 前位子宫,后壁肌层见放射状声影,内膜呈问号征

3）宫腔局灶性或弥漫性病变：向宫腔凸起的病变称为宫腔内病变，包括子宫内膜病变及子宫肌层向宫腔凸起的病变。依据病变的范围，分为弥漫性病变和局灶性病变。弥漫性病变是指病变的基底部凸入宫腔的面积大于内膜面积的 25%，反之则为局灶性病变。局灶性病变基底部的最大直径与病变最大径的比值<1 为有蒂，反之则为无蒂。常见的弥漫性病变包括弥漫性子宫内膜增生等。常见的局灶性病变包括子宫内膜局灶性增生过长、子宫内膜息肉、黏膜下肌瘤等（图 10-18）。

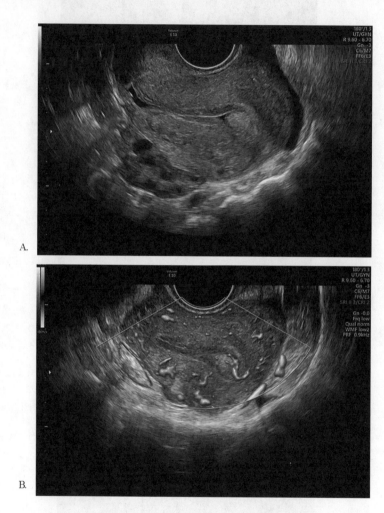

图 10-18　子宫内膜息肉二维声像图

A.长轴切面,宫腔上段近子宫底内见一高回声结节;B.横切面,可见一条状血流从左侧宫角处穿入

依据黏膜下子宫肌瘤扩展到肌层的范围分为 0、Ⅰ、Ⅱ 三型。0 型：显示子宫腔内低回声结节，多为单发、带蒂、局限于子宫腔内，与子宫内膜分界清晰。Ⅰ 型：显示宫腔内圆形或类圆形低回声，内回声不均匀，基底宽，延伸至肌层<50%。Ⅱ 型：显示宫腔低回声，基底宽，子宫内膜受压移位。小部分肌瘤位于宫腔，并向肌层延伸≥50%[8]。CDFI 显示瘤体周边呈环状或半环状血流信息（图 10-19）。

326

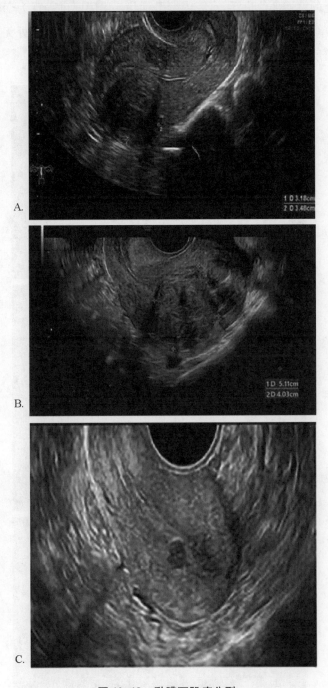

图 10-19　黏膜下肌瘤分型

A. 黏膜下肌瘤Ⅱ型;B. 黏膜下肌瘤Ⅰ型;C. 黏膜下肌瘤0型

4)宫腔粘连:根据粘连部位宫腔粘连分为中央型、周围型和混合型粘连。中央型粘连宫腔形态常无明显改变,粘连带多位于子宫前后壁之间。周围型粘连多表现为宫腔形态失常,子宫底或子宫一侧或两侧壁边缘毛糙、模糊,若粘连靠近子宫角则显示为子宫角变钝或缺失。混合型粘连的粘连部位广泛,宫腔内聚呈桶状。内膜厚度表现为变薄,厚薄不均匀或显示不清,多发或单发回声中断,不随经期改变;合并宫腔积液可见多处无回声区。CDFI 显示内膜及内膜下肌层未见明显血流信号(图 10-20)。

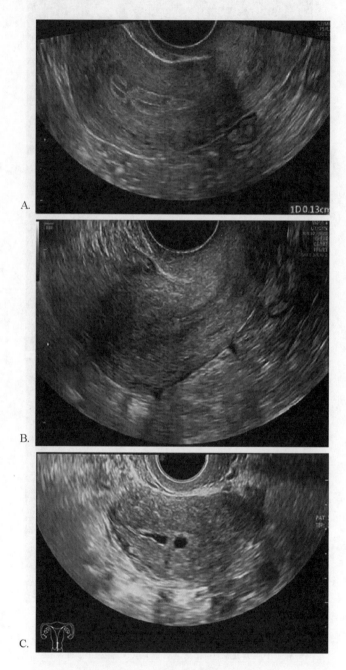

图 10-20　宫腔粘连二维声像图

A. 局部三线征消失,并见不规则低回声带;B. 子宫内膜回声连续性中断,可见低回声带连接于前后壁之间;C. 子宫腔内低回声带合并宫腔积液

5）剖宫产术后子宫瘢痕憩室：子宫下段剖宫产瘢痕处肌层不连续，可见不规则液性暗区且与宫腔相通；憩室内部液性暗区呈无回声，若合并凝血块形成，表现为不均匀的混合回声；憩室边缘平整或凹凸不平；CDFI 显示其内未见明显血流信号（图 10-21）。

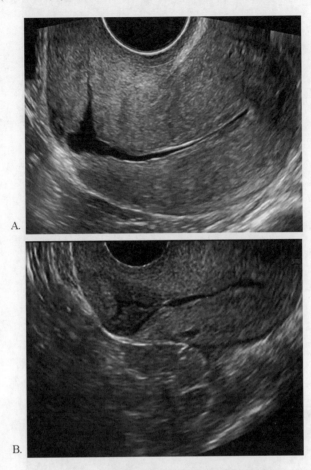

图 10-21　剖宫产术后子宫憩室二维声像图

A、B 均为后位子宫，子宫下段剖宫产瘢痕处肌层不连续
A. 缺损处充填无回声区（积液），呈三角形，尖端朝向浆膜面，底面朝向宫腔，与上方宫腔及下方子宫
颈管相延续；B. 缺损处内无回声区内见不规则絮团状低回声（陈旧性积血和凝血块）

（2）子宫颈病变

子宫颈病变主要包括子宫颈肥大、子宫颈息肉、子宫颈囊肿、子宫颈肌瘤。

子宫颈肥大多数因为长期的慢性炎症刺激，导致子宫颈增生、水肿、充血，因炎症细胞浸润，结缔组织增生，导致子宫颈变硬、变大。超声表现：子宫颈形态饱满，厚径>40 mm，子宫颈管结构形态正常，肌层回声不均匀，可增高或减低。彩色多普勒血流成像显示子宫颈处血流信号稍增多，或未见明显血流（图 10-22A）。

子宫颈肌瘤超声表现：子宫颈肌层内见低回声结节，边界清晰，后方伴回声衰减。肌瘤较小者，子宫颈形态改变不明显；肌瘤较大或多发时，子宫颈增大，子宫颈管线偏移或显示不清。彩色多普勒血流成像示肌瘤周边见环状或半环状血流信号（图 10-22B）。

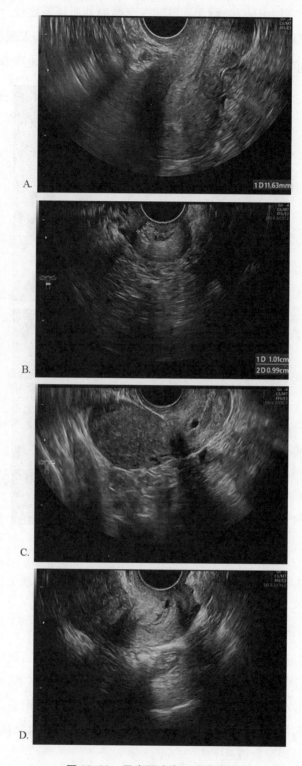

图 10-22 子宫颈病变二维声像图

A. 子宫颈肥大,子宫长轴切面,子宫颈形态饱满,厚径>40 mm;B. 子宫颈肌瘤,子宫颈横断面,右侧肌层内见稍高回声结节;C. 子宫颈囊肿,子宫长轴切面,子宫颈内见类圆形无回声区;D. 子宫颈息肉,子宫长轴切面子宫颈管内见等回声结节子宫颈囊肿为子宫颈腺体分泌物无法外流而形成潴留性囊肿。超声显示:子宫颈前后壁或前后唇内见单发或多发无回声区,后方回声增强,呈类圆形,大小不等,直径可从数毫米到数厘米,边界清晰(图 10-22C)。

子宫颈息肉是指子宫颈管内无蒂或有蒂的边界清楚的隆起样病变,蒂来源位置的识别有助于与子宫内膜息肉进行鉴别。超声显示子宫颈管内或子宫颈外口处可见等回声或高回声结节,呈椭圆形或水滴形。彩色多普勒血流成像显示息肉蒂部可见细条状血流信号(图 10-22D)。

(3) 附件病变

1) 卵巢病变:卵巢子宫内膜异位囊肿表现为左右侧卵巢内见类圆形弱回声区,呈磨玻璃样改变。CDFI 显示囊壁上可见少许血流信息,囊内未见明显血流信息(图 10-23A)。

卵巢多囊性改变:表现为双侧卵巢均匀性增大,轮廓清晰,一侧或双侧卵巢内含有≥12 个且直径<10 mm 的小卵泡回声,位于卵巢皮质呈轮辐状分布;卵巢髓质回声增强。CDFI 显示卵巢髓质血流信号增多,血流阻力指数减低(图 10-23B)。

卵巢畸胎瘤:表现为卵巢内杂乱回声区,内部回声呈现多样化,可分为脂液分层征、面团征、瀑布征、星花征、壁立结节征等[7]。CDFI 显示杂乱回声区内未见明显血流信息(图 10-24)。

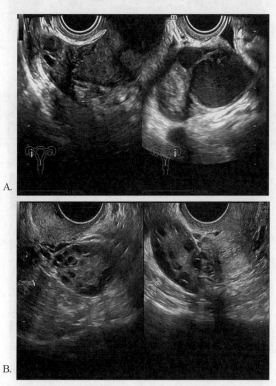

图 10-23 卵巢病变二维声像图

A. 左侧卵巢子宫内膜异位囊肿,左侧卵巢内见弱回声区,呈磨玻璃样改变;B. 患者临床诊断为多囊卵巢综合征,双侧卵巢均匀性增大,单一切面内含超过 12 个小卵泡

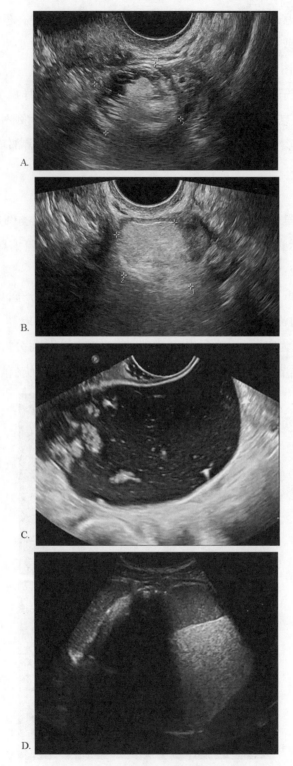

图 10-24　卵巢畸胎瘤二维声像图

A. 卵巢内见混合回声团,内见结节状高回声,后方伴声衰减,称壁立结节征;B. 卵巢内见强回声团,形态不规则,称面团征;C. 盆腔内见囊性包块,囊内见数个散在分布的点状、团状稍高回声,称星花征;D. 盆腔内见囊性包块,囊内见密集点状弱回声分布于囊上部,囊下部为点状强回声,两者之间见明显界线,称脂液分层征

卵巢早衰:表现为双侧或一侧卵巢体积减小,内部无卵泡样结构,或偶见极小卵泡结构。CDFI显示卵巢内部血流信息明显减少。需结合患者临床表现及实验室指标等综合判断(图10-25)。

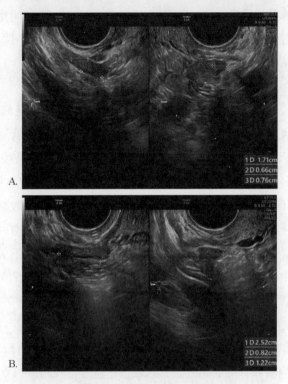

图 10-25　卵巢早衰二维声像图(同一患者,35 岁)

A. 左侧卵巢;B. 右侧卵巢

双侧卵巢偏小,呈低回声,内未见明显卵泡样结构

2)盆腔病变:主要为慢性输卵管炎造成的输卵管积水。附件区可见长条状、腊肠状或纺锤状液性暗区,壁薄光滑,内见分隔样回声,边界清晰,管径粗细不等,积水量较大时可呈曲颈瓶状(图10-26)。

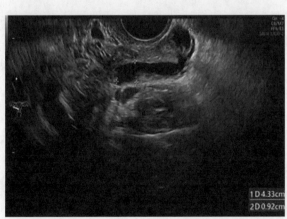

图 10-26　输卵管积水二维声像图

左侧盆腔内见长条状囊性包块,子宫输卵管超声造影后见造影剂进入,证实为左侧输卵管积水

（四）子宫卵巢的空间位置及其输卵管位置的预判

1. 子宫的位置

位于盆腔中央，前方为膀胱，后方为直肠，下连阴道，输卵管和卵巢位于两侧，子宫底位于骨盆入口下方，子宫颈外口位于坐骨棘水平以上。子宫可分为平位、前倾或后倾位、前屈或后屈位；也可略偏左或偏右，亦可略左旋或右旋。

2. 卵巢的位置

卵巢位于中盆腔、子宫的两侧，输卵管的后下方。卵巢由卵巢悬韧带连至盆腔侧壁。卵巢分上下两端、前后两缘和内外两面。上端被输卵管围绕，称输卵管端；下端以卵巢固有韧带与子宫角相连，称子宫端。前缘借卵巢系膜连于子宫阔韧带，称系膜缘。前缘中间部位有淋巴管、血管和神经出入，称卵巢门。后缘游离。卵巢的"固定装置"为卵巢悬韧带、卵巢固有韧带及卵巢系膜。但是大多数不孕症患者由于先天发育或者盆腔病变等因素，卵巢的空间位置变化多端。实际工作中多以子宫位置为参照来描述卵巢的空间位置：①依卵巢与子宫的距离远近，分为紧贴、靠近、远离子宫体；②依卵巢与子宫的上下关系，分为位置较高相当子宫底水平、位置中等相当子宫体水平、位置较低相当于子宫下段水平或子宫颈水平；③依卵巢与子宫的前后关系，分为子宫前方、中部、后方。

输卵管的位置：位置差异性较大，常规超声是很难识别正常输卵管。一般情况下输卵管从子宫角处延伸出后向同侧卵巢方向走行，伞端朝向卵巢以便于卵子拾取，故通过确定子宫角及卵巢的位置就可以预判输卵管的起始处及其远端。这也是常规超声扫查时需了解子宫、卵巢的空间关系的必要性之一，同时也是之后输卵管造影结束后显示影输卵管走行及开口是否正常的判定依据。

（五）卵巢活动度

在二维超声检查时，用 TVS 探头轻推卵巢，观察卵巢与子宫等软组织之间是否存在相对运动。

卵巢活动度分级如下：

Ⅰ级：使用 TVS 探头触碰，卵巢活动度良好，可见明显的移动感，卵巢及周围组织轮廓清晰，盆腔无明显积液。

Ⅱ级：使用 TVS 探头触碰，卵巢活动度一般，可见轻度移动，卵巢及周围组织轮廓欠清晰，盆腔可无或有积液。

Ⅲ级：使用 TVS 探头触碰，卵巢活动度差，未见明显移动感，卵巢及周围组织轮廓模糊，盆腔可无或有积液。

二、宫腔三维超声检查及图像评估

（一）规范化检查

在完成二维超声常规扫查后，调整至清晰显示整个子宫内膜的正中矢状切面，调节最大扇扫角度 179°和最大容积角 120°，容积框尽量包括整个子宫轮廓，然后固定探头启动 3D 模式采集图像,患者需保持体位不动、暂时屏住呼吸以免发生三维成像位移伪像。图像处理(以超声诊断仪 GE-E10 为例),进入 Omni View 成像模式,选择 ployline 选项,选择 A 平面沿子宫内膜划线,即可获得子宫冠状面。手动旋转 X、Y、Z 轴,获取宫腔最佳三维冠状切面图像,重点观察宫腔形态、内膜等情况。

(二)主要观察内容

通过获取子宫冠状面可以进一步直观评估子宫形态和宫腔情况。

1)显示宫腔及子宫底的形态,判断是否存在子宫畸形。

2)是否存在宫腔内占位性病变或宫腔粘连。

3)预判输卵管的数目及其与宫腔的关系,考虑下一步如何置管。

4)预判置管的难易度。

(三)宫腔三维超声图像评估

1. 正常子宫声像图

正常宫腔三维冠状切面成像近似倒三角形,边缘规整,内膜面光滑、清晰,与子宫肌层分界(子宫内膜-肌层结合带)清晰,两侧子宫角及子宫颈内口内膜清晰可见,宫腔回声均匀,宫腔内未见明显占位性病变。

可根据宫腔子宫底和两侧边的形态以长度的比值,可将正常宫腔三维形态分为四种类型[9](图 10-27)。

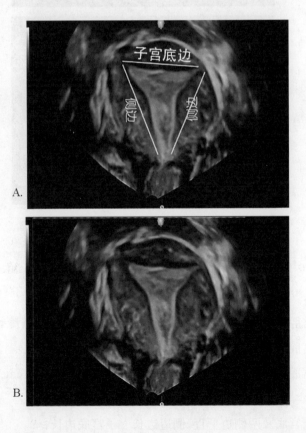

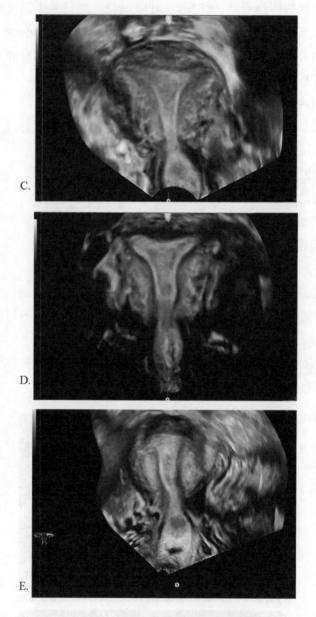

图 10-27　正常宫腔形态三维超声图像

A. 宫腔形态三维分型示意图;B. 等腰三角形,1<侧边长:子宫底边长<2;C. 等边三角形,侧边长:
子宫底边长≈1;D. 侧内三角形,子宫底边及两侧边成弧形内凹,内凹处<2 cm;E. 细长三角形,侧边长:
子宫底边长≥2

　　等腰三角形:宫腔的子宫底及两侧边平直,1<侧边长:子宫底边长<2。

　　等边三角形:宫腔的子宫底及两侧边平直,侧边长:子宫底边长≈1。

　　侧内三角形:宫腔的子宫底边及两侧边成弧形内凹,内凹处<2 cm,1<侧边边长:子宫底边长<2。

　　细长三角形:子宫底及两侧边平直,侧边边长:子宫底边长≥2。

2. 异常子宫声像图

（1）子宫畸形

宫腔三维超声可获得子宫冠状面图像，整体显示宫腔内部结构及子宫底外部轮廓，弥补了二维超声的不足。宫腔三维超声还可以直接对子宫底切迹深度及宫腔内纵隔的长度进行测量，不仅为诊断提供了量化标准，而且为手术治疗提供了参考，是目前诊断子宫畸形的首选方法，也是宫腔病变很好的检查方法。

1）弓形子宫：三维冠状切面成像显示显示宫腔呈浅 Y 形，凹陷深度浅，两侧子宫角的内膜顶点连线中点至子宫底的距离<10 mm，两侧子宫角内膜顶点与子宫底最低点连线的夹角为钝角（图 10-28A）。

2）纵隔子宫：分为完全型和不完全型纵隔子宫。

不完全型纵隔三维冠状切面成像显示宫腔呈 Y 形，凹陷深度较深，两侧子宫角的内膜顶点连线中点至子宫底的距离≥10 mm，两侧子宫角内膜顶点与子宫底最低点连线的夹角为锐角。子宫底浆膜层平坦（图 10-28B）。

完全型纵隔三维冠状切面成像显示宫腔呈 V 形，整个宫腔被纵隔完全分开，达子宫颈内口及以下。双侧子宫角内膜顶点与子宫底最低点连线的夹角为锐角，子宫底浆膜层平坦（图 10-28C）。

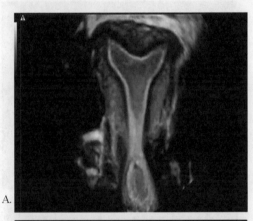

A.

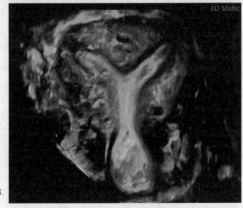

B.

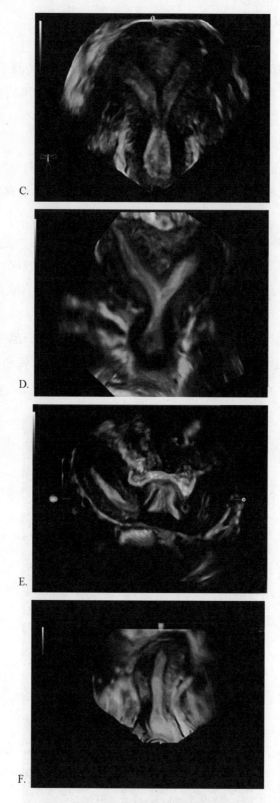

C.

D.

E.

F.

图 10-28 子宫畸形宫腔三维超声图像

A. 弓形子宫；B. 不完全纵隔子宫；C. 完全纵隔子宫；D. 双角子宫；E. 双子宫；F. 单角子宫

3）双角子宫：三维冠状切面成像显示呈一个子宫体，但双侧子宫角肌性组织向外突出，子宫角处内膜两角分开，呈 Y 形，宫底浆膜层凹陷一般>10 mm。该类型与纵隔子宫的主要鉴别点在子宫底浆膜层是否存在凹陷，且深度大于>10 mm（图 10-28D）。

4）双子宫：三维冠状切面成像显示呈两个独立的子宫体，子宫形态呈两个单角子宫，各自偏向一侧，宫腔内膜形态均呈香蕉状（图 10-28E）。

5）单角子宫：三维冠状切面成像显示宫腔内膜呈香蕉状，稍向一侧弯曲，常合并对侧残角子宫（图 10-28F）。

6）残角子宫：根据无内膜及内膜与另一侧单角子宫内膜是否相通，可以分为三种类型。Ⅰ型：有宫腔及内膜，且与另一侧宫腔相通；Ⅱ型：有宫腔及内膜，与另一侧宫腔不相通；Ⅲ型：无宫腔及内膜，与另一侧宫腔不通。三维冠状切面成像显示宫腔呈香蕉状偏向单角一侧，对侧可见一肌性突起，中部可见或不见内膜回声。

（2）宫腔病变

1）黏膜下子宫肌瘤：宫腔三维可以清晰、直观、完整地显示子宫肌瘤与子宫肌层的位置、轮廓及关系。对于 0 型带蒂者可明确蒂的位置，Ⅰ型和Ⅱ型黏膜下肌瘤延伸至肌层的距离、深度和面积也可准确测量（图 10-29A）。

2）子宫内膜增生：子宫内膜增生的三维冠状面与正常子宫腔相同，内膜边缘整齐光滑，基底层无间断。均匀型子宫内膜增生者三维超声显示内膜回声均匀增强，内膜面向宫腔略微隆起饱满，内膜与肌层分界清晰；不均匀型内膜增生者三维超声显示内膜回声强弱不匀，可见筛孔样的小囊暗区（图 10-29B）。

3）子宫内膜息肉：子宫内膜息肉的三维超声表现为宫腔形态大致正常或稍有不对称，宫腔内单个或多个的高回声结节，结节由内膜表面隆起突入宫腔，内膜线局部中断或未见中断但受压偏移至对侧，结节基底较窄，当其周围环绕积液回声时可清晰显示息肉边界。当息肉内伴有囊性变时，三维超声图像表现为宫腔内低回声或无回声区。连续移动重建线段，可明确息肉的大小、数目及空间位置（图 10-29C）。

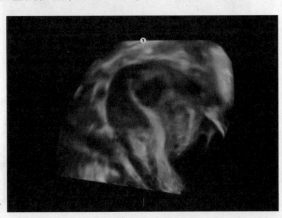

A.

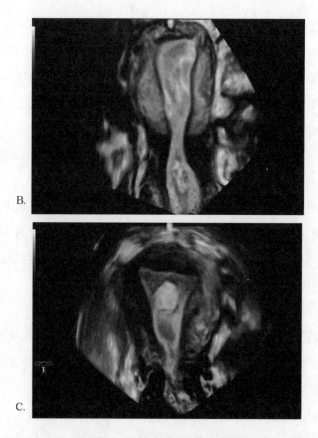

图 10-29　宫腔病变三维超声图像

A. 黏膜下肌瘤,子宫底见低回声结节凸向宫腔,内膜局部受压移位;B. 子宫内膜增生,内膜回声均匀增强,内膜面向宫腔略微隆起饱满,内膜与肌层分界清晰;C.子宫内膜息肉,宫腔内见单发高回声结节,边界清晰

4）宫腔粘连:宫腔粘连的三维超声主要表现因粘连位置及范围不同而形态各异。宫腔形态中央型常无明显改变。周围型可表现为边缘毛糙、模糊,子宫角变钝或缺失,严重者表现为宫腔呈 T 型缩窄。子宫内膜回声表现为回声不均匀或缺损。合并宫腔积液时表现为宫腔内多处无回声区(图 10-30)。

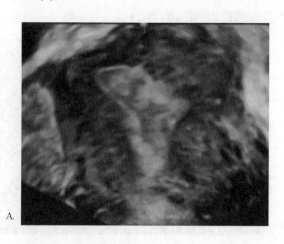

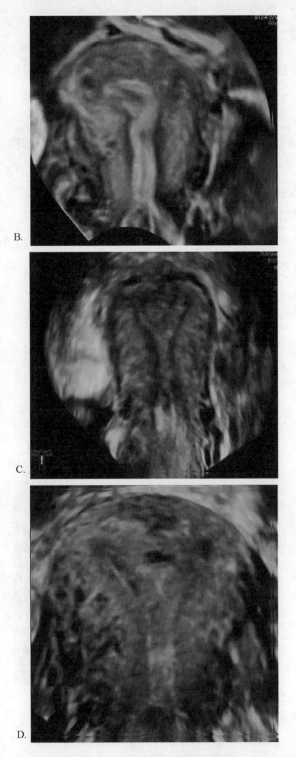

图 10-30 宫腔粘连三维超声图像

A. 近左侧子宫角处宫腔见低回声区, 内膜局部缺失; B. 宫腔形态异常, 双侧子宫角消失; C. 宫腔轮廓毛糙、不规则; D. 宫腔轮廓模糊, 内见多个无回声区

三、宫腔置管

在完成常规二维超声检查及宫腔三维超声检查后,撤出阴道探头。进行会阴部消毒、铺巾及宫腔置管等工作。

(一)消毒铺巾

1)患者保持膀胱截石位,暴露会阴。再次核对患者信息,做好解释工作,取得患者配合。

2)操作者洗手、戴口罩、帽子。

3)打开"无菌宫腔造影包"第一层,手持直钳,打开第二层,按顺序摆放包内器械。助手向消毒碗内倒入碘伏,以浸透所有纱布、棉球为宜。

4)手持直钳,夹取碘伏纱布及棉球进行消毒,遵循会阴部周边"先内后外",肛门区"先外后内"的原则。每个步骤重复3遍(图10-31A)。

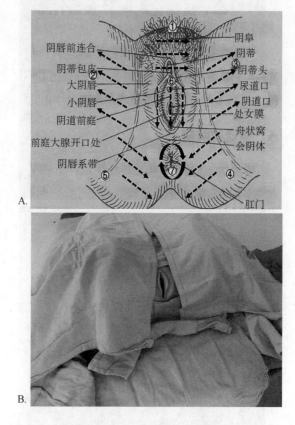

图 10-31 消毒及铺巾示意图

A.①~⑦示会阴区消毒顺序; ⭕ 示肛门消毒方向;B.铺巾

A.会阴周边区:阴阜(横向,由右至左)→两侧腹股沟→两侧大腿上1/3(由内至外)→肛门区(由上至下、由外至内)。

B.会阴中央区:阴蒂→尿道口→小阴唇(先内侧后外侧)→大阴唇。

C. 深入阴道内消毒。

消毒时注意,消毒中每一次涂擦之间不能留空白区;后一遍消毒均不超过前一遍的消毒范围;皮肤消毒过程中,一直保持直钳头端低于握持端。

5) 操作者戴无菌手套、铺巾(图 10-31B)。

(二) 宫腔置管

1) 检查造影管完好性并进行管腔内排气。操作方法:取 10 ml、5 ml 注射器抽取生理盐水,分别连接双腔造影管的注水管及球囊管,分别注水进行排气并检查造影管通畅性及是否完好。

2) 放置扩阴器。操作方法:打开鹅颈灯,光线正对阴道腔内,插入并固定扩阴器,充分暴露子宫颈,观察子宫颈情况。手持大镊子,夹取碘伏棉球进入阴道再次对子宫颈消毒2 遍。

3) 取卵圆钳夹持连接好注射器的造影管上段,经子宫颈外口缓慢插送至宫腔,如果子宫颈活动度大,可使用宫颈钳钳夹并固定子宫颈,利于插管操作。预估插管深度,将造影管头端插送至子宫底。插管困难者可以在 TAS 监控下用探针进入探测及疏通(严禁盲目使用探针及扩宫棒扩宫以免发生意外)。

4) 经球囊管向球囊内推注 1~2 ml 生理盐水,及时用血管钳夹住球囊管。

5) 向后轻拉造影管,确认造影管不会滑脱,封堵球囊管,移出血管钳。

6) 将扩阴器移出,宫腔置管完成。

7) TVS 容积探头隔离消毒后再次进入宫腔,首先了解球囊的大小是否合适(球囊的大小以占据宫腔的 1/3 为宜),造影管是否插入过深堵塞子宫角。如果插入过深,向下轻拉造影管以封堵子宫颈内口为宜,确认无误后开始下一步检查。

四、子宫输卵管超声造影

子宫输卵管超声造影包括二维子宫输卵管超声造影、静态三维子宫输卵管超声造影及实时三维子宫输卵管超声造影三种。首先进行实时三维子宫输卵管超声造影,在此基础上再进行二维子宫输卵管超声造影及静态三维子宫输卵管超声造影,三者相辅相成,相互印证,互为补充。

(一) 子宫输卵管超声造影的具体操作步骤

1. 三维预扫描,确定中心平面

(1) 中心平面的概念

中心平面即三维扫查容积框的中间平面,以容积扫查扇角 120° 为例,中心平面下方 60° 为初始平面,上方 60° 为结束平面,启动 3D 后容积扫描范围就是从初始平面开始到结束平面之间区域的内容,也称为感兴趣区。

1) 应当明确感兴趣区内是否包含子宫及双侧卵巢。

2）如果卵巢距离子宫较远，需要判断中心平面是否能够将双侧卵巢及子宫（双侧子宫角）同时包含在内。如果不能则需进行分侧、分次造影。

3）结合既往病史，如果明确一侧输卵管已经切除，则着重将感兴趣区放在对侧。

（2）中心平面的确定方法

一般以子宫体为中心，二维常规超声横断面前后连续扫查确认双侧卵巢是否能观察到，如果没问题，探头回到预估的中心位置，调节最大扇扫角度179°和最大容积角120°，启动3D模式键，容积框调整到最大。可在3D扫描的动态过程观察子宫及双侧卵巢是否依次出现在画面内，或者在扫描完成后调取容积图像使用TUI分层评估。如此，以尽量包括整个子宫轮廓及双侧卵巢为标准，不断调整直至获得满意的中心平面（图10-32）。

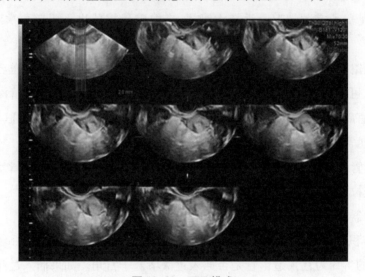

图10-32　TUI模式

2. 实时三维子宫输卵管超声造影（4D-HyCoSy）

（1）规范化检查

保持探头在确定的中心平面不动，激活contrast键和4D键，置管者同步向宫腔内推注造影剂，并注意过程中感受阻力和患者反应。检查者动态观察4D图像，当显示造影剂从双侧输卵管伞端喷出弥散至盆腔时，按动态存储键（P2）保存动态图像。

紧接着开启二维造影双幅对比模式，在常规二维模式及低机械指数造影模式双幅对比下及时观察双侧卵巢周围造影剂包绕及盆腔造影剂弥散情况。否则随着时间的推移及探头在盆腔内移动造成的涂抹会产生造影剂在盆腔弥散均匀的假象。

（2）主要观察内容

1）观察宫腔造影剂充盈情况（宫腔造影剂充盈速度、宫腔形态、有无充盈缺损等）。

2）输卵管造影剂的充盈显影速度及完整度（双侧输卵管是否同步显影）。

3）输卵管的形态、走行，是否存在迂曲、成角等。

4）在造影过程中，输卵管有无形态学方面的改变、是否发生移动。

5）造影剂由输卵管伞端弥散进入盆腔的速度及伞端形态学观察。

6）是否发生造影剂肌层逆流、输卵管周围、宫旁静脉丛逆流等。

7）子宫周围、卵巢周围造影剂包绕情况及盆腔造影剂的弥散情况。

3. 二维子宫输卵管超声造影（2D-HyCoSy）

（1）规范化检查

操作者从前面实时三维子宫输卵管超声造影提示输卵管走行的前提下，在置管者向宫腔内匀速推注造影剂的同时，沿宫腔的子宫角处开始扫查确认输卵管的起始段，保持输卵管管腔显影的情况下沿输卵管走行逐步追踪至输卵管伞端，存图。也可以选择高机械指数基波造影模式，推注造影剂的同时直接观察造影剂从宫腔流至输卵管的全过程。

（2）主要观察内容

1）在 4D 提供输卵管走行的基础上，动态追踪观察双侧输卵管走行及通畅情况。

2）确认伞端有无造影剂喷出，以及伞端与卵巢的关系是否正常。

3）若附件区有囊性团块，注意囊性团块的形态是否发生改变及团块内有无造影剂充填。

4）是 4D-HyCoSy 检查结果的有效补充。

4. 静态三维子宫输卵管超声造影（3D-HyCoSy）

（1）规范化检查

在前面检查确定输卵管的位置及走行的情况下，激活 contrast 键和 3D 键，与置管者配合在推注造影剂的同时进行三维容积数据采集，采集完成后按静态存储键（P1）存储。

（2）主要观察内容

1）是 4D-HyCoSy 容积数据采集不佳患者的有效补充。

2）利用其采集图像质量高的优点，采集输卵管走行的图像，尤其是走行扭曲、盘绕等细节的显示更直观，图像更细腻、柔顺。

5. 容积图像分析及后处理

（1）打开容积数据

按"review"键调出 4D 图像。

（2）图像剪切

单幅显示，从头开始播放，选择宫腔及输卵管均显影的图像，旋转"X、Y、Z 轴"调节视角剪去噪声，留取显影的宫腔及输卵管的图像。

（3）分析图像

记录宫腔形态，输卵管形态及走行，有无迂曲、纤细、盘旋上举或积水，双侧输卵管显影速度有无差异，输卵管伞端喷射情况，盆腔造影剂弥散形态及均匀性。

（4）记录数据

1）记录造影剂推注压力的大小、注入造影剂剂量、造影剂反流量，以及有无造影剂逆流。

2）借助疼痛评分标准,记录患者疼痛等级(该项记录应在操作中或操作后 5~10 min 内完成)。

3）记录是否出现不良反应如恶心、心动过缓、出汗、低血压等。

(二) 子宫输卵管超声造影图像评估

子宫输卵管超声造影过程分为三个时相:宫腔显影相、输卵管显影相和盆腔显影相[10]（图 10-33）。

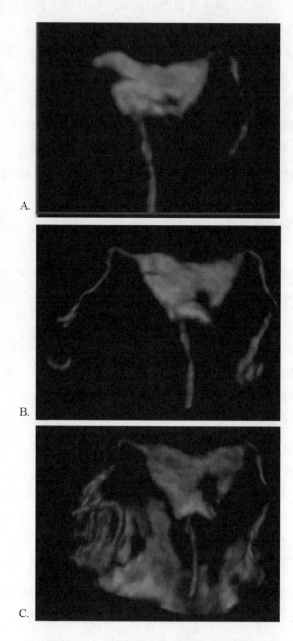

图 10-33　子宫输卵管超声造影三个时相

A.宫腔显影相;B.输卵管显影相;C.盆腔显影相

1. 宫腔显影相

(1) 观察内容

1) 正常宫腔大小、形态及充盈情况的观察:正常宫腔在造影时造影剂可迅速充填宫腔,呈倒三角形,子宫底及两侧边平直,宫腔表面光整,内部无明显充盈缺损,双侧子宫角清晰锐利,与输卵管腔相延续(图 10-34)。

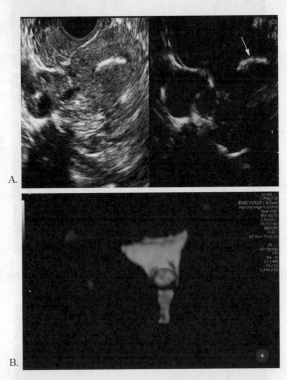

图 10-34　宫腔显影相

A. 2D-HyCoSy 显示注入造影剂后,宫腔内造影剂充填,横切面时宫腔整体呈弧形强四声(箭头);
B. 4D-HyCoSy 显示注入造影剂后,子宫腔内造影剂充填良好,子宫腔形态呈倒三角形

双侧输卵管通畅时,宫腔无膨大,子宫角呈锐角,宫腔凸面或凹面的弧度较小;输卵管通而不畅时,由于输卵管通畅程度的差异,宫腔可呈现不同程度的膨大;双侧输卵管阻塞时,注入的造影剂无法顺利进入输卵管,堆积在宫腔内,宫腔形态饱满、膨大,宫腔凸凹面明显,子宫角圆钝。

2) 异常宫腔形态的观察

A. 子宫畸形:单角子宫及残角子宫Ⅱ型、Ⅲ型在三维超声造影时表现相近,显示宫腔偏小,呈香蕉状,仅见一条输卵管与其相通。通过造影显示的宫腔形态,可验证常规二维超声及宫腔三维超声的表现。残角子宫Ⅰ型显示为一香蕉状单角子宫,在其一侧见长条状或柱状宫腔(图 10-35)。

双子宫三维宫腔造影图像的显示取决于宫腔置管时是进行了两侧轮流插管还是双侧同时插管同时造影。单侧插管时宫腔呈香蕉状,该侧子宫角与输卵管显影。双侧宫腔插管并同步造影时两侧宫腔均呈香蕉状,双侧子宫角及双侧输卵管显影(图 10-36)。

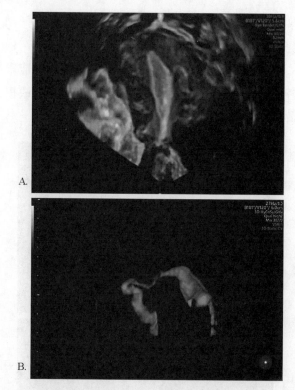

图 10-35 单角子宫合并残角子宫的宫腔三维图像（B）和 4D-HyCoSy 图像（A）对照

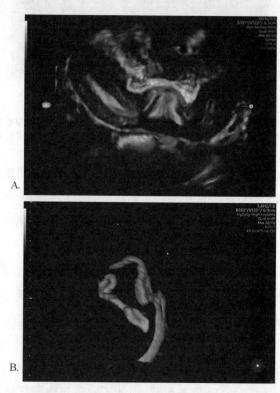

图 10-36 双子宫的宫腔三维图像（B）和 4D-HyCoSy 图像（A）对照

A. 宫腔三维造影显示左右子宫体；B. 右侧宫腔插管造影显示的右侧宫腔和输卵管

双角子宫如造影管头端位于一侧宫腔内,则单侧宫腔显影,宫腔成像呈香蕉状,插管侧子宫角及相连的输卵管显影。如造影管头端位于融合部下缘宫腔内,则双侧宫腔显影,宫腔成像呈羊角状,两侧子宫角及两侧输卵管显影(图 10-37)。

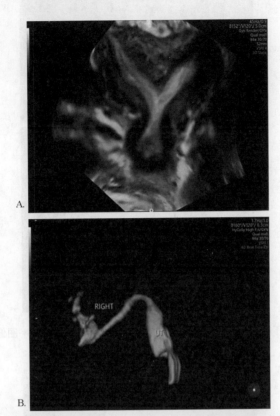

图 10-37 双角子宫的宫腔三维图像(B)和 4D-HyCoSy 图像(A)对照

造影管头端位于右侧子宫腔内,右侧子宫角及输卵管显影,左侧未显影

纵隔子宫三维宫腔造影时不完全纵隔子宫两侧宫腔在子宫下段相互融合呈 Y 形;完全纵隔子宫两侧宫腔达子宫颈内口处相互融合呈 V 形(图 10-38)。

弓形子宫三维宫腔造影图像显示子宫底内膜轻度凹陷或呈弧形,凹陷深度多在 5～10 mm 之间,双侧输卵管均可显影(图 10-39)。

B. 宫腔病变:宫腔显影相常见的宫腔内病变除子宫畸形外,主要有宫腔粘连、宫腔息肉、黏膜下肌瘤。

宫腔息肉和黏膜下肌瘤时,三维超声造影均显示为宫腔见单处或多处类圆形凹陷或充盈缺损(图 10-40)。

宫腔粘连时,轻度超声造影显示困难,中度以上超声造影因分型不同表现不同。中央型宫腔粘连超声造影表现为宫腔形态不规则,宫腔中部见形态不规则的充盈缺损区。周围型宫腔粘连主要显示为宫腔边缘毛糙、不光整,呈锯齿状或鼠咬状等形态;混合型粘连造影显示宫腔中央和周围均有不规则充盈缺损(图 10-41)。

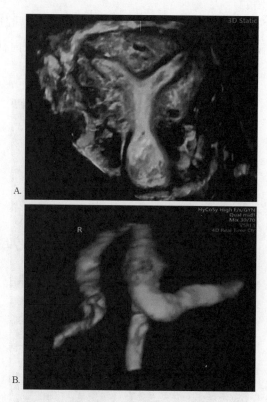

图 10-38　不完全纵隔子宫的宫腔三维图像(B)和 **4D-HyCoSy** 图像(A)对照

宫腔造影显示宫腔呈 Y 形

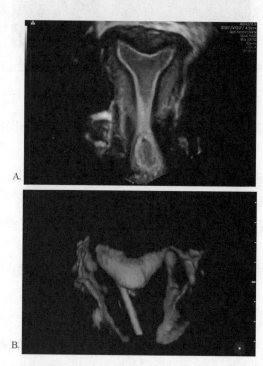

图 10-39　弓形子宫的宫腔三维图像(B)与 **4D-HyCoSy**(A)图像对照

宫腔造影显示宫腔呈浅 Y 形,子宫底轻度凹陷

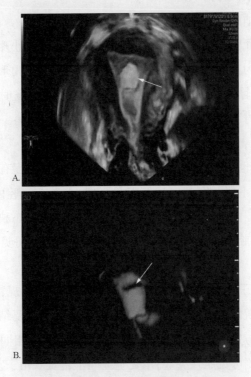

图 10-40 宫腔息肉

A.宫腔三维图像,箭头处宫腔内见高回声结节;B.三维超声造影图像,箭头处宫腔内见充盈缺损区

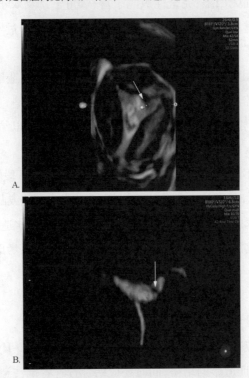

图 10-41 宫腔粘连

A.宫腔三维图像,箭头处宫腔内近右侧子宫角处见低回声的粘连区;B.三维超声造影
图像,箭头处宫腔内近右侧子宫角处见不规则充盈缺损

351

（2）宫腔显影相评估的注意要点

1）由宫腔发育、生育史、输卵管通畅性不同,宫腔形态及大小略有不同。超声造影的子宫腔正常声像图多显示为宫腔面光滑,子宫底平整,形态呈倒三角形。

2）宫腔膨大程度与输卵管通畅程度有关。双侧输卵管通畅时,宫腔无明显膨隆;双侧输卵管通而不畅或阻塞时宫腔明显膨隆饱满;一侧输卵管通畅另一侧通而不畅或阻塞时宫腔常无明显增大。

3）宫腔的膨大程度也与宫腔发育的大小,以及宫腔粘连程度有关。

4）宫腔面光滑程度不仅与宫腔内病变有关,也与水囊在宫腔内占据的位置大小有关。水囊较大时亦可造成宫腔内造影剂充填缺失。如宫腔略小或形态狭长时,水囊紧贴子宫前、后壁,超声造影常显示宫腔面不完整,前壁面和后壁面缺失,并可见水囊压迹造成的圆形或椭圆形无增强区。

5）宫腔三维造影对子宫畸形的宫腔形态显示清晰,图像直观,为子宫畸形的诊断与鉴别诊断提供了一定的诊断信息。但不同子宫畸形宫腔造影仍需要结合常规超声检查及宫腔三维检查。如单角子宫与残角子宫Ⅱ型、Ⅲ型的三维宫腔显影相同,均呈香蕉状,但二维声像图残角子宫于子宫一侧可见肌性突起;不完全纵隔子宫及双角子宫三维宫腔显影相似,均表现为Y形,后者Y形角度略大,但双角子宫横切面二维声像图子宫底浆膜面凹陷明显,不完全纵隔子宫底部浆膜面无凹陷;完全性纵隔子宫、双角子宫及双子宫的宫腔插管于一侧宫腔时与单角子宫的三维宫腔显影相似,均表现为香蕉状宫腔,通过常规二维超声、宫腔三维超声对子宫外部轮廓及子宫内膜形态等观察可进行鉴别诊断。

6）轻度宫腔粘连时由于造影中形成的伪像较多,宫腔三维造影诊断存在难度;中重度宫腔粘连时可表现为宫腔形态不规则、体积减小或宫腔面不光整。但是宫腔息肉等占位也会造成宫腔充盈缺损,单凭三维宫腔造影图像无法诊断,我们可以结合常规二维超声及宫腔三维超声并且借助宫腔水造影协助诊断。

7）宫腔三维超声也不能对宫腔息肉做到完全不漏诊,如宫腔下段的息肉会因为水囊挤压而不易发现;当宫腔明显膨大时,部分息肉可因声衰减而造成息肉凹陷或凸起的影像改变不明显;宫腔内沉积的血性分泌物或黏液亦可造成宫腔息肉的假象,此时宫腔水造影可以帮助诊断。

总之,通过图像分析宫腔的形态大小、膨大程度及充盈缺损时需考虑到上述因素。

2. 输卵管显影相

（1）观察内容

观察内容主要是对输卵管通畅性的评估。

输卵管通畅性评估应在4D-HyCoSy结果的基础上,结合2D-HyCoSy及3D-HyCoSy的结果来共同研判,相互验证造影的结果,同时还应结合置管者推注造影剂的压力及患者疼痛的程度来综合判定。

输卵管通畅性主要分为三种情况:输卵管通畅、不通及通而不畅[11]。

1) 输卵管通畅:注入造影剂时无明显阻力,可见造影剂强回声从子宫角快速经输卵管流进盆腔,输卵管全程显影,时间快且连续,管腔均匀一致,走行自然,形态柔顺,无明显成角、迂曲、反折,输卵管伞端可见大量造影剂溢出,卵巢周围可见大片状造影剂环绕;推注后造影剂无明显反流,患者疼痛感不明显(图 10-42)。

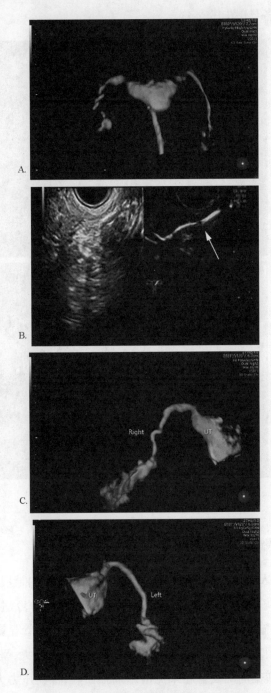

图 10-42　输卵管显影相(通畅,同一患者)

A. 4D-HyCoSy 显示双侧输卵管通畅;B. 2D-HyCoSy 显示输卵管通畅,箭头处输卵管全段显影迅速,走行连续自然,无明显成角、迂曲、反折;C、D. 3D-HyCoSy 显示的输卵管图像质量更高

2）输卵管通而不畅：注入造影剂时存在一定阻力，可见造影剂强回声从子宫角缓慢经输卵管流进盆腔，可能出现输卵管管腔粗细不均匀、纤细，显影中断或显影不连续；输卵管走行僵硬不自然，形态扭曲、盘曲、反折成角；输卵管伞端见细线状或点状造影剂溢出或者伞端略膨大仅见少量造影剂溢出。卵巢周围见少量造影剂环绕；推注压力较大，见不同程度造影剂反流，患者疼痛程度各异（图 10-43）。

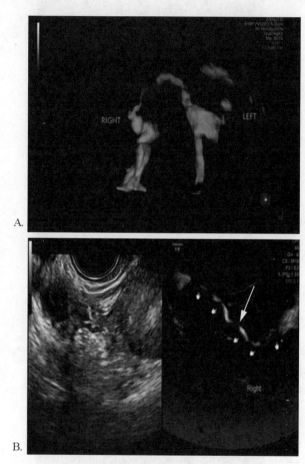

图 10-43　输卵管显影相（通而不畅）

A. 4D-HyCoSy 显示双侧输卵管通而不畅，右侧输卵管粗细不均、中段纤细，左侧输卵管显影断续；B. 2D-HyCoSy 右侧输卵管通而不畅，输卵管走行扭曲，箭头处显影断续

3）输卵管不通：注入造影剂推注时有明显受阻感，保持恒定推注压力一段时间后，造影剂仍然无法从子宫角经输卵管进入盆腔。输卵管起始段梗阻时，宫腔明显膨大，子宫角圆钝，输卵管全程不显影；输卵管中段梗阻时，宫腔明显膨大，输卵管显影中断，呈截断样或鼠尾状；输卵管伞端梗阻闭塞时，其近段输卵管可出现管腔增粗、膨大，呈囊袋状。输卵管伞端未见明显造影剂溢出，卵巢周围及盆腔未见造影剂强回声；推注压力大，可见较多造影剂反流，患者疼痛程度较重（图 10-44）。

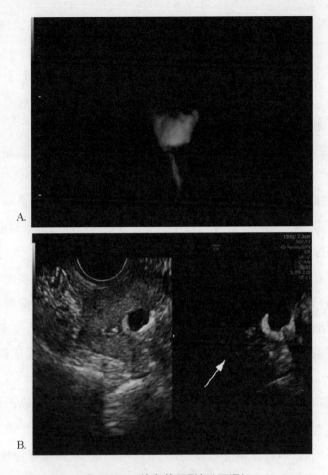

图 10-44　输卵管显影相（不通）

A. 4D-HyCoSy 显示双侧输卵管阻塞,宫腔膨大,子宫角圆钝,输卵管全段不显影;B. 2D-HyCoSy 显示输卵管阻塞,箭头处右侧输卵管未见显影

（2）输卵管通畅性评估的注意要点

3D-HyCoSy 可显示整条输卵管,但因输卵管通畅程度不同、走行不同、病变位置不同等,可呈现多样化的声像图改变。

1）输卵管通畅时出现显影图像不佳:操作者与助手配合良好,均能获得造影剂强回声从子宫角进入输卵管流经全程进入盆腔的图像。但有时也会出现输卵管断续显影或部分缺失的现象,原因分析如下。

A. 操作者操作不当,容积采集框过小,未能将输卵管完全放置在容积框内,导致图像采集不全。

B. 双侧输卵管距离较远,操作者无法将其全部置于容积框内。故容积框设置前,扫查中心平面的确定非常重要。如果双侧输卵管距离较远,应分侧采集输卵管,即先采集一侧输卵管,再采集另一侧输卵管。

C. 因造影过程中由于液体忽然进入输卵管导致输卵管内压力骤然变化,输卵管自身发

355

生移动,当输卵管在盆腔内移动的速度较快时,受到仪器帧频的限制,三维超声造影可呈现不连续影像。

D. 输卵管空间位置呈前后位走行时,前面显影输卵管会遮挡其正后方的输卵管,造成图像缺失。

E. 局部肠气干扰。

F. 当子宫位置较深时,两侧子宫角及输卵管位于远场,也会导致超声造影图像显影不佳。

G. 三维重建图像观测角度不当,也可造成对输卵管显影造成影响。

H. 助手推注造影剂力度不够或者造影容积图像采集时推注的造影剂中断。

I. 造影容积图像采集时患者出现移动。

故子宫输卵管超声造影图像分析时,一是造影过程中应尽量采集多个容积数据,以便后期重建分析,互相补充观察;二是需对三维重建图像多角度、多方位详细观察;三是除了对图像进行判断外,需结合造影剂推注压力、输卵管伞端造影剂溢出剂量、速度等多因素综合分析,同时造影采集图像时应与助手配合默契,关键时候患者制动也是保证获取高质量图像的关键。

2)输卵管通而不畅的甄别:通而不畅的诊断因素较多,很多依赖操作者的主观判断,缺少明确的客观标准,往往会给诊断医生带来困扰。

输卵管通而不畅时,多以输卵管形态异常、伞端溢出量、双侧输卵管显影的速度及时间的不一致性、盆腔造影剂弥散程度不同为主要诊断依据。当超声造影出现以下情况时需要注意是否存在输卵管通而不畅:①显示输卵管形态出现僵硬、盘曲、扭曲、纤细时;②输卵管伞端溢出的造影剂量少,呈散在点、条状、细线状,且溢出速度较通畅的输卵管缓慢、时间延长时;③一侧或者双侧盆腔造影剂弥散差,卵巢周围造影剂包绕不全时。

4D-HyCoSy 则可以通过逐帧回放能捕获到伞端造影剂流出的瞬时图像。但是对于输卵管过度的成角、盘旋、扭曲或者输卵管过于纤细、间断显影等即便是在回放时多角度、多方位观察,也会因为造影剂声影的干扰、图像重叠等影响图像质量。此时可以使用 3D-HyCoSy 进行补充。另外,在进行三维重建图像时,可通过加大总增益的调节,往往可以显示出一些纤细的输卵管。

3)输卵管不通的甄别:若输卵管伞端未见造影剂溢出,同侧卵巢周围及盆腔未见造影剂弥散,大概率可判断为输卵管不通,但要排除假阳性的可能。

A. 因为输卵管是一个中空的管道,患者疼痛、恐惧等都会引起输卵管痉挛而导致输卵管不通。因此,对患者心灵的抚慰应贯穿始终,保持良好的沟通,解除患者的恐惧心理。当患者疼痛时应及时给予安抚,嘱其休息,等待疼痛症状舒缓后争取患者的配合,再次检查往往会出现"不通"的输卵管又显影了。

B. 避免寒冷刺激造成输卵管痉挛造成假性不通。除了室温不能太低,冬季造影使用的生理盐水确保不能低于体温,可以事先将要使用的生理盐水用热水预热。

C. 避免造影管尖端插入一侧子宫角造成人为阻塞。特别是子宫较小的情况下,如果造影管尖端位于子宫角处而恰恰这侧输卵管不通,此时建议用手轻拉造影管使造影管的尖端离开子宫角的同时推注造影剂再做一次,就可以避免此类情况的发生。

D. 单侧开孔造影管也会造成输卵管不通的假象。例如,单侧开孔造影管的开口正好对着一侧子宫角,而该侧输卵管通畅度很好时,注入的造影剂会通过造影管开口全部或绝大部分经过通畅的输卵管进入盆腔,这样会导致进入对侧输卵管的造影剂非常少,从而发生不显影的现象。

E. 造影剂大量逆流时造成造影剂分流,进入宫腔的造影剂量少、压力也小,也会造成输卵管不显影。

但不同部位阻塞的输卵管三维超声造影图像上也存在一定差异。

当输卵管近段阻塞时,输卵管全程不显影,造影剂滞留在宫腔,无法进入输卵管。近端阻塞的输卵管要排除因患者过度紧张或者子宫腔压力陡然上升造成子宫痉挛的情况,输卵管近端肌肉挛缩会造成输卵管不通的现象出现[12]。此时患者疼痛明显,应暂停造影剂推注让患者休息一会,休息后再继续检查,避免做出输卵管不通的假阳性诊断。

当输卵管中远段阻塞时,输卵管近段显影,中远段表现为纤细、盘曲或局部膨大,甚至中断,无造影剂进入盆腔。

对于输卵管阻塞且程度不重或者仅仅是输卵管腔内存在一些黏液栓塞时,通过多次推注造影剂可对其进行疏通。多次推注造影剂可能会出现第一次 4D-HyCoSy 表现为输卵管远段膨大,伞端无造影剂溢出,但随后二维或三维造影补充观察时,输卵管显影,伞端又出现造影剂溢出。这种情况说明输卵管超声造影可疑不通时,反复多次推注造影剂可以起到疏通输卵管的作用。随访也发现了一些多年不孕的患者仅是做了这个检查,在无任何其他临床治疗的情况下很快受孕的实例。

3. 盆腔显影相

(1) 观察内容

盆腔造影剂弥散均匀是指从输卵管伞端进入盆腔的造影剂在子宫、卵巢周围呈均匀性分布。二维造影双幅对比模式造影剂呈壳状包绕子宫、环状包绕卵巢。盆腔造影剂两侧分布基本对称。随着造影剂推注的逐渐增多,盆腔造影剂也相应增多,因重力原因,可以伴有造影剂在子宫直肠陷凹处集聚的情况,若盆腔有少量积液,则造影剂积聚的情况会更为明显(图 10-45)。

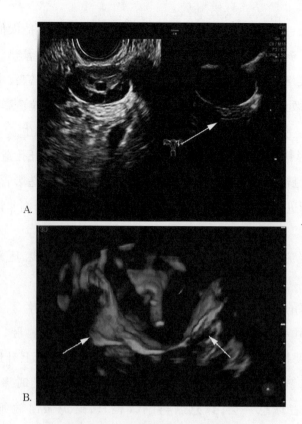

图 10-45　盆腔显影相(弥散均匀)

A. 二维造影双幅对比模式观察:盆腔造影剂弥散均匀,箭头处卵巢周围造影剂环状包绕;B. 3D-HyCoSy 观察:盆腔造影剂弥散均匀,箭头处造影剂在子宫、卵巢周围呈均匀性分布

　　盆腔造影剂弥散不均匀是指造影剂在进入盆腔后,在盆腔内分布的量、扩散速度不一致,造成造影剂分布不对称,局部稀疏,而另一处积聚的情况。这说明盆腔有阻碍造影剂弥散的情况存在(图 10-46)。

　　盆腔无造影剂弥散是指输卵管阻塞时造影剂不能通过输卵管进入盆腔,子宫、卵巢周围无造影剂回声(图 10-47)。

　　(2) 盆腔显影相评估的注意要点

　　3D-HyCoSy 可动态显示造影剂从输卵管伞端流出并在盆腔扩散的全过程,逐帧回放采集的容积图像,可动态观察造影剂自伞端溢出的方向、速度、范围及形态等[13]。推荐实时三维超声造影完成后即刻获取一个全盆腔造影剂弥散的静态三维图像,通过调节 X、Y、Z 轴,可清晰显示出造影剂在盆腔的弥散情况。

　　1) 输卵管通畅时出现盆腔弥散不均匀的原因

　　A. 当盆腔存在器质性病变时,即使双侧输卵管通畅,仍会造成盆腔造影剂弥散不均匀。例如,存在巧克力囊肿、畸胎瘤等占位性病变,或包裹性积液时,就会形成造影剂充盈缺损,造成造影剂弥散不均匀。

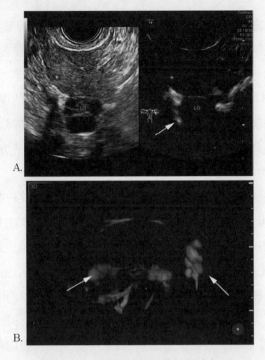

图 10-46 盆腔显影相(弥散不均匀)

A.二维造影双幅对比模式观察:盆腔造影剂弥散不均匀,箭头处卵巢周围造影剂半环状包
绕;B.3D-HyCoSy 盆腔造影剂弥散不均,箭头处显示子宫、卵巢周围造影剂分布不对称且较少

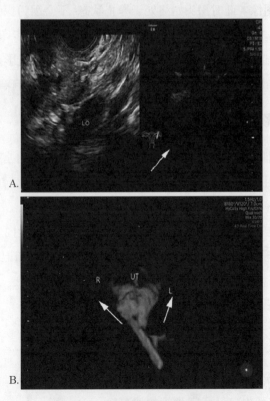

图 10-47 盆腔显影相(无弥散)

A.二维造影双幅对比模式观察:盆腔无造影剂弥散,箭头处对应二维图像卵巢所在位置未见明显造
影剂包绕;B.3D-HyCoSy 观察:盆腔无造影剂弥散,箭头处子宫、卵巢周围无明显造影剂回声

B. 当双侧输卵管伞端造影剂溢出的速度和时间不一致时,也可导致盆腔造影剂弥散不均匀。

C. 当存在盆腔粘连,即使双侧输卵管通畅,造影剂也会在盆腔弥散范围受限,呈局限性分布,会导致盆腔造影剂弥散不均匀。

D. 输卵管伞端造影剂溢出方向的不同也会造成盆腔弥散相的误判。例如,输卵管伞端造影剂的溢出方向不是朝向卵巢时,即便该侧输卵管通畅也可能导致盆腔弥散不对称;当双侧输卵管伞端同时朝向盆腔一侧时,造影剂溢出往往也会朝向同一方向,这种情况也可造成盆腔弥散的不对称、不均匀。

E. 造影剂逆流较明显时,卵巢周围的静脉有时与输卵管伞端较贴近时,逆流的造影剂可在卵巢周围形成不规则条状或网格状回声,导致造影剂盆腔弥散不均匀,影响操作者的判断。

2) 输卵管通而不畅或不通时出现盆腔弥散均匀的原因:盆腔造影剂弥散均匀多见于双侧输卵管通畅,输卵管无明显器质性病变,盆腔无粘连或仅轻度粘连。但当输卵管通而不畅时,甚至一侧输卵管不通时,随着造影检查操作时间的延长、探头在阴道内不断移动涂抹,造影剂也可弥散到或随探头移动被带到对侧盆腔,出现造影剂均匀弥散的现象;当盆腔内存在少量积液时,即便输卵管伞端只溢出少量造影剂,也可快速在盆腔内均匀弥散。

故盆腔造影剂的弥散情况与输卵管通畅性存在不一致时,我们在分析时需要多因素综合考虑。我们的经验是盆腔弥散相的观察应在 4D-HyCoSy 检查完后,立刻进行 3D-HyCoSy 的盆腔弥散相扫查,并存储图像。此时探头始终处于静止状态,不会因为探头移动而带动造影剂在盆腔的涂抹而干扰判断。随后的二维造影双幅对比模式观察进一步印证造影剂弥散的情况。后期图像分析时也可以选择逐帧回放 4D-HyCoSy 的动态图像,在造影剂进入盆腔的早期即观察输卵管伞端造影剂溢出并包绕卵巢的情况,避免因各种假象而影响输卵管通畅度的判断。

五、宫腔水造影超声检查及图像评估方法

输卵管造影结束,抽取宫腔内带气体(造影剂)的液体,缓慢向宫腔内注入生理盐水,使宫腔分开膨隆起来,利用水这个负性造影剂观察宫腔有无异常。

(一)规范化检查

调节球囊大小和位置。缩小球囊,尽量释放宫腔的空间,缓慢向宫腔内推注 0.9% 氯化钠生理盐水,使宫腔膨隆后,利用生理盐水作为负性造影剂,观察和记录以下内容。

1) 宫腔膨隆/扩张情况(速度和宽度)。

2) 宫腔内膜(厚度,是否对称)。

3) 子宫腔内膜面(是否光滑)。

4) 子宫角的情况(是否开放,钝角/锐角)。

5) 宫腔占位的情况(位置、大小、回声与肌层关系)。

6) 子宫下段、子宫颈内口及子宫颈管的情况。

7) 如果发现宫腔有异常者可同时加做宫腔三维成像,利于宫腔病变的定性与定位。

8）在完成宫腔观察后，排空球囊内的液体，在向宫腔内缓慢注水、造影管向下滑动的同时观察子宫下段宫腔及子宫颈管的情况。

（二）宫腔水造影超声图像评估

1. 正常声像图

注入生理盐水后宫腔充盈良好，内膜厚薄均匀一致，表面光滑，边缘光整，两侧子宫角清晰锐利可见，宫腔内未见明显异常回声（图 10-48）。

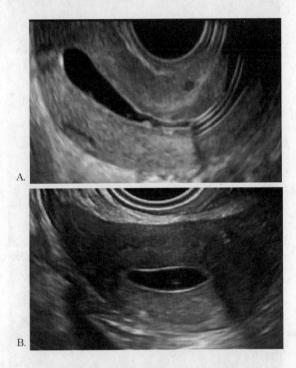

图 10-48　宫腔水造影（正常宫腔）

A. 子宫长轴切面，宫腔内膜面厚薄均匀、光滑；B. 左右子宫角横切面，分别显示左右侧子宫角，子宫角锐利且清晰可见

2. 异常声像图

（1）子宫内膜增生症

子宫内膜厚度超过正常范围，或与月经周期不符，内部回声可均匀或不均匀，与肌层分界清晰，其内未见明显异常回声。宫腔水造影时，生理盐水可将子宫内膜前后壁分开，分开的内膜增厚，但回声均匀一致，双侧子宫角锐利、清晰（图 10-49）。

（2）宫腔粘连

中央型宫腔粘连时，宫腔形态规则，宫腔内可见条索状、膜状强回声带，其两端黏附着于子宫壁上，多次推注生理盐水冲刷，强回声带仅上下摆动，或不移动。周围型宫腔粘连时，宫腔形态欠规则，可见条索状回声连于子宫壁间，局部宫腔会出现闭合。混合性宫腔粘连时，宫腔形态不规则，宫腔体积缩小，呈条状或桶状，膨隆差，可见较多形态不规则的条索状回声连于子宫壁间（图 10-50、图 10-51）。

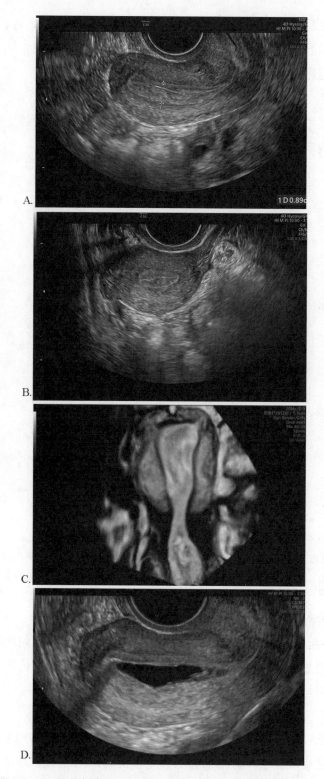

图 10-49　子宫内膜增生症病例（患者 28 岁，因原发性不孕就诊）

A. TVS 长轴切面显示子宫内膜回声不均；B. TVS 横切面显示子宫内膜回声不均；C. 宫腔三维超声显示宫腔内膜回声强弱不均匀；D. 宫腔水造影显示宫腔膨隆后，前后壁内膜厚度均匀，未见异常隆起样病变

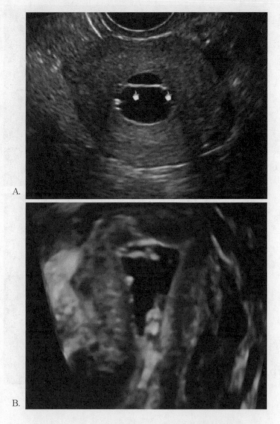

图 10-50　宫腔粘连（中央型宫腔粘连）

A. 子宫横断面显示宫腔内见一细条索状高回声连接与左右侧壁;B. 宫腔三维超声显示宫腔形态正常,子宫底见横形粘连带

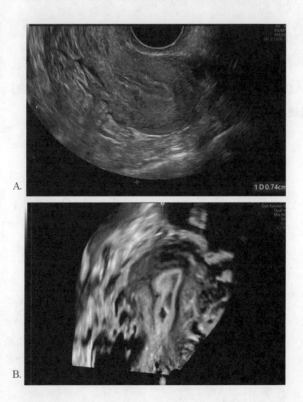

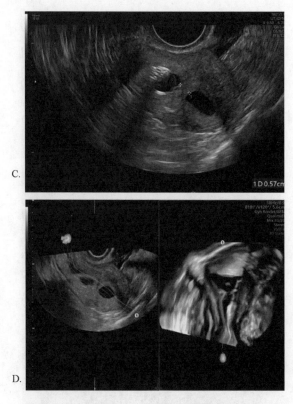

图 10-51　宫腔粘连病例

A. TVS 显示子宫后位,内膜形态欠规则;B. 宫腔三维超声显示宫腔形态欠规则,左侧壁中段稍扭曲;C. 宫腔水造影显示宫腔内见粗大条带状低回声,宽 5.7 mm,与肌层相延续;D. 宫腔水造影+宫腔三维超声显示条带状回声一端连接于子宫左侧壁中段

（3）子宫内膜息肉

宫腔水造影示宫腔内膜面等回声或稍高回声凸起,大小不等,可多发。宫腔水造影通常对息肉的显示较为敏感,但宫腔下段的息肉有时会因水囊的挤压、遮挡不易被发现,此处息肉容易漏诊,需仔细观察(图 10-52、图 10-53)。

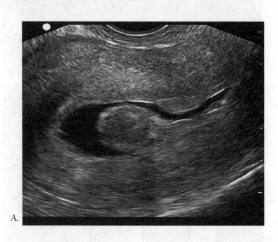

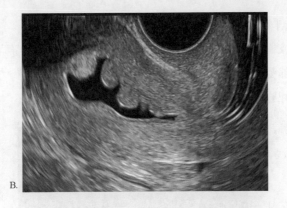

图 10-52 内膜息肉

A.宫腔后壁单发息肉;B.宫腔前壁多发息肉

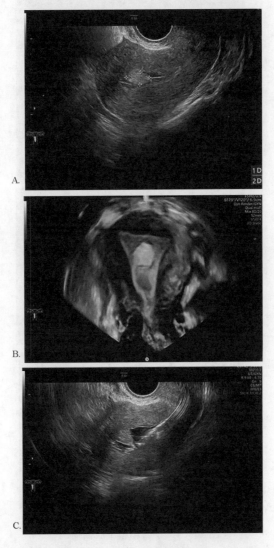

图 10-53 子宫内膜息肉病例

A.TVS显示宫腔内见一类圆形高回声结节,边界清晰,内膜基底层尚连续;B.宫腔三维超声显示宫腔形态正常,内见结节样高回声,边界清晰;C.宫腔水造影显示宫腔前壁突起稍高回声结节,基底部较宽

（4）子宫黏膜下平滑肌瘤

常单发，类圆形或椭圆形低或等回声团向宫腔内突出，内部回声均匀或欠均匀，周边境界清晰，子宫内膜局部受压移位，表面有内膜覆盖，自肌层突向宫腔。宫腔水造影时，宫腔内见表面有内膜覆盖的凸起，同时显示突向宫腔的程度（图 10-54）。

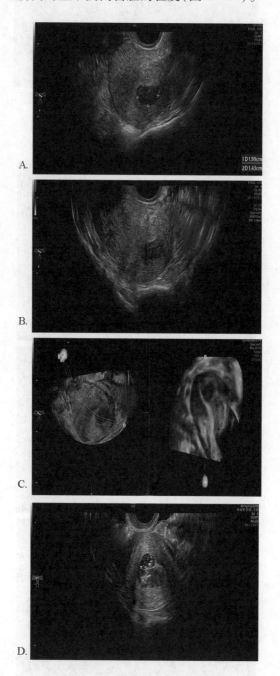

图 10-54　子宫黏膜下肌瘤病例

A. TVS 显示子宫长轴切面、子宫后壁见低回声结节，稍凸向宫腔内；B. CDFI 显示低回声团内见少许点条状血流信息；C. 宫腔三维超声显示子宫内膜形态不规则，宫腔内见低回声团；D. 宫腔水造影显示宫腔内见低回声团，表面有内膜覆盖，自后壁肌层突向宫腔<50%

（5）子宫剖宫产切口憩室

子宫下段峡部切口处肌层连续性中断，局部呈三角形、楔形或不规则形，尖端朝向子宫浆膜面，子宫底与宫腔相通。该处浆膜面平整或略向外膨出，但连续性完整。宫腔水造影时，向宫腔内注入生理盐水后，峡部切口处可见与宫腔相通的一个突向浆膜层的凹陷（图 10-55）。

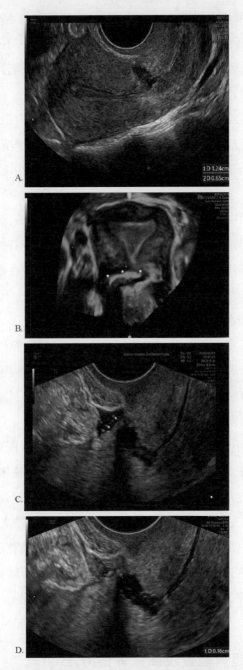

图 10-55　子宫剖宫产切口憩室的不同显示方式

A. TVS 显示子宫下段峡部切口处肌层连续性中断，可见楔形弱回声区，范围约长径 6.5 mm，深度 12.4 mm，宽径 23 mm；B. 宫腔三维超声显示子宫下段可见一个楔形低回声区与宫腔相通；C、D. 宫腔水造影显示随着注入生理盐水剂量增大，反复冲洗憩室内残存积血后，憩室范围显示更为清晰，残余肌层厚度 1.6 mm

（三）先输卵管造影后宫腔水造影的原因

1）避免宫腔水造影时注入的凉水刺激而引发的输卵管痉挛。

2）减轻疼痛的影响。若存在输卵管通而不畅，水造影后患者疼痛难耐，可能会导致输卵管造影无法坚持。

3）宫腔水造影时必须将水囊缩小或者全部释放，缓慢向宫腔注水后，可以完整地显示整个宫腔，特别是能显示子宫下段的宫腔甚至子宫颈管的情况，不会造成漏诊，这时即使脱管对整个检查影响不大。但如果反过来，一旦脱管则必须重新插管，费时费力。如果不重新调整球囊会遮挡宫腔下段，影响该处病变的检出。

4）先输卵管造影不会影响宫腔水造影的结果。如果宫腔内造影气泡比较多、图像不清时可通过抽吸再注入生理盐水，几次反复即可使宫腔内液体干净清亮。

5）水囊的大小及管子的位置直接影响输卵管造影及宫腔水造影的结果。建议超声科自己置管，可以随时调整。

总之，宫腔水造影是"一站式"子宫输卵管超声造影的重要环节，对于评估子宫内膜和宫腔病变具有重要价值，尤其对于常规二维超声难以发现或难以明确的病变，宫腔水造影具有明显优势。有文献报道，宫腔水造影对子宫腔病变的诊断率高，在敏感性及特异性上与宫腔镜均较为接近。

（四）双重造影（宫腔水造影+静脉超声造影）

如前所述宫腔水造影发现宫腔病变比较简单直观，但对宫腔较小的占位性病变的性质判定存在一定困难。众所周知，静脉超声造影可以通过观察瘤体内造影剂的灌注方式，造影增强的强度及造影剂进出时间的不同来帮助判定肿瘤的性质。目前静脉超声造影在肝脏等多脏器肿瘤定性诊断方面发挥了重要作用。

宫腔较小的占位性病变，常规二维超声显示比较困难或者图像不清晰，在此基础上即使进行静脉超声造影也很难获取更好的诊断信息。当我们在临床工作中遇到宫腔水造影清晰显示宫腔占位性病变的情况时，即刻加做静脉超声造影，可以清晰地显示造影剂在子宫肌层增强的模式及宫腔占位性病变增强的时间与强度，通过观察宫腔占位性病变造影剂始增时间及强度与子宫肌层的一致性或不一致性来区分是黏膜下肌瘤，还是息肉。故宫腔水造影联合静脉超声造影对宫腔占位性病变的定性诊断将提供更多的诊断依据，期待该方法能对子宫内膜癌、黏膜下肌瘤、宫腔息肉的诊断及鉴别诊断带来新的思路与方法（图10-56）。

六、盆腔水造影超声检查及图像评估方法

盆腔水造影一般也很少单独运用，多在子宫输卵管超声造影、宫腔水造影之后进行，操作步骤如下。

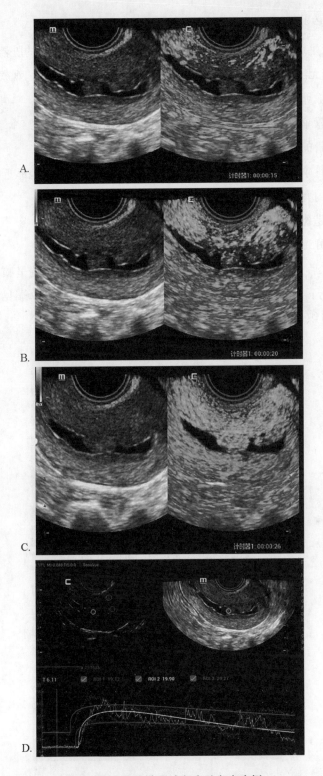

图 10-56　双重造影诊断宫腔息肉病例

A. 15 s 显示子宫肌层从外向内逐步增强,宫腔前壁隆起样病变内无增强;B. 20 s 见造影剂从前壁隆起样病变的基底部开始逐渐呈条索状增强;C. 26 s 时前壁隆起样病变内造影剂完全充填;D. 宫腔隆起样病变的增强、时间-强度曲线图。结合二维超声、宫腔水造影及经静脉超声造影表现考虑为子宫内膜息肉

（一）规范化检查

随着造影剂及生理盐水的注入，盆腔内集聚较多的液体，盆腔内的脏器浸泡在水中，可以看到常规二维超声无法观察到的内容，如输卵管的外形、盆腔粘连带等。观察并记录以下内容。

1）观察两侧输卵管的形态、走行方向。

2）观察输卵管伞端的外形，可以配合注入生理盐水的情况下观察伞端通畅性情况。

3）观察输卵管的活动度。

4）观察输卵管伞端与卵巢周围有无粘连及伞端能否不受限制地靠近卵巢。

5）观察盆腔内有无粘连带，以及粘连带的范围及位置。

（二）盆腔水造影超声评估

1. 正常声像图

注入生理盐水后，可见液体从宫腔进入输卵管，并从输卵管伞端呈喷射样快速溢出，在盆腔大量液体衬托下，可见输卵管从子宫角处向两侧延伸，输卵管伞端见指状突起，伞端周边可见同侧卵巢组织呈游离状态（图 10-57）。

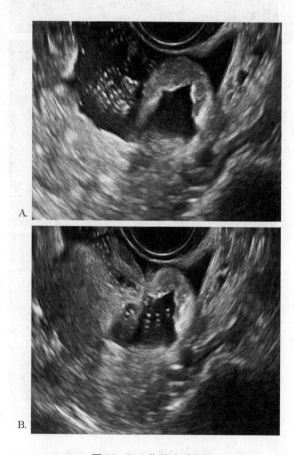

图 10-57　盆腔水造影

A. 显示输卵管远段及伞端外形；B. 显示造影剂从输卵管伞端溢出

2. 异常声像图

（1）输卵管伞端不通畅的评估

正常情况下,伞端通畅表现为生理盐水推注时无阻力,液体在输卵管内流动顺畅,局部无积水形成,伞端的活动度及指状突起清晰可见。异常时分为伞端通而不畅和阻塞两种情况。

1）伞端通而不畅:生理盐水推注时有一定阻力,液体在输卵管内流动不顺畅,局部可见积水形成,输卵管伞端可见少量液体流出,伞端与周围组织存在粘连,指状突起显示模糊。

2）伞端阻塞:生理盐水推注时阻力明显增加,输卵管伞端无液体流出,局部形成的积水较多阻塞时,伞端因与周围组织包裹粘连显示模糊。

（2）输卵管伞端病损程度的评估

输卵管伞端病损程度分为正常、疑似异常和异常三种类型[14]。

1）正常:上述评价指标正常。

2）疑似异常:Ⅰ型,常规二维超声主要指标异常,但造影剂溢出的主要指标均全部正常;Ⅱ型,造影剂溢出的主要指标存在 1 项以上的异常,常规二维超声的主要指标均全部正常;Ⅲ型,次要指标 1 项以上的异常,主要指标均全部正常。

3）异常:常规二维超声和造影剂溢出的主要指标中,同时存在 1 项以上的异常(表 10-1)。

表 10-1　输卵管伞端病损程度评估

指标等级		正常征象	异常征象
主要指标	① 指状突起（二维超声特征）	数量>3 个	数量≤3 个
		长径多数 4~8 mm,可有 1 个长达 8~15 mm	明显增粗
		宽径 2~4 mm	指状突起之间呈"蹼状"膜样粘连,分界模糊
		分界可辨	伞端内聚,呈"握拳"征
		均匀或欠均匀低回声	伞端外形瘪塌
		指状突起的活动度彼此分离,柔和小幅摆动	伞端粘连带≥2 条
		伞端可伴有粘连带	回声极不均匀,可见多个点状高回声摆动僵硬或呈"连枷"征
	② 速度和形状（造影剂溢出特征）	"裙摆"状快速溢出	"点状"缓慢溢出 加压状态下呈"针刺"状喷射断续
	③ 持续状态（造影剂溢出特征）	连续	断续
	④ 是否伴有分股（造影剂溢出特征）	1 股	>1 股

指标等级		正常征象	异常征象
次要指标	① 伞端与卵巢位置关系(二维超声特征)	伞端开口靠近卵巢	伞端开口背向、远离卵巢
	② 伞端与卵巢相对活动度(二维超声特征)	良好	差或无活动
	③ 方向(造影剂溢出特征)	朝向卵巢	背离卵巢

（3）盆腔粘连

盆腔粘连是由于盆腔内的组织器官在受到细菌或病毒感染后,导致组织器官发生炎症性病理变化,这些疾病会导致组织水肿、充血及分泌物增多。如果不及时就诊,可能出现子宫、输卵管及输卵管卵巢粘连等情况,统称为盆腔粘连。最常见的是盆腔粘连带的形成,正常情况下盆腔粘连带不易被超声显示,只有出现盆腔积液的情况下,尤其是大量的盆腔液体时常规二维超声才可显示,表现为盆腔内条带状、网格状或隔膜状的高回声反射,盆腔内造影剂被分隔的现象。同时可以清楚地显示盆腔内粘连带的数量、位置、范围和附着点(图10-58)。

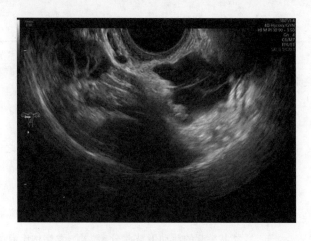

图10-58　盆腔水造影

盆腔内左侧卵巢周围探及隔膜状高回声反射,盆腔内可见造影剂呈现区域阻隔现象

总之,盆腔水造影通过超声成像显示液体经由输卵管进入盆腔积聚于盆腔的过程。通过对输卵管轮廓结构尤其是伞端结构的观察,通过评估输卵管伞端与周围组织(卵巢)的关系,通过评估盆腔是否存在粘连带及粘连的严重程度,大大提高了盆腔病变的诊断率。但是,盆腔水造影对输卵管伞端的显示率会受很多因素的影响,如输卵管伞端位于远场;盆腔黏连严重时,生理盐水无法到达等,不能形成良好的透声窗从而影响输卵管伞端的显影。目前,这项技术尚处于初步探索阶段。

（王金萍、陈晓艺、王瑞）

第五节 子宫输卵管超声造影常见问题

一、输卵管通畅判定假阳性及假阴性问题

（一）假阳性问题

超声造影过程中需注意假阳性的发生，尤其是输卵管阻塞，需反复确认，排除假性不通，常见的假阳性情况如下[15]。

1）患者因精神紧张、恐惧等主观因素导致输卵管痉挛。解决方案是需耐心安抚、用心陪伴，确定心灵抚慰贯穿始终。

2）因寒冷等客观因素导致的输卵管痉挛。解决方案是检查前需将室内温度控制在适宜范围，提前预热造影所需要用的生理盐水，避免冷水进入子宫、输卵管，直接刺激造成痉挛。

3）因水囊过小导致子宫下段封堵不严，造影剂反流入阴道，宫腔压力不高，造影剂不能进入输卵管而无法判断输卵管通畅情况。解决方案是增大水囊容积，一般以球囊占据宫腔 1/2～1/3 为宜。

4）造影管位置过高直接堵住一侧子宫角，造成该侧输卵管不显影。解决方案是将造影管向下牵拉，使其离开子宫角再造影。

5）输卵管置入后开口正对着一侧子宫角输卵管开口处，而这侧输卵管恰巧很通畅，导致注入宫腔的造影剂大部分直接从这侧输卵管流至盆腔，造成造影剂很少进入对侧输卵管而导致这侧输卵管不显影的假象。解决方案是将造影管向下牵拉，或旋转，使其离开子宫角再造影。

6）严重的静脉逆流，造影剂分流，造成进入宫腔内造影剂少，宫腔压力不够，输卵管不显影或显影差。解决方案是待子宫内膜修复后再做一次。

7）因输卵管内的黏液栓或轻度粘连导致输卵管暂时轻度阻塞而不显影。解决方法是在患者疼痛耐受范围内，适当加大推注压力或多次适度推注造影剂，可感受到注入压力突然减小，输卵管复通并显影。

8）因造影过程中由于液体忽然进入输卵管导致输卵管内压力骤然变化，输卵管自身发生移位，当输卵管在盆腔内移动的速度较快时，受到仪器帧频的限制，二维输卵管显影可呈现不连续影像。解决方案是建议结合 3D-HyCoSy 联合诊断。

（二）假阴性问题

1）输卵管近端及主干走行正常，管腔通畅，伞端粘连不通，如果没有追踪至伞端造影剂喷出盆腔易造成输卵管通畅的假象。解决方案是输卵管造影时一定要全程追踪输卵管，观察到造影剂从伞端喷出并结合同侧卵巢周围及盆腔内有造影剂弥散才能得出诊断。

373

2）一侧输卵管切除时保留的输卵管较长,输卵管造影特别是 4D-HyCoSy 时观察到输卵管显影,没有特别注意伞端的情况易误判输卵管通畅。解决方案同上。

3）造影剂逆流至盆腔静脉,显影的静脉与输卵管走行方向基本一致,容易将显影的静脉误认为是输卵管显影,造成误判。解决方案是一定要从子宫角处开始追踪输卵管,只有从子宫角处子宫腔延伸出去的管道才是输卵管。如果因逆流出现早且严重,无法辨认输卵管时,建议采用 2D-HyCoSy 进行实时追踪显示输卵管。

二、超声造影剂逆流问题

超声造影剂逆流也是造影过程中的常见问题,也是不可忽视的问题。

造影剂逆流是指在子宫输卵管造影过程中,部分造影剂经子宫内膜缺损处进入子宫肌层及周围静脉、淋巴管回流至循环系统的现象[16]。发生的主要原因:患者子宫内膜较薄;存在子宫内膜损伤未能得到完整修复;造影剂推注速度过快,压力过大;子宫痉挛等。

有文献报道既往有多次宫腔操作史、月经持续时间长的患者发生造影剂逆流的可能性较高。超声造影剂逆流主要是影响输卵管通畅性的判断,可能造成假阳性、假阴性的诊断结果,或者根本无法准确评价。

（一）造影剂逆流的声像图表现

造影剂逆流的范围不同、出现时间不同会产生不同的声像图表现,对输卵管通畅度判断的影响也不尽相同。根据造影剂逆流分布的范围可以分为肌层逆流、宫旁静脉丛逆流、肌层和静脉丛联合逆流(混合逆流)三种。

1. 肌层逆流

当出现子宫肌层逆流时,可见造影剂强回声呈云雾状、斑片状或不规则团块状分布于子宫肌层,与宫腔内造影剂强回声相延续。由于逆流的程度不同,肌层内强回声范围不一,可局限在子宫肌层的局部或弥散在整个子宫肌层内。单纯子宫肌层逆流且较局限时,一般不影响输卵管显影的图像观察;如果肌层整体逆流明显,尤其是近子宫角处发生逆流,则与输卵管间质部影像重叠,使输卵管间质部显示困难,但一般不影响中远端观察。

2. 宫旁静脉丛逆流

当出现宫旁静脉丛逆流时,可见杂乱的网状、条状或片状强回声,环绕在子宫周围,与输卵管显影重叠时观察有一定困难。观察时需仔细辨别子宫旁条带状强回声近端是否与子宫角相延续,远端是否指向卵巢方向。一般宫旁静脉丛多流向盆腔下方,围绕在子宫周围。

3. 肌层和静脉丛联合逆流

宫腔内造影剂强回声与肌层和静脉逆流的造影剂强回声连成一片,混叠在一起,三者之间分界不清晰。3D-HyCoSy 显示为宫腔部分或整体显影不清,造影剂强回声在宫腔周围呈斑片状、网状或树枝状分布,图像与宫腔及输卵管影像重叠。这种情况会造成子宫体形态、子宫角与输卵管近端连接处、输卵管形态均显示不清,影响输卵管通畅性的判断(图 10-59、图 10-60)。

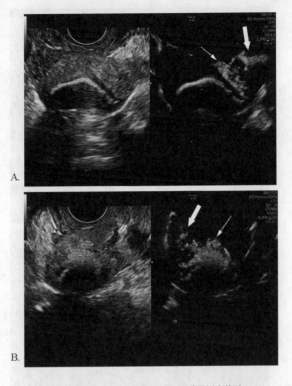

图 10-59　2D-HyCoSy 显示造影剂逆流

A. 左侧子宫角处肌层造影剂逆流(细箭头);子宫角周围静脉丛造影剂逆流(粗箭头);B. 子宫肌层造影剂逆流(细箭头);右侧子宫周围静脉丛造影剂逆流(粗箭头)

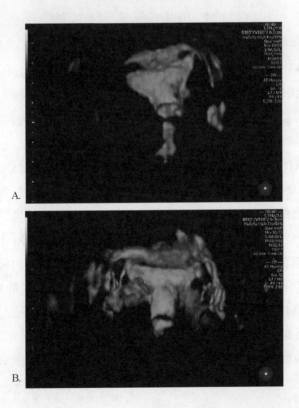

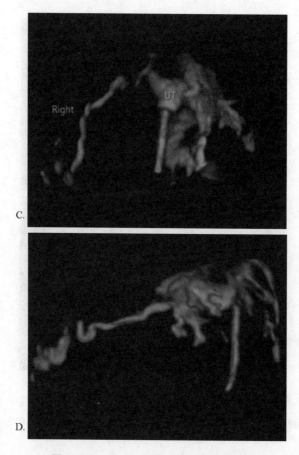

图 10-60　3D-HyCoSy 显示造影剂逆流

A. 子宫肌层造影剂逆流;B. 子宫肌层及静脉丛造影剂逆流;C. 左侧子宫角造影剂逆流;D. 右侧子宫角周围造影剂逆流

(二)造影剂逆流图像的解读方法

造影剂逆流出现后易在子宫周围形成网状、长条状或树枝状强回声,不易与输卵管区分,影响操作者对输卵管走行、形态的观察。

操作者在分析 4D-HyCoSy 容积图像时,需回放到宫腔显影的早期,寻找观察子宫角处的合适视角,然后逐祯动态观察子宫角与输卵管近端连接处图像,确定子宫角延伸出去显影管道即为起始处的输卵管。追踪该显影的起始段输卵管沿输卵管近端追踪延伸至远段,仔细判断输卵管行径路线,区分逆流显影的血管与输卵管图像;还可根据输卵管伞端多指向卵巢方向的解剖定位,从卵巢附近的输卵管远端向近端方向寻找。注意显影的条状强回声带有无"汇合"征象,宫旁静脉丛逆流多可见两支或多支静脉的汇合。此外,输卵管内造影剂回声强度较宫旁静脉丛逆流支的造影剂回声强度略强,且无浓度梯度变化;而静脉丛内逆流的造影剂由于有汇合静脉的原因,造影剂逐渐稀释,有浓度递减。当停止注入造影剂后输卵管内造影剂缓慢流动或停止,静脉丛逆流的造影剂流动速度一般无明显变化(图 10-61)。

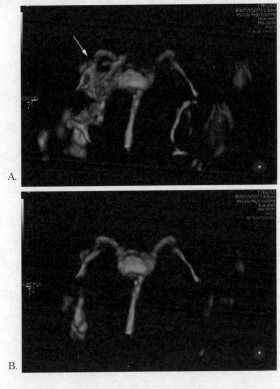

图 10-61　4D-HyCoSy

A. 子宫肌层及右侧子宫角周围静脉丛造影剂逆流,箭头处是指右侧子宫角周围见片状、网状造影剂
向外溢出,右侧输卵管显示不清;B. 容积图像逐帧回放修剪后显示右侧输卵管形态

造影剂动态
逆流图

　　输卵管的扭曲弧度也相对大于宫旁静脉丛逆流支,可通过旋转 X、Y、Z 轴,达到显示其弯曲度的影像,细小密集的静脉丛逆流支弯曲通常难以显示。但如果是管径扩张明显的宫旁静脉逆流支且走行弯曲弧度较大,如若走行方向也与输卵管相同,则两者难以区分。

　　子宫输卵管超声造影中所出现的造影剂逆流现象,最为严重、最易干扰图像判读的是宫旁静脉丛逆流和混合逆流。当宫腔内造影剂强回声与子宫角肌层逆流、输卵管周围的宫旁静脉丛逆流强回声连成一片,三者之间分界极不清晰,严重影响输卵管影像的观察,采取上述方法也无法准确判断输卵管的通畅度时,可利用二维造影双幅对比模式实时追踪输卵管进行补充观察。2D-HyCoSy 在确定输卵管子宫角后推注造影剂,从起始段开始向输卵管远段动态追踪,可以避免逆流静脉与输卵管的混淆。因此,2D-HyCoSy 有助于严重逆流时输卵管的辨认。

(三)造影剂逆流的预防

　　我们对临床患者进行了大样本的研究,认为以下几种方法可以相对减少逆流的发生率[17]。

1. 把握检查时间

　　月经后检查时间越迟造影剂逆流的发生率越低,月经后 3~4 天检查逆流率为 64.4%,

5~7 天检查逆流率(29.6%)明显减低,故我们建议月经干净后 5~7 天排卵前为宜。

2. 子宫内膜厚度

当子宫内膜厚度>6 mm 时,逆流发生率明显降低,由 80%降至 29.4%,故我们建议子宫内膜厚度≥6 mm 时检查为宜。

3. 宫腔压力

双侧输卵管通畅时逆流的发生率为 28.8%,双侧输卵管通而不畅时逆流的发生率增加到 58.3%,双侧输卵管完全堵塞时逆流发生率更是达到 71.4%。这说明随着输卵管阻塞程度的加重,造影剂推注的压力逐渐升高,造影剂的逆流发生率也会逐渐上升。

4. 插管动作轻柔

当造影管头端进入子宫颈内口以后需缓慢向宫腔内推送造影管,减少造影管头端对子宫内膜的触碰。

5. 推注造影剂的速度和压力

大量研究表明推注造影剂速度过快会使宫腔内压力快速上升,宫腔快速膨胀,一些潜在的子宫内膜薄弱处可能被打开,故操作者需要保持慢速推注造影剂,或者使用助推设备以设定的恒定速度推注,在一定程度上减低人为因素导致的造影剂逆流。

6. 缓解患者的紧张情绪

患者情绪紧张会造成子宫肌肉痉挛,也与逆流发生有一定关系。故要重视操作前谈话及术中疏导,尽量获得患者的信任,使她保持放松和平和的状态。

7. 二次造影

对于一些采用了上述方法仍然存在大量逆流的患者,可 7 天或 10 天后(黄体期)进行二次造影复查。

(王金萍、陈晓艺、王瑞)

第六节　超声造影常见并发症及其处理流程

一、子宫输卵管超声造影常见并发症

（一）腹痛

检查术中及术后部分患者会因插管的不适、造影剂的刺激及盆腔积液引起腹痛,但一般比较轻微,腹痛程度因人而异[18,19],处理如下。

1）检查前,向患者仔细交代造影检查过程中及结束后会有腹痛等症状出现,预先让患者有心理准备,必要时可为患者注射阿托品解痉。

2）检查中,插管动作轻柔,球囊不宜过大,造影剂宜缓慢推注,并嘱咐患者自我放松,如疼痛剧烈,不能耐受,需随时终止操作,看患者能否缓解再决定是否继续进行检查。

3）检查后,给患者腹部添加一热水袋,缓解疼痛,并嘱患者卧床休息。半小时后一般疼痛会明显缓解,如疼痛不能缓解,立即转妇科门诊治疗。

（二）过敏

子宫输卵管超声造影的过敏反应主要指超声造影剂声诺维可能带来的不良反应。但声诺维作为一种纯血池造影剂,其具有较高的安全性能,过敏反应的发生率很低,故使用前不需要做过敏试验,即便发生过敏反应,也是轻微、短暂并可自行恢复的。过敏反应的处理流程如下。

（1）检查前询问有无超声造影剂及其成分的过敏史。

（2）超声造影检查时尽量使用低的声能量,尽可能缩短检查时间。

（3）出现轻微过敏反应,一般休息后可以自行恢复。

（4）一旦发生严重的过敏反应,应立即停止注射造影剂。首选用药为肌内注射0.1%肾上腺素。

（5）患者在检查过程中出现过敏反应,使用后应对其进行至少30 min的严密医学观察。

（三）出血

造影检查术中及术后会有少量的出血,属正常现象。如出血量不多无须特殊处理,如出血量多可请妇科医生会诊。

二、离院后医嘱及术后随访

1）适当休息。

2）造影结束禁止性生活2周,避免盆浴。

3）造影结束后的1周内若仅阴道有少量的出血但无其他不适症状属于正常现象。若出血量超过月经,或有其他不适症状应及时和检查医师联系,请到妇科就诊。

4）术后口服抗生素(罗红霉素或头孢类)3 天,或遵医嘱。

5）术后随访:1 个月时,了解有无不适、炎症;3 个月时,了解有无受孕;6 个月时,了解有无受孕、后续治疗情况。

三、超声造影不良反应

超声造影不良反应分为非药物性和药物性不良反应。

（一）非药物性不良反应根据人工流产综合反应的判定标准

1. 人工流产综合反应

人工流产综合反应是在流产术中或术后,患者出现心律不齐、心动过缓、恶心、呕吐、面色苍白、胸闷、头晕、大汗淋漓、血压下降和晕厥等症状。根据症状可分为重度反应、中度反应和轻度反应三类。轻度反应:仅有隐痛或下腹部坠胀感,可有恶心;中度反应:痛感明显,能耐受,可伴恶心呕吐;重度反应:痛感较重,恶心,呕吐,出冷汗,脸色苍白,血压下降,脉搏减慢。

2. 疼痛标准分级

目前疼痛分级方法较多,我们推荐数字分级法(NRS),主要分级方法如下。

（1）世界卫生组织(WHO)将疼痛程度分级(表 10-2)

表 10-2　世界卫生组织疼痛分级

程度	疼痛表现
0 度	不痛
Ⅰ 度	轻度痛,为间歇痛,可不用药
Ⅱ 度	中度持续痛,影响休息或睡眠,需用止痛药
Ⅲ 度	重度持续痛,不用药不能缓解疼痛
Ⅳ 度	严重持续剧痛,常伴血压、脉搏等变化

（2）数字分级法(NRS)

数字分级法用 0~10 代表不同程度的疼痛,0 为无痛,10 为剧痛。疼痛程度分级标准:0 级疼痛相当于 NRS 0 分(无痛);Ⅰ 级疼痛相当于 NRS 1~3 分(轻度,感到疼痛,但晚上还能入睡);Ⅱ 级疼痛相当于 NRS 4~7 分(中度,感到疼痛,晚上睡眠不佳);Ⅲ 级疼痛相当于 NRS 8~10 分(重度,疼痛厉害,晚上根本不能入睡)[20]。

（3）根据主诉疼痛的程度分级法(VRS 法)

0 级:无疼痛。

Ⅰ 级(轻度):有疼痛但可忍受,生活正常,睡眠无干扰。

Ⅱ 级(中度):不能忍受,疼痛明显,需要服用镇痛药物,影响睡眠。

Ⅲ 级(重度):不能忍受,疼痛剧烈,需服用镇痛药物,严重影响睡眠,可伴自主神经紊乱。

（4）视觉模拟法（VAS 划线法）

在无痛与剧痛之间划一条 10 cm 的长线，线上不做任何数字、标记或文字，避免影响判断结果。一端代表无痛，另一端代表剧痛，让患者在长线上最能反映自己疼痛程度的位置划交叉线：0~2 表示感觉舒适，3~4 表示感觉轻度不适，5~6 表示感觉中度不适，7~8 表示感觉重度不适，9~10 表示感觉极度不适。

（二）药物性不良反应

药物性不良反应主要指超声造影剂所造成的不良反应。目前我国临床上应用最为广泛的是第二代微气泡造影剂声诺维，其内含有惰性气体六氟化硫，密度高、稳定性好，在低声压的作用下能产生较强的谐波信号，从而获得低噪声的谐波图像。声诺维的优势在于它是一个纯血池造影剂，可以通过肺泡微循环屏障，进入动脉血管系统，但不会渗透到血管外间隙。目前已知的声诺维所有成分均是无毒的，不良反应发生率极低，主要不良反应包括感觉迟钝、头痛、恶心、胸闷、寒战、过敏、皮疹等，其使用前无须进行过敏试验或肝肾功能测定。与CT、MRI 造影剂相比较，超声造影剂 声诺维安全性能相对较高，欧洲针对超声造影剂声诺维的使用患者进行了大样本的调查研究，不良反应的发生率仅为 0.023%，而 CT 碘造影剂离子型不良反应的发生率在 12.66%，非离子型不良反应的发生率在 3.13%；MRI 含钆造影剂诱发肾源性系统性纤维化的发生率在 4%。并且有文献报道称使用 CT/MRI 造影剂后出现死亡的患者。这进一步证明了超声造影剂声诺维具有较高的安全性能，值得临床大范围推广使用。

（王金萍、陈晓艺、王瑞）

第七节　子宫输卵管超声造影置管失败原因分析及新型造影管的临床应用

一、宫腔置管失败原因分析

宫腔置管是"一站式"子宫输卵管超声造影中重要的环节,置管成功与否对后续的超声造影检查能否继续至关重要。然而临床工作中,宫腔置管因其操作复杂,再加上各种客观及主观的原因,部分患者会出现置管失败,原因分析如下。

(一)客观原因

1. 子宫过屈

传统造影管为软管,子宫过度前屈或后屈时由于软管无法拐弯,角度无法校正,致使造影管不能顺利从子宫颈管进入宫腔内部。解决方法:子宫前屈时钳拉子宫颈前唇向后下方、后屈时钳拉子宫颈后唇向后上方,保持拉力使子宫颈与子宫体角度变大时往往能将造影管送入宫腔。

2. 宫腔粘连

严重的宫腔、子宫颈粘连时,传统造影软管由于硬度不够,无法通过粘连带进入宫腔,易导致置管失败。解决方法:宫腔轻度或者超声未发现明显粘连时可以在腹部超声实时监控下使用探针和扩张棒松解宫腔、子宫颈管再行置管;如果宫腔三维超声提示宫腔明显存在粘连,建议放弃输卵管造影检查,待宫腔粘连临床治愈后再考虑输卵管造影。

3. 瘢痕憩室子宫

子宫前壁下段瘢痕憩室是宫腔置管的制高点,探针及造影管一旦进入憩室将无法改变路径向后进入宫腔,导致置管失败。遇到该类情况应停止操作放弃置管,若盲目用探针或扩宫棒可能会造成憩室破裂,甚至膀胱壁的破裂,风险较高。

4. 子宫畸形、阴道斜隔

完整纵隔子宫和双角子宫导管进入宫腔后,容易滑入一侧子宫角,导致另一个子宫角和输卵管不显影。双子宫双子宫颈时当一侧子宫颈口在双叶窥阴器充分暴露下始终不显示,导管只能进入对侧宫腔时,应排除是否存在阴道斜隔。以上类型患者均会导致置管失败,需要手术治疗后才能进行子宫输卵管超声造影检查。

5. 子宫颈口松弛

传统造影管需注水使球囊膨隆,球囊位置以刚好封堵子宫颈内口为宜。子宫颈口松弛时,子宫颈管部的紧张度变得松弛无力,球囊无法紧密贴合子宫颈内口。轻中度子宫颈口松弛时会造成术中较多造影剂反流,反流的造影剂流入阴道,使得进入子宫腔和输卵管的造影剂量减少,影响输卵管的显影,同时造影剂反流还会导致宫腔压力减低,误导操作者对宫腔压力的评估;重度子宫颈口松弛时极易造成术中造影管脱管,导致置管失败。这类患者需先治疗子宫颈口松弛症后再行子宫输卵管超声造影检查。

(二)主观原因

由于子宫的传入神经为内脏感觉神经,其数目少且痛阈值高,故子宫颈及子宫体对热及精细触觉不敏感,但对牵拉及扩张等张力性刺激敏感。传统造影管为球囊式软管,其固定至少需要推注 1.5 ml 的生理盐水使球囊膨隆以便封堵子宫颈内口,这就会对宫腔下段及子宫颈产生一定的牵拉扩张,引起患者较为强烈的疼痛感。部分患者对疼痛的耐受性较低,无法忍受疼痛导致检查无法继续。解决方法:一是言语安抚、鼓励患者,舒缓患者情绪,帮助减少疼痛感,休息片刻后,待患者感觉适应再继续检查;二是适度缩小球囊,尽量降低因球囊过大牵拉宫腔下段、子宫颈所带来的疼痛不适,但也不宜将球囊过度缩小,以免因脱管而二次置管。

二、新型锥头式子宫输卵管造影管的研制及临床初步应用

安徽中医药大学第一附属医院通过几千例输卵管造影及置管病例的经验总结及研究分析,发现除了客观因素以外,传统造影管本身的构造及封堵原理不可避免地造成置管失败及患者疼痛的可能。

(一)传统造影管构成及封堵原理

主要由注水管、球囊管包于一体的软管构成,前端侧方有 1 或 2 个开口,后端为球囊,其封堵原理需要将软管通过子宫颈外口经子宫颈管送入宫腔,进入宫腔后需经球囊管注入适量的生理盐水充盈球囊封堵住宫内口,整个过程可能存在以下问题。

1)造影管进入宫腔会刺激内膜引起患者不同程度的不适感。

2)造影管以球囊膨隆来封堵子宫颈内口,膨大的球囊势必会对该处产生张力性刺激造成患者疼痛不适,甚至严重的人工流产样反应发生。

3)造影管为软管,故从宫颈管外口进入宫腔较为困难,而且当宫腔存在粘连、憩室等病理状态时,常因角度无法校正、管子硬度不够而导致置管失败。

4)当造影软管送入困难时,宫腔钳、探针、扩宫棒的使用会进一步加重患者的痛苦。

5)传统造影管进入宫腔后,球囊的大小及造影管尖端的位置都会影响造影的结果,影

响操作者对输卵管通畅性的准确评估,导致误诊。

由此可见,传统造影管由于设计的原因无法避免的存在以上问题,有些可以通过经验来校准,但有些知道原因也无法纠正,不得不放弃置管。正因为如此,笔者突破传统造影管设计理念而研制了一种新型锥头式子宫输卵管造影管,以期克服传统造影管的不足,提高子宫输卵管超声造影的成功率及准确率。

(二)新型锥头式子宫输卵管造影管的设计理念

1)能否不进入宫腔,避免刺激宫腔内膜。

2)能否不采用球囊封堵子宫颈内口,避免患者疼痛不适。

(三)新型锥头式子宫输卵管造影管的研发

新型造影管封堵理念:不进入宫腔,封堵子宫颈管及子宫颈外口。新型造影管设计为锥头式子宫输卵管造影管,主要由硬质导管和软质锥头体组成。软质锥头体包括前端小、后端大的锥状部和一体设于锥状部前端的导管头,锥状部的后端沿周向外一体延伸有一圈薄壁侧翼。锥状部与子宫颈管紧密贴合,薄壁侧翼能够在插管后与子宫颈外口贴合密封,有效防止造影剂反流泄漏,同时能与探头柔性接触,不易影响阴道探头的扫查,也不会损伤探头(图10-62)。

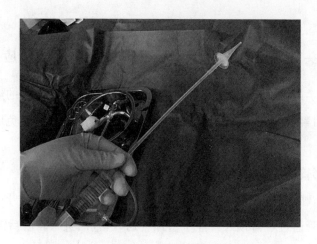

图 10-62　新型锥头式子宫输卵管造影管实物图

(四)新型锥头式子宫输卵管造影管规范化操作

使用前连接注射器进行排气、消毒、放置并固定窥阴器,充分暴露子宫颈外口,右手持造影管将锥形头前端导管直接对准子宫颈外口送入子宫颈管内,并保持一定压力使造影管与子宫颈管严密贴合,撤出窥阴器即完成置管(图10-63)。

操作技巧:置管成功后需始终保持一定的力量使造影管与子宫颈管紧密贴合。

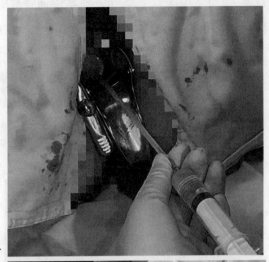

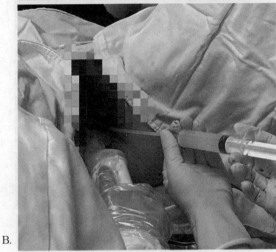

图 10-63　新型锥头式子宫输卵管造影管置管

A. 消毒铺巾后,右手持造影管将锥形头前端导管直接对准子宫颈外口送入子宫颈管内,并保持一定压力使造影管与子宫颈管严密贴合;B. 置管成功后,撤出双叶窥阴器,通过新型造影管推注超声造影剂

(五) 新型锥头式子宫输卵管造影管的优势

新型锥头式子宫输卵管造影管进入临床后,安徽中医药大学第一附属医院超声医学科进行了一定样本量的使用,与传统造影管进行对比研究,发现优势如下。

1) 新型锥头式子宫输卵管造影管突破了传统造影管进入宫腔、封堵子宫颈内口的理念 (图 10-64)。

2) 造影管不进入宫腔,大幅度降低甚至避免对子宫内膜的刺激,明显减低了患者的疼痛感。

3) 无须球囊封堵子宫颈内口,避免球囊对子宫颈内口的张力性刺激,大大降低了人工流产样反应的发生。

4）造影管不进入宫腔,避免了因球囊位置、大小影响输卵管造影的结果。

5）造影管不进入宫腔,避免因宫腔粘连、憩室等病理因素导致的置管困难、失败,置管简单快捷、成功率高。

6）新造影管为子宫颈管及子宫颈外口双重封堵,且管头为细椎形,更易紧密贴合子宫颈管,封堵严密性好。

7）新型造影管的顶端位于子宫颈管内,宫腔内无造影管及球囊结构,有利子宫腔完全暴露,也更易于显示子宫颈管,避免宫腔下段、子宫颈管疾病的漏诊(图 10-65)。

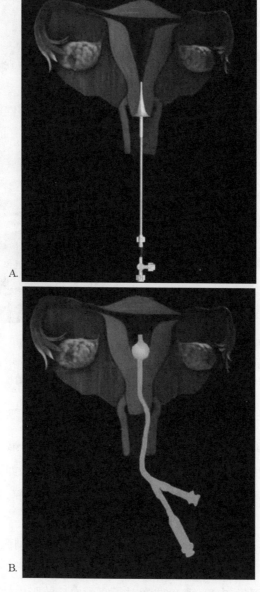

A.

B.

图 10-64　新、旧造影管封堵示意图

A.新型锥头式子宫输卵管造影管;B.传统球囊式子宫输卵管造影管

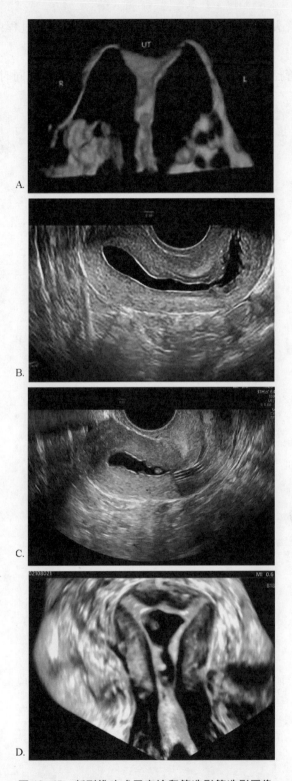

图 10-65 新型锥头式子宫输卵管造影管造影图像

A. 4D-HyCoSy 显示双侧输卵管通畅；B. 正常宫腔矢状面，子宫体及子宫颈管全程显影，宫腔内壁光滑；C. 宫腔水造影显示子宫颈内口处数个小的息肉样病变；D. 宫腔水造影+宫腔三维超声显示子宫颈内口处的息肉样病变（与 C 为同一患者）

8）新型造影管管头采用软质材料,管身采用硬质材料,置管过程中较易调整前进角度及方向。

9）新型造影管管径较传统造影管纤细,在降低刺激子宫颈的同时,明显提高了置管成功率。

（王金萍、陈晓艺、王瑞）

参 考 文 献

［1］ Mascarenhas MN, Flaxman SR, Boerma T, et al. National, regional, and global trends in infertility prevalence since 1990：a systematic analysis of 277 health surveys［J］. PLOS Med,2012,9(12)：1-12.

［2］ 姜璎钊,刘均娥.女性不孕症患者病耻感的历史研究［J］.中华护理杂志,2017,52(1)：103-107.

［3］ 王瑞,王金萍,李燕,等.造影剂推注装置在子宫输卵管实时三维超声造影中的应用［J］.海南医学院学报,2021,27(1):30-35.

［4］ 古淑芳,程琦,朱贤胜,等.低压推注造影剂在子宫输卵管超声造影中的应用［J］.中国医学影像学杂志,2017,25(1):34-36.

［5］ 不孕症"一站式"子宫输卵管超声造影技术专家共识［J］.中华医学超声杂志(电子版),2020,17(2)：108-114.

［6］ 任卫东,常才,等.超声诊断学［M］.3版.北京:人民卫生出版社,2013:367-373.

［7］ 中国医师协会超声医师分会.中国妇科超声检查指南［M］.北京:人民卫生出版社,2017:27-97.

［8］ 张丹,张颖,王佳颖,等.规范化妇科超声检查的重要性［J］.中华医学超声杂志:电子版,2020,17(6)：496-502.

［9］ 鲁红,应伟雯,黄丽丽,等.子宫腔形态的三维超声观察［J］.中华超声影像学杂志,2005(1):32-34.

［10］ 刘婷,聂芳,吴闯.实时三维子宫输卵管超声造影评价输卵管通畅性［J］.中国医学影像技术,2018,34(7)：1059-1062.

［11］ 王莎莎.子宫输卵管超声造影［M］.北京:军事医学科学出版社,2014:75-127.

［12］ He Y,Geng Q,Liu H,et al. First experience using 4-dimensional hysterosalpingo-contrast sonography with SonoVue for assessing fallopian tube patency［J］. J Ultrasound Med,2013,32(7):1233-1243.

［13］ 陈东红,全松.输卵管通畅度检查方法评价［J］.实用妇产科杂志,2015,31(1):5-7.

［14］ 徐子宁,彭成忠,吕亚儿,等.二维基波超声造影联合盆腔水造影对输卵管伞端形态和功能的研究［J］.中华超声影像学杂志,2020,29(10):881-886.

［15］ Liang N, Wu Q, Li J,et al. Causes of misdiagnosis in assessing tubal patency by transvaginal real-time three-dimensional hysterosalpingo-contrast sonography［J］. Rev Assoc Med Bras, 2019, 65 (8)：1055-1060.

［16］ Wang W, Zhou Q, Zhou X, et al. Influence factors on contrast agent venous intravasation during transvaginal 4-Dimensional hysterosalpingo-contrast sonography［J］. J Ultrasound Med,2018,37(10)：2379-2385.

［17］ 王瑞,王金萍,张超学.子宫输卵管四维超声造影剂逆流发生影响因素的 Logistic 回归分析［J］.第三军医大学学报,2019,41(15):1473-1477.

［18］ 王浩,彭鹏,徐丽娜.子宫输卵管造影的耐受性及相关疼痛分析［J］.山西医药杂志,2018,47(3)：323-325.

［19］Li H，Zhang M，Qiang Y，et al. Pain and side effects associated with 4－dimensional hysterosalpingo－contrast sonography for evaluating of the fallopian tubes patency［J］. Comput Assist Surg（Abingdon），2017，22（sup1）：93－99.

［20］王瑞，王金萍，陈晓艺，等.实时三维子宫输卵管超声造影检查过程中发生中重度疼痛的影响因素［J］.第二军医大学学报，2019，40（8）：923－928.

附一　子宫输卵管超声造影检查预约单

___:

　　请于_____年_____月_____日点到超声医学科（基地大楼四楼）进行子宫输卵管超声造影检查。并请一名家属陪同。造影前请注意以下事项：

　　1. 造影前需阴道冲洗。

　　2. 行超声造影当日请尽量排尽大便，以免肠道内气体影响检查图像质量。

　　3. 行超声造影术前 3 日及术后半个月内请勿同房、禁止盆浴。

　　4. 如有甲状腺功能亢进、心脏疾病或其他对"阿托品""间苯三酚"过敏或使用禁忌的情况，请提前告诉相关医生及护士。

　　5. 行造影术后半小时无不适才能离开超声科。

　　6. 检查后常规口服抗生素 2~3 天。

　　7. 造影检查后 1 周内阴道内出现少量血性分泌物，如无其他不适，为正常现象。如出血量大于月经血量，或有其他不适应到医院就诊。

附二　子宫输卵管超声造影检查知情同意书

姓名：_____年龄：_____岁　科室：_____　住院号：_____　超声号：_____

临床诊断：_____

　　子宫及输卵管超声造影检查是在超声监视下,将超声造影剂(六氟化硫微泡)连续注入宫腔,实时动态观察造影剂充填、通过宫腔及输卵管的情况,从而全面了解宫腔、输卵管是否病变的一种无毒副作用、无辐射的安全新技术。但是腔内注射过程中或短时间内可能出现以下不适(发生率为0.1%)。

　　1. 患者插管后或会因子宫痉挛而引起不同程度的疼痛。

　　2. 头痛、恶心、呕吐。

　　3. 手脚麻木。

　　4. 术后炎症。

　　5. 术中可能出现难度过大,中止造影检查。

　　6. 其他意外发生。

　　现谈话医师已与患者及(或)家属详细谈及施行该项检查的指征和上述可能发生的情况。

　　下列签名者表示已完全理解谈话的内容,同意接受造影检查,并愿意承担可能的风险。

患者本人：_____　　　　患者家属：_____

谈话医生：_____　　　　谈话日期：___年___月___日

附三 子宫输卵管超声造影报告模板

超声检查所见:

常规超声检查:前位/后位子宫,大小尚正常,包膜光滑完整,实质回声均匀,双层内膜厚_____ mm,呈 A/B/C 型,居中清晰。子宫与盆腔组织间移动度尚可,双侧卵巢位于子宫外侧,均未探及明显优势卵泡回声。子宫直肠凹处未探及明显游离积液。

宫腔三维超声检查:子宫腔形态呈倒三角形,两侧子宫角锐利,宫腔内未探及明显异常回声。

4D-HyCoSy:患者宫腔插管顺利,向宫腔内注入造影剂约_____ ml,(推注速度_____ ml/min,最大压力_____ kPa),宫腔内造影剂充盈良好,宫腔形态呈倒三角形,双侧输卵管由子宫角部延伸而出,全程显影,双侧输卵管走行自然柔顺,管腔粗细尚均匀,伞端均可见大量造影剂喷出。子宫肌层内未见明显造影剂逆流。

二维造影双幅对比模式:双侧卵巢周围可见造影剂呈环形增强。盆腔造影剂弥散均匀。

宫腔水造影:子宫腔膨隆良好,宫腔内未见明显异常回声。

盆腔水造影:盆腔内未探及明显异常回声。

超声提示:

常规二维超声:子宫附件未见明显异常。

宫腔三维超声:宫腔未见明显异常。

4D-HyCoSy:双侧输卵管通畅。

宫腔水造影:宫腔内未见明显异常。

盆腔水造影:盆腔内未见明显异常。